JN448844

콜라겐

제대로 알고 먹자

김세권 지음

도서출판 신일북스

머리말

최근 들어 먹거리와 건강에 대한 사람들의 관심이 고조되면서 이에 관한 정보 또한 중요시되고 있다. 현대 사회가 고령화 사회로 접어들면서 환경 악화로 인해 생기는 질병과 생활 습관병에 대한 사람들의 경각심이 높아졌기 때문이다.

의학 분야는 치료보다 예방에 중점을 두는 것으로 변화하고 있지만, 예방약이라고 할 수 있는 의약품은 거의 없다. 암, 동맥경화, 당뇨병 같은 생활 습관병을 예방하려면 약에 의한 예방이 아닌 먹거리에 의한 예방을 적극적으로 도입시킬 필요가 있다.

먹거리는 그 성분이 단순한 물질로서 존재하느냐 아니면 유효한 "기능체'로 존재하느냐에 따라 생체 내에서의 기능이 달라진다. 예를 들면, 우리가 소, 돼지, 또는 생선껍질에 들어있는 콜라겐을 직접 섭취해도 소화관에서 쉽게 흡수되지 않는다. 하지만, 이것을 가열하여 젤라틴으로 만든 후, 이를 단백질가수분해효소로 분해시켜 저분자 펩타이드로 만들면 생체 내로 쉽게 흡수될 뿐만 아니라 콜라겐의 다양한 생리기능을 기대할 수 있다.

우리나라 수산 가공 공장에서 원료어를 처리할 때 생선 껍질, 내장, 생선 뼈, 머리 등과 같은 가공 잔사가 절반을 차지하는데 이들 중 극히 일부만이 사료로 이용되고 대부분이 폐기되어 환경오염을 초래하고 있다. 따라서 필자는 1990년대 초에 우리나라 수산 가공 공장에서 폐기되는 연간 수십만 톤의 생선 껍질을 효율적으로 활용하기 위해 생선 껍질의 주성분인 콜라겐 단백질에 관한 연구를 수행한 바 있다.

콜라겐은 섬유상 단백질이므로 추출 정제가 쉽지 않다. 따라서 이를 60oC 정도로 가열하여 젤라틴으로 변환하면 추출이 쉬워진다. 물에 용해된 젤라틴을 단백질분해효소로 가수분해하면 저분자 펩타이드를 만들 수 있는데, 펩타이드의 종류에 따라 항고혈압, 항노화, 항균 등 다양한 생리기능성이 발현된다. 엄격히 말하면 시장에서 시판되고 있는 저분자 콜라겐은 젤라틴을 분해한 젤라틴 펩타이드를 의미한다.

필자가 콜라겐 관련 연구를 수행하고 있을 때 (주)태평양화학연구원 원장으로부터 전화를 받았다. 화장품에 보습제로 사용하는 소, 돼지의 콜라겐을 광우병으로 인해 사용할 수 없게 되었는데 생선 콜라겐을 대신 사용해도 문제가 없냐는 질문이었다.

육상 포유류의 콜라겐은 변성 온도가 40°C 정도로 비교적 높아 상온에서 콜라겐이 첨가된 상품의 품질에 영향을 주지 않지만, 생선 콜라겐의 경우는 변성 온도가 낮아 제품의 품질에 영향을 미친다. 그러므로 생선 콜라겐을 변형(modification)시켜 변성 온도를 높여야만 산업적으로 사용이 가능하다는 조언을 해주었고, 생선 껍질을 보내 연구원에서 직접 연구를 수행할 것을 권한 바 있다.

최근 들어 피부에 좋다는 콜라겐 관련 광고가 홍수를 이루고 있는데 콜라겐의 실체는 무엇일까? 콜라겐의 진짜 모습은 사람을 비롯한 여러 동물의 몸속에 존재하여 세포와 세포 사이의 틈을 채워주는 섬유 모양의 단백질이다.

단백질은 생물의 몸을 만들어 주는 중요한 성분이며, 종류가 다양하여 여러 가지 기능을 수행하고 있다. 수많은 구성 단백질 중에서 콜라겐의 특징 중 하나는 세포 밖에 존재하여 섬유 모양을 하고 있다는 것이다.

단백질은 대부분이 세포내에 존재하며, 세포막이라도 혈액 속에 있는 단백질은 대부분 둥근 모양을 가지고 있으며, 물에 잘 녹는다. 그러나 콜라겐은 섬유 모양이나 막대 모양의 구조로 되어 있고, 물에 용해된 상태로는 존재하지 않는다.

콜라겐은 세포와 세포 사이의 틈을 채우고 있다. 다시 말하면 세포가 많이 모여 있는 곳에는 반드시 콜라겐이 있다. 즉 전신에 존재하는 여러 장기에 콜라겐이 존재하고 있다.

또한, 우리 몸에 있는 모든 단백질은 유전자에 들어있는 유전 정보에 의해 우리가 섭취한 단백질 분해물인 아미노산들에 의해 합성된다. 생선에 존재하는 콜라겐은 생선이 필요하여 합성된 생선에 특화된 콜라겐이므로 우리 몸에 존재하는 콜라겐과 같은 것이 아니다. 그러므로 생선 콜라겐을 섭취한다해도 그것이 우리 몸에서 동일한 콜라겐의 기능을 수행하지 않는다는 점이 중요하다.

그러나 최근에 TV를 틀면 아름다운 여성이 생선 콜라겐 배합 화장품을 사용하는 광고가 나오고, 피부에 촉촉함과 탄력을 주는 효과가 있다고 강조한다. 더구나 먹는 콜라겐 광고도 자주 등장한다. 심지어 의사들을 등장시켜 콜라겐을 복용하면 건강에도 도움이 되고 피부에도 좋다고 한다. 콜라겐에 대한 전문지식이 없는 일반인들은 의사들의 말에 현혹되어 구매하려는 충동이 일어날 수밖에 없다.

방송이나 광고의 내용을 자세히 살펴보면 콜라겐에 대해 과장되거나 허위사실에 기반한 정보들이 많다. 필자는 일반인들이 허위광고에 속지 않도록 콜라겐에 관한 상세하고 올바른 내용을 다룬 전문서적이 필요하겠다는 생각에 본서를 집필하게 되었다.

이 책에서는 콜라겐이 정확히 무엇인지 설명하고, 소나 돼지 같은 육상 포유동물의 콜라겐과 생선 콜라겐의 차이점, 콜라겐이 생체 내에서 합성이 되는 과정, 그리고 콜라겐 관련 질환 및 콜라겐 펩타이드의 생리 기능성에 대하여 설명함으로써 일반인들에게 콜라겐 관련 지식을 전달하고자 한다.

콜라겐이 여러 질환과 연관이 있다보니 의학용어와 전문용어가 많이 등장하여 각 단원마다 "알기 쉬운 요약"을 첨가하여 독자들이 내용을 이해하는데 도움을 주고자 하였다.

끝으로 이 책의 집필시 원고 정리에 도움을 준 강릉원주대학교 변희국 교수와 문헌을 챙겨준 국립수산과학원 윤나영 박사께 감사드리며, 이 책이 저술되기까지 저술 업무를 지원해 준 한국생물공학회 및 도서출판 신일북스 홍성혁 사장과 편집부 여러분께 감사드리는 바이다.

2025년 4월 20일

저자　김세권

저자 소개

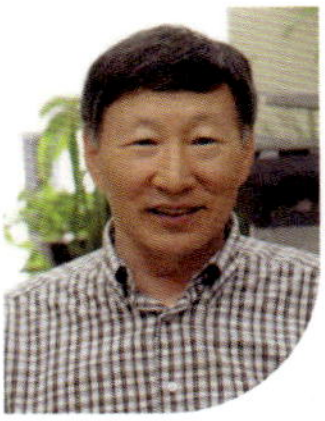

저자는 부경대학교(구. 부산수산대학교) 식품공학과를 졸업한 후, 동 대학원에서 해양생명공학을 전공하여 석·박사학위를 받았다. 1982년 부경대학교 응용화학과(현. 화학과)에 부임하여 해양 생화학 연구실을 만들었고, 2006년부터 화학과 교수, 미국 일리노이대학교 및 캐나다 메모리얼대학교 객원교수를 지냈으며, 해양수산부 지정 해양생명공학사업인 해양바이오프로세스연구단 단장직을 2004년부터 10년간 수행하였다.

2013년 3월부터 부경대학교 과학기술융합전문대학원, 해양바이오융합과학과 연구특임교수로 지냈으며, 2017년 3월부터 한국해양대학교 석좌교수, 2019년 11월부터 한양대학교 해양융합공학과 석좌교수, 2023년 3월부터 한양대학교 대우교수로 활동하고 있다.

저자는 해양생물을 이용한 생리활성물질의 탐색 및 개발에 관한 연구를 수행하여 관련 연구 논문 840여 편, 특허 108편 등록, 저서 80여 편(국외 영문 서적 48편)을 출판하였으며, 8건의 연구 결과를 기업에 기술이전을 하였다.

현재까지 발표된 논문의 총 피인용 횟수가 56,000여 회 이상으로 높아 세계적인 학술정보서비스 기업인 Clarivate Analytics에서 지난 10년간 논문이 많이 인용된 세계 1% 과학자에 2014년부터 5년간 연속 선정되었으며, 2020년 3월에는 미국 의학 분야 논문 평가기관인 Expertscape.com에서 해양생의학분야 세계 전문가 6위(Top 0.0075%)로 선정되었고, 2023년 Research.com에서 생물학 및 생화학 분야 세계 우수과학자 1,000명 선정에서 세계 350위(국내 2위)로 선정되었다. 이뿐만 아니라 해양바이오 분야 연구 업적 및 산업화 공로를 인정받아 정부로부터

과학기술포장, 미국 유화학회로부터 최우수 논문상, 한국수산과학회와 한국해양바이오학회 학술상, 산학협동상 대상(산학협동 재단), 제40회 부산시 문화상(자연과학 분야), 목운생명과학상(한국과학기술한림원), 대한민국학술원 학술상, 제33회 Khwarizmi 국제과학상(2020, 이란 정부) 등을 수상하였고, 한국키틴키토산학회와 한국해양바이오학회를 창립하여 초대 회장을 역임하였다. 해양생물을 이용한 생리활성물질의 개발에 관한 독보적인 연구 능력을 인정받아 국제저널(Marine Biotechnology, Journal of Functional Foods, Marine Drugs)의 편집위원 및 국제학회(International Marine Biotechnology Association, International Society for Nutraceuticals and Functional Foods)의 이사로 선정되어 활동한 바 있다.

목 차

I

콜라겐의 특성 및 생합성

1 단백질이란 무엇인가?

알기쉬운요약

단백질이란?

단백질은 생명유지에 있어서 필수적인 영양소 중의 하나이며, 아미노산을 기본단위로 하는 탄소, 수소, 산소, 질소로 구성된 물질이다. 단백질의 기본단위인 아미노산이 펩타이드 결합으로 연결되어 폴리펩타이드를 이루면서 다양한 단백질이 만들어진다.

펩타이드 결합이란?

한 아미노산의 카복실기(-COOH)와 다른 아미노산의 아미노기($-NH_2$)가 연결될 때 카복실기의 산소 원자 한 개와 아미노기의 수소 원자 두 개가 떨어져 물(H_2O)이 되어 빠지면서 결합한 것을 펩타이드 결합이라 한다. 2개의 아미노산이 결합하면 디펩타이드(dipeptide), 3개의 아미노산이 결합하면 트리펩타이드(tripeptide), 100개 이상의 아미노산이 결합하면 폴리펩타이드(polypeptide)라고 한다.

아미노산의 종류는?

단백질을 합성하는데 필요한 아미노산에는 20종류가 있으며, 여기에는 생체에서 합성되지 않는 8종류의 필수 아미노산(이소류신, 류신, 발린, 리신, 메티오닌, 페닐알라닌, 트레오닌, 트립토판)이 있다. 이들은 반드시 식품을 통해 섭취해야 하는 아미노산이다.

생체내에서 단백질의 기능은?

단백질은 세포막, 근육, 피부, 결체 조직 등을 형성할 뿐만 아니라 혈액에 함유된 헤모글로빈처럼 산소를 운반하며, 호르몬처럼 세포 사이의 정보 전달이나 대사조절을 담당하기도 한다. 액틴(actin)이나 미오신(myosin)처럼 근육수축 운동에도 관여하고, 항체로서 세균이나 바이러스를 공격하여 제거하며, 대사 반응에서 효소로서 촉매 작용을 하는 등 다양한 기능을 수행한다. 만약 충분히 단백질을 섭취하지 못할 경우, 항체의 합성이 잘되지 않아 질병에 대한 저항성이 떨어지므로 필수 아미노산의 섭취가 중요하다.

(a) (b)

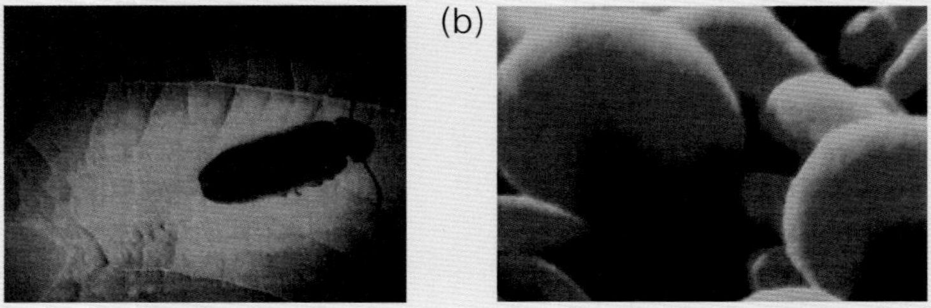

(a) 개똥벌레의 빛은 효소인 루시퍼레이스(luciferase)에 의하여 촉매되는 루시페린(luciferin)과 아데노신삼인산(ATP)이 관여하는 광생성 반응의 결과이다. (b) 적혈구는 산소운반 단백질인 헤모글로빈(hemoglobin)을 많이 함유하고 있다. 인용: Nelson과 Cox, Principles of Biochemistry.

단백질의 모양은?

헤모글로빈이나 효소 단백질은 둥근 모양을 하고 있어 구상 단백질(globular protein)이라 하고, 피부는 누르거나 꼬집더라도 곧 원상태로 돌아가는데 이 피부 탄력의 비밀은 세포밖에 존재하는 섬유상 단백질(fibrous protein)이 있기 때문이다. 섬유상 단백질은 물에 녹지 않고 장력이 강하며, 세포와 조직의 구조적 지지를 담당한다.

콜라겐은 단백질의 일종이기 때문에 먼저 단백질이 무엇인지 상세하게 이해할 필요가 있다. 단백질은 구성된 아미노산의 수, 종류, 결합순서에 따라 분자량이 서로 다른 10만 종 이상이 생체 내에 존재하며, 그 조성도 일정하지 않으나 보통 단백질은 탄소 53%, 산소 23%, 질소 16%, 수소 7%, 유황 1%로 조성되어 있다.

사람의 몸을 보면, 단백질이 관여하지 않는 곳이 거의 없다. 근육이나 피부는 물론 발톱이나 손톱, 머리카락, 뼈까지도 단백질 그 자체이거나 단백질을 바탕으로 만들어져 있다. 생체 내에서 이러한 엄청난 수의 단백질은 끊임없이 유전자를 바탕으로 온몸의 세포 안에서 만들어지고 있다.

우리가 책을 읽을 때 글자의 모양을 전달해 주는 빛은 먼저 수정체를 거쳐 망막에 이른다. 수정체는 주로 크리스탈린(crystalline)이라는 단백질로 이루어져 있다. 그리고 망막에는 로돕신(rhodopsin)이라는 빛을 받아들이는 단백질이 있다. 빛의 자극을 받은 로돕신은 빛의 신호를 화학신호로 바꾸어 신경세포에 전달한다.

이와 같이 생체 내에서 만들어진 단백질은 뼈나 근육, 피부로서 몸을 형성할 뿐만 아니라 혈액에 함유된 헤모글로빈처럼 산소를 운반하거나 호르몬처럼 세포 사이의 정보전달이나 대사조절을 담당하기도 한다. 액틴이나 미오신처럼 근육수축 운동에도 관여하고, 항체로서 세균이나 바이러스를 공격하여 제거하며, 효소로서 생체 대사 반응에서 촉매 작용을 하는 등 다양한 기능을 수행한다[1)].

모든 단백질은 아미노산이 사슬처럼 연결되어 만들어져 있다. 음식물로 섭취하는 단백질이나 우리 몸속의 단백질 모두 아미노산이 사슬 모양으로 연결된 것이다. 20종의 아미노산이 단백질 합성에 공통되는 부품이라 할 수 있다. 부품인 아미노산이 공통이라는 점 때문에 우리는 음식물에 들어있는 단백질을 분해해 우리 몸속에서 필요로 하는 단백질의 합성에 재료로 사용할 수 있는 것이다. 그리고 우리 몸속의 오래된 단백질은 일단 아미노산으로 분해되었다가 새로운 단백질을 만들 때 재이용되기도 한다.

그러면 아미노산은 어떤 구조를 하고 있을까?

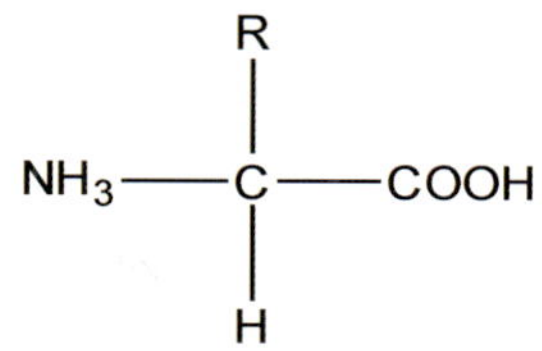

그림 1 아미노산의 기본구조 (R은 곁사슬)

아미노산에는 아미노산끼리 연결하기 위한 "팔"이 있다. 아미노기(amino group)와 카복실기(carboxy group)라는 부분이다. 아미노기($-NH_3$)는 질소 원자에 수소 원자가 3개, 카복실기(-COOH)는 탄소 원자에 산소 원자가 2개 붙은 것이다(그림 1).

아미노산끼리 연결될 때 아미노산은 아미노기와 카복실기로 연결된다. 아미노산에는 아미노기와 카복실기 이외에 곁사슬인 R기(R group)가 존재하며, R기는 20종의 아미노산에 따라 모두 다르므로 R기가 각 아미노산의 성질을 결정한다. 여러 종류의 곁사슬은 **표 1**에 나타낸 바와 같이 8종류로 분류된다.

모든 단백질은 아미노산이 서로 연결되어 사슬처럼 만들어진다. 아미노산이 결합된 수는 수백 개에서 1만 개에 이르기까지 실로 다양하다. 아미노기와 카복실기가 연결될 때 카복실기의 산소 원자 1개와 아미노기의 수소 원자 2개가 떨어져 물(H_2O)이 된다. 그래서 단백질에 들어있는 아미노산에서 수소나 산소가 떨어져 나갔기 때문에 아미노산 잔기(residue)라고 부른다. 그리고 카복실기와 아미노기는 "펩타이드 결합"이라는 방법으로 연결된다. 이 펩타이드 결합으로 연결된 아미노산 사슬이 바로 단백질이다(그림 2).

단백질에는 각각의 모양이 있다. 헤모글로빈이나 효소 단백질은 둥근 모양을 하고 있어 구상 단백질(globular protein)이라고 한다. 피부는 누르거나 꼬집더라도 곧 원래대로 돌아간다. 피부가 가진 이 탄력의 비밀은 세포밖에 존재하는 가는 긴 실과 같은 단백질에 있다. 그 단백질 실의 대표적인 것이 콜라겐이며, 이를 섬유상 단백질(fibrous protein)이라고 한다. 아미노산의 끈이 3가닥이 꼬여 삼중 나선이라는 가늘고 긴 모양을

표 1 아미노산의 분류와 구조

아미노산	R기	약자
글리신	—H	Gly
알라닌	—CH_3	Ala
발린	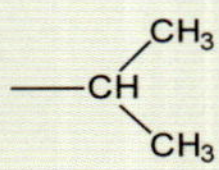	Val
류신	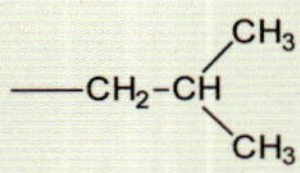	Leu
이소류신	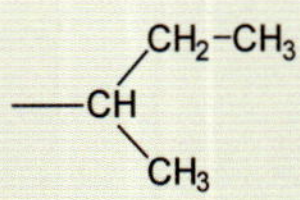	Ile
페닐알라닌	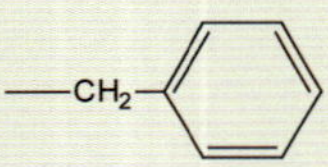	Phe
티로신	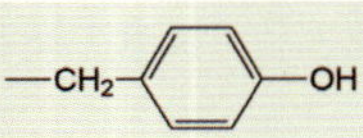	Tyr
트립토판	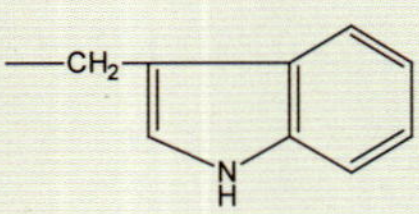	Trp
세린	—CH_2OH	Ser
트레오닌	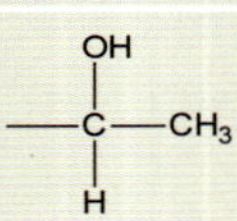	Thr

아미노산	R기	약자
시스테인	—CH_2SH	Cys
메티오닌	—CH_2–CH_2–S–CH_3	Met
아스파르트산	—CH_2COOH	Asp
글루탐산	—CH_2–CH_2–COOH	Glu
아스파라긴	—CH_2CONH_2	Asn
글루타민	—CH_2–CH_2–$CONH_2$	Gln
리신	—CH_2–CH_2–CH_2–CH_2–NH_2	Lys
아르기닌	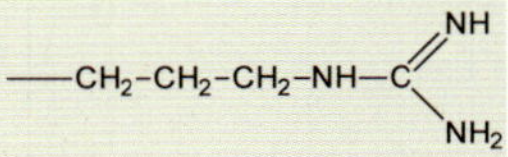	Arg
히스티딘	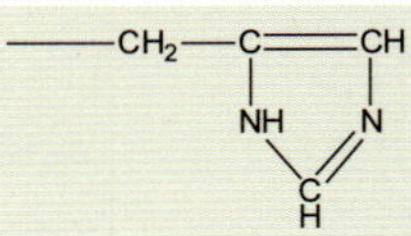	His
프롤린	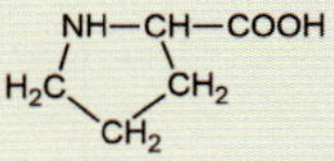	Pro

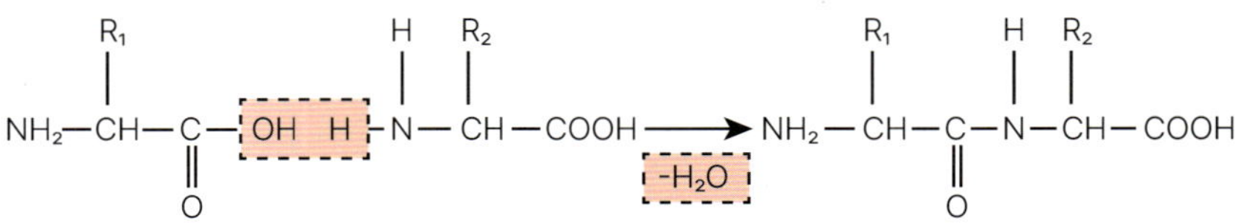

그림 2 펩타이드 결합

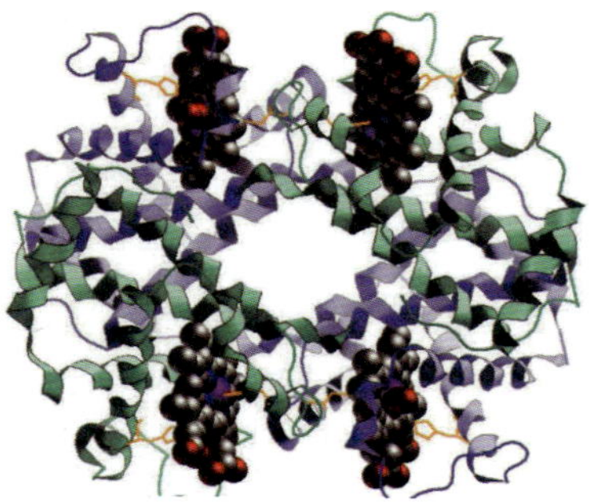

구상단백질인 헤모글로빈의 구조

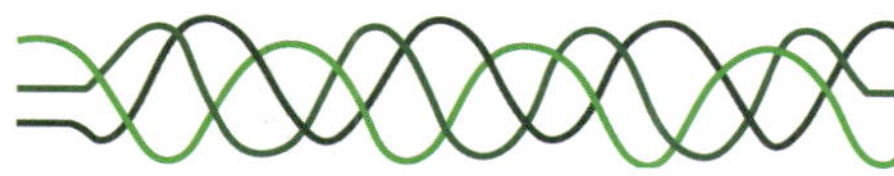

섬유상 단백질인 콜라겐 삼중나선 구조

하고 있다. 이 실들이 모여 "콜라겐 섬유"를 만든다[2].

단백질은 구조가 매우 복잡하여 보통 4단계로 나누어 설명한다. 한 가닥의 긴 폴리펩타이드 사슬(polypeptide chain)을 1차 구조라 한다. 단백질 분자의 좌측 말단은 아미노기가, 우측 말단은 카복실기가 있다. 이들을 각각 N-말단(N-terminal), C-말단(C-terminal)이라고 한다(그림 3).

2차 구조는 펩타이드 사슬 내에 펩타이드 결합의 기본 구조가 유지되면서 펩타이드 사슬 사이 또는 분자 내에서 이루어지는 수소결합의 결과로 형성되는 삼차원 구조를 말한다.

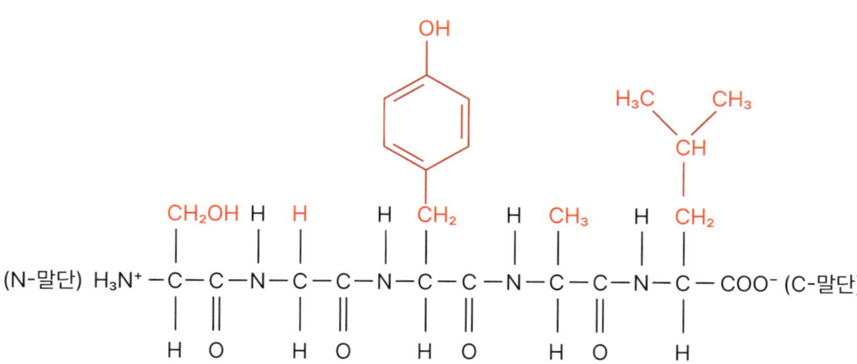

그림 3 펜타펩타이드인 세릴글리실티로실알라닐류신(serylglycyltyrosyl alanylleucine) 또는 Ser-Gly-Tyr-Ala-Leu(SGYAL)의 구조. 펩타이드의 명명은 관례적으로 왼쪽 아미노-말단 잔기로부터 시작한다.

폴리펩타이드 사슬 내에서 멀리 떨어져 있는 아미노산 잔기들 사이의 여러 상호작용의 결과로 폴리펩타이드는 중첩된 삼차원 구조를 형성하게 된다. 이를 단백질의 3차 구조라 한다. 단백질의 삼차 구조는 단백질을 구성하고 있는 아미노산의 곁사슬 사이의 상호작용 또는 주 사슬 사이의 상호작용으로 형성된다. 이들 상호작용에는 수소결합, 이온결합, 공유결합, 이황화 결합(-S-S- 결합)들이 관여한다(그림 4).

단백질 중에는 헤모글로빈처럼 특유한 1차, 2차, 3차 구조를 가진 폴리펩타이드가 다시 몇 개 정도가 회합하여 뭉쳐져 있는 것이 있다. 이 같은 소단위체(subunit) 상호간에 회합된 구조를 4차 구조라고 한다. 단백질은 생체 내에서 여러 가지 기능을 나타내는데 이 단백질의 구조와 밀접한 관계가 있다.[3)]

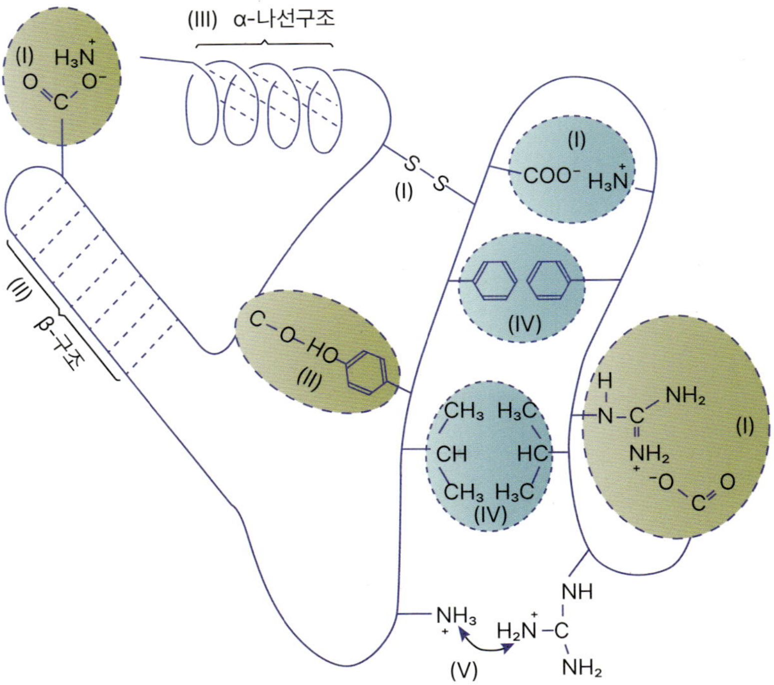

그림 4 단백질 3차 구조 형성에 미치는 요인들

I: 이온결합, II: 공유결합, III: 수소결합, IV: 소수성(hydrophobic)의 상호작용, V: 이온의 반발 작용

2 콜라겐이란 어떤 단백질인가?

알 기 쉬 운 요 약

생체에서 콜라겐의 역할은?

콜라겐은 우리 몸 전체 단백질 중 약 30%를 차지하며, 생체 구조를 이루는 데 중요한 역할을 하는 섬유상 단백질이다. 물에 잘 녹지 않는 특성을 가진 콜라겐은 피부, 뼈, 연골, 힘줄, 인대 등 결합조직에 주로 존재하며, 장력이 강해 조직에 견고함과 탄력성을 제공하여 생체 조직의 구조적 안정성을 유지한다.

콜라겐은 여러 장기나 몸 전체를 구성하거나 지지하며, 장기와 장기를 결합하고 경계를 형성하는 데 중요한 역할을 한다. 예를 들어, 힘줄은 뼈와 근육을 연결해 운동을 전달하는 역할을 하며, 각막은 콜라겐 섬유로 이루어진 합판 구조로 되어 있어 가로세로 나란히 겹친 층이 각막의 투명성을 유지하는 비결이다. 신장의 사구체 막(glomerular membrane)도 콜라겐이 주성분이며, 이 막은 원뇨 성분을 여과하여 작은 분자만 소변으로 배설시키고 단백질 같은 거대분자는 소변으로 배설되지 못하게 한다.

또한, 우리 몸은 약 60조 개 이상의 세포로 이루어져 있으며, 이들 세포는 생존과 증식을 위해 지지체가 필요하다. 콜라겐은 세포의 지지체로 작용하여 세포가 부착할 수 있는 환경을 제공하며, 이를 통해 세포가 분열하고 증식할 수 있도록 돕는다.

콜라겐과 질병과의 관계는?

콜라겐을 만들거나 분해하는 주체는 세포이다. 즉, 콜라겐의 상태는 세포의 기능과 활동에 크게 좌우된다. 세포와 콜라겐은 서로 영향을 주고받으며, 이러한 상호작용은 생체 조직의 건강과 안정성을 유지하는 데 필수적이다.

콜라겐은 몸속에서 중요한 역할을 수행하기 때문에 여러 질병과 밀접하게 관련되어 있다. 콜라겐이 부족하면 결합조직의 약화로 인해 피부 노화, 골다공증, 관절염 등과 같은 질병이 발생할 수 있다. 반대로, 콜라겐이 과도하게 축적되면 섬유화와 같은 상태를 유발해 간경변, 폐섬유증 등과 같은 질병의 원인이 될 수 있다. 따라서 콜라겐의 균형을 유지하는 것은 건강을 지키는 데 매우 중요하다.

콜라겐의 활용은?

콜라겐은 몸속에서 세포와 잘 어울리는 물질이다. 이 특성을 활용하여 의료용 재료로서 콜라겐의 다양한 활용법이 고안되고 있다. 소, 돼지, 말, 생선 등의 껍질에서 대량으로 추출한 콜라겐은 인공 혈관, 인공 피부, 주름 개선제, 콘택트 렌즈, 화상 부위 치료제, 화장품 소재 등 여러 분야에서 다양하게 활용되고 있다.

또한, 콜라겐을 효소로 가수분해시킨 콜라겐 펩타이드는 분자량 크기에 따라 생리적 기능성이 달라진다. 적합한 분자량에 따라 다양한 생리 기능성 소재로 활용될 수 있으며, 예를 들어 항산화제, 항균제, 항고혈압제, 항암제, 면역 조절제, 항비만제 등으로 검토되고 있다.

콜라겐은 물에 녹지 않고 장력이 강하여 생체구조를 이루는 섬유상 단백질로, 세포와 세포 사이의 틈을 채우는 기질(matrix)의 주성분이다. 전신에 존재하는 여러 장기에 콜라겐이 많이 존재하고 있으며, 특히, 피부, 뼈, 연골, 힘줄, 혈관벽. 치아 등에는 콜라겐이 다량으로 존재한다(**표 2**).

피부나 힘줄의 성분을 조사해 보면, 약 3분의 2가 물로 구성되어 있다. 나머지 3분의 1은 주로 단백질과 당류인 유기화합물이며, 이 중 콜라겐이 70~85%를 차지한다. 뼈나 치아에는 물이 10% 정도 존재하며, 물 이외에 칼슘과 인으로 구성된 무기 화합물인 수산화인회석(hydroxyapatite)을 많이 함유하고 있다. 그러나 뼈나 치아의 20~25%는 유기물질이며, 그 유기 화합물의 90%는 콜라겐이다.[4)]

고등동물의 몸을 구성하는 전체 단백질의 약 3분의 1은 콜라겐이라고 알려져 있다. 양적으로는 동물 몸에서 가장 많은 비중을 차지하는 단백질이 콜라겐이다. 그렇다면 콜라겐은 동물의 몸에서 어떤 역할을 수행할까? 첫째로 여러 장기를 만들어 주거나 지지하고, 힘과 유연성을 제공하여 장기와 장기를 연결하는 역할을 한다. 이러한 기능을 생각하면 콜라겐이 왜 뼈, 피부, 힘줄, 혈관벽 등에 많이 존재하는지 쉽게 이해할 수 있을 것이다.

표 2 콜라겐이 많이 존재하는 장기(g/100 g)

구분	피부	힘줄	연골	인대	대동맥	뼈	상아질 (치아)
물	65	63	70	58	76	10	11
무기물	1	0.5	1.5	0.5	0.7	65	69
유기물	34	37	29	42	22	25	20
- 콜라겐	25	32	16	7	4	23	18
- 엘라스틴	0.6	2	0	32	8	0	0
- 프로테오글리칸	2	1	10	0.5	1	0.2	0.5

콜라겐은 이러한 기계적, 물리적인 기능 외에도 다양한 기능을 발휘한다. 각 장기에는 그것에 적합한 성질의 콜라겐 섬유가 존재한다. 예를 들면, 힘줄은 뼈와 근육을 연결하고 운동을 전달하는 역할을 한다. 이 힘줄은 로프와 비슷한 구조와 성질을 가진 콜라겐 섬유로 구성되어 있어 당기는 힘에 매우 강하다. 한편 피부는 유연성이 요구되기 때문에 피부 콜라겐 섬유는 섬유 직물과 같은 구조와 유연한 성질을 가지고 있다.[4)]

특수한 콜라겐 섬유의 예로는 눈의 각막(cornea)이 있다. 각막에서 가장 중요한 것은 투명도이다. 각막도 콜라겐 섬유로 구성되어 있는데 그 섬유가 합판처럼 가로세로로 나란히 겹쳐져 있는 층 구조를 이루고 있다. 이러한 독특한 구조가 바로 각막의 투명도를 유지하는 비결이다.

신장의 사구체 막도 콜라겐이 주성분이다. 이 막은 원뇨 형성 성분을 여과하여 작은 분자만 소변으로 배출시키고 단백질 같은 거대분자는 배출되지 못하게 막는 거름망 역할을 한다.

몸속에서 또 다른 콜라겐의 주요 역할은 세포를 지지체로 작용하는 것이다. 동물의 몸은 수많은 세포로 구성되어 있으며, 혈액 속에 부유하는 특수한 세포를 제외하고 대부분의 세포는 지지체가 있어야 부착할 수 있고, 이를 통해 생존하며 분열로 증식할 수 있다. 몸속에서 이러한 세포의 지지체 역할을 하는 것이 바로 콜라겐이다. 앞에서 콜라겐은 세포 사이의 틈을 채워주는 물질이라고 했는데 다시 말하면 세포는 콜라겐을 지지체로 하여 생존하고 기능을 유지하는 것이다.

세포를 사람에 비유하면 콜라겐은 세포의 집과 같은 존재다. 집이 쾌적해야 사는 사람의 활동이나 기분에 큰 영향을 주듯이, 콜라겐 상태는 세포의 활동에 직접적인 영향을 미친다. 즉, 세포의 분화, 증식, 형태형성, 기관형성과 같은 고도의 생물학적 현상에 콜라겐이 깊이 관여하고 있다. 한편, 콜라겐을 생성하거나 분해하는 주체는 바로 세포이다. 따라서, 콜라겐의 상태는 세포에 달려 있으며, 세포와 콜라겐은 서로 영향을 주고받는 관계이다.

콜라겐이 몸속에서 여러 중요한 역할을 수행하기 때문에, 이는 여러 질병과도 밀접한 관련이 있다. 콜라겐이 부족해서 생기는 질병이 있고 많아서 독이 되어 발생되는 질병도 있다. 만성 류마티스 관절염이나 전신성 에리테마서스(systemic erythemasus)와 같은 질병을 교원병이라고 부른다. 교원은 콜라겐이라는 뜻으로, 콜라겐 병이라고도 할 수 있다. 이 질병은 콜라겐이 많이 함유된 조직에서 생기기 때문에 1942년에 클렘페러(Klemperer)라는 학자가 이렇게 이름을 붙였다.[4)]

콜라겐은 사람이나 쥐 같은 포유동물을 비롯해 다양한 동물에서 발견된다. 조류, 파충류, 어류는 물론 해삼, 지렁이, 회충, 해면 등에서도 콜라겐이 추출되고 있다. 얼마 전까지만 해도 게, 새우, 곤충, 거미 등에는 콜라겐이 존재하지 않는다고 여겨졌으나, 최근 연구에 따르면 이들에서도 소량의 콜라겐이 존재한다는 사실이 밝혀졌다. 즉, 다세포 동물은 모두 콜라겐을 가지고 있다고 볼 수 있다. 그러나 단세포 동물이나 식물에서는 아직 콜라겐이 발견되지 않고 있다.

지구상의 동물이 진화하고 단세포에서 다세포 동물이 생겨남과 동시에 콜라겐도 출현한 것으로 볼 수 있다. 아니면 반대로 콜라겐이 출현함으로써 다수의 세포가 모일 수 있어 그 결과로 다세포 동물이 탄생하였는지도 모른다. 콜라겐의 출현은 진화역사 속에서 획기적인 일이라 할 수 있다.

콜라겐은 원래 몸속에 존재하는 단백질이다. 그래서 몸의 세포와 잘 어울리는 물질이다. 특히 소. 돼지, 말 등의 껍질(피부)에서 대량의 콜라겐을 추출할 수 있어 인체 친화적인 재료로 다양한 분야에서 응용이 가능하다. 이러한 특성 덕분에 콜라겐을 의료용 재료로서 활용하기 위한 연구가 활발히 진행되어 왔다. 그 결과, 오늘날 콜라겐은 인공 혈관, 피부 주름 개선제, 콘택트 렌즈, 화상 치료용 피복제, 화장품 소재 등으로 다양하게 활용되고 있다.

콜라겐은 최근에 주목받는 신소재 처럼 보일 수 있지만, 사실 인류는 아주 오래전부터 동물의 콜라겐을 사용해 왔다. 우리가 사용했던 가죽제품이 모두 콜라겐이다. 콜라겐을 뜨거운 물에 녹인 젤라틴도 예로부터 접착제나 젤리와 같은 식품에 사용되어 왔다. 이처럼 사람과 콜라겐의 관계는 매우 긴 역사를 가지고 있으며, 콜라겐은 다채로운 매력을 가진 단백질이라 할 수 있다.

3 콜라겐은 어떤 구조와 특징을 가지고 있는가?

알 기 쉬 운 요 약

콜라겐 분자는 독특한 구조를 가지고 있다.

몸속에서 콜라겐은 일반 단백질과 달리 섬유상 또는 막대처럼 길쭉하고 단단한 구조를 형성하고 있다. 콜라겐은 아미노산이 결합해서 만들어진 폴리펩타이드 사슬로 구성되어 있으며, 콜라겐 분자가 단단한 이유는 폴리펩타이드 사슬이 나선(helix) 구조를 형성하는 특별한 입체구조를 가지고 있기 때문이다.

나선을 만드는 3개의 폴리펩타이드 사슬 중 2개는 알파-1 사슬로 동일하고, 1개는 구조가 다른 알파-2 사슬이다. 3개의 폴리펩타이드 사슬은 각각 왼쪽으로 돌아가는 나선을 형성한다. 즉, 나선이 왼쪽으로 꼬인채로 3개의 사슬이 합쳐져 오른쪽은 느슨한 나선이 만들어진다. 이 때문에 콜라겐 분자구조는 복합 3중 나선 구조라고 한다. 다만, 콜라겐 분자의 머리와 꼬리쪽의 짧은 부분은 나선이 만들어져 있지 않는데, 이 부분을 텔로펩타이드(telopeptide)라 한다. 이 펩타이드의 아미노산 배열 순서는 종마다 다르므로 다른 종에 주입하면 면역반응을 일으키는 주된 원인이 된다.

피부, 뼈, 힘줄 등의 조직은 콜라겐이 섬유형태로 이루어져 있는데, 이것은 특징적인 반복 구조인 가는 소섬유(fibrin)가 모여 만들어진 것이다. 즉, 주기가 67나노미터의 줄무늬 모양인데 이것을 콜라겐 섬유라고 한다. 콜라겐 분자는 길이가 300나노미터이며, 이 막대형 분자가 약 4분의 1씩 어긋나면서 규칙적으로 만나 소섬유를 형성한다.

어떻게 콜라겐의 폴리펩타이드 사슬이 특수한 나선 구조를 만들 수 있을까?

그 비밀은 폴리펩타이드 사슬을 구성하는 아미노산에 있다. 콜라겐의 폴리펩타이드 사슬을 만드는 아미노산의 종류와 비율은 매우 독특하다. 우선, 글리신이 전체 아미노산의 3분 1을 차지할 정도로 아주 많다. 글리신은 구조상 1개의 수소원자로 구성된 곁사슬(side chain)을 가진 가장 분자량이 작은 아미노산이다. 둘째로 콜라겐에 많이 존재하는 아미노산은 프롤린이다. 프롤린은 아미노기와 곁사슬이 연결되어 고리를 만드는 특수한 아미노산이다. 셋째로 일반 단백질에 존재하지 않는 특수 아미노산인 하이드록시프롤린(hydroxyproline)과 하이드록시리신(hydroxylysine)이 함유되어 있다. 특히, 하이드록시프롤린은 총 아미노산의 약 10%를 차지하고 있다. 하이드록시프롤린은 프롤린에 수산기(-OH)가 1개 붙어 있는 구조인데 프롤린처럼 아미노기와 곁사슬이 연결될 때 고리를 만드는 특수한 아미노산이다. 콜라겐 사슬은 글리신-X-Y라는 구조가 반복되며, 이때 글리신은 정확히 아미노산 3개마다 배치된다. X와 Y 위치에는 프롤린과 하이드록시프롤린이 각각 규칙적으로 존재한다. 프롤린은 X 위치에, 하이드록시프롤린은 Y 위치에 자주 나타나며, 이들 특수 아미노산들이 콜라겐 사슬에 빈번하게 존재함으로써 콜라겐의 복합 3중 나선 구조를 안정화시키는 핵심적인 역할을 한다.

콜라겐과 젤라틴의 차이는?

콜라겐 용액을 가열하면 막대기 형태의 콜라겐 분자가 파괴된다. 3개의 나선으로 꼬여 있던 폴리펩타이드 사슬이 풀어지면서 제각각 흩어져 겔 상태로 변한다. 이렇게 형성된 것이 젤라틴이다. 젤라틴은 온도가 높을 때 잘 녹고, 젤라틴 용액을 실온에서 식히면 폴리펩타이드 사슬끼리 다시 모여 서로 엉키어 굳어진다. 젤라틴 과자는 이런 상태로 만들어진 것이다.

동물의 몸속에 존재하는 콜라겐은 대부분 섬유상 또는 막대 모양의 구조를 형성하고 있다. 콜라겐 분자는 물에 용해된 상태가 아닌 막대처럼 길쭉하고 단단하다. 길이는 약 300 nm (1 nm는 10^{-9} m, 즉 1 mm의 100만분의 1이다), 두께는 약 1.5 nm로 길이가 두께의 약 200배에 이른다.

콜라겐은 단백질의 한 종류이며, 여러 아미노산이 결합해서 만들어진 폴리펩타이드 사슬로 구성되어 있다. 콜라겐 분자가 단단한 이유는 폴리펩타이드 사슬이 특별한 나선 구조를 형성한 입체구조를 하고 있기 때문이다.[5)]

X선 회절 해석에서 콜라겐 나선을 만드는 3개의 폴리펩타이드 사슬 중 2개는 동일한 알파-1 사슬, 1개는 구조가 다른 알파-2 사슬인 것이 밝혀졌다. 콜라겐 분자의 구조는 대략 아래와 같다(그림 5).

3개의 폴리펩타이드 사슬(알파-1 사슬 2개와 알파-2 사슬 1개)은 알파 나선의 왼쪽 방향으로 돌아가는 나선을 만든다. 이 나선에서 각 아미노산 사이에 0.29 nm씩 간격이 있어 X선 회절로 0.29 nm 회절 상(diffraction phase)이 나타난다. 각각 나선이 왼쪽 방향으로 꼬인 채로 사슬이 합쳐지면서 나선을 만들어 간다. 그러므로 콜라겐 분자구조는 복합 3중 나선 구조라 할 수 있다.

콜라겐 용액을 가열하면 막대기 형태의 콜라겐 분자가 파괴된다. 3개의 나선으로 꼬여 있던 폴리펩타이드 사슬은 제각각으로 흩어져 겔(gel) 상태가 된다. 이렇게 형성된 것이 바로 젤라틴이다.

젤라틴은 온도가 높을 때 잘 녹으며, 젤라틴 용액을 식히면 폴리펩타이드 사슬끼리 모여 부분적으로 3중 나선 구조가 재생된 후 서로 엉키어 전체가 굳어진다. 젤라틴 과자는 이런 상태로 만들어진 것이다. 콜라겐 분자가 어느 일정한 온도 이상에서 구조가 파괴되어 젤라틴으로 변하는 온도를 변성(denaturation) 온도라고 한다.

피부, 뼈, 힘줄 등의 조직에서는 콜라겐은 섬유 형태로 존재하고 있다. 이 섬유를 전자현미경으로 관찰하면 섬유는 더욱 가는 소섬유(fibrin)라

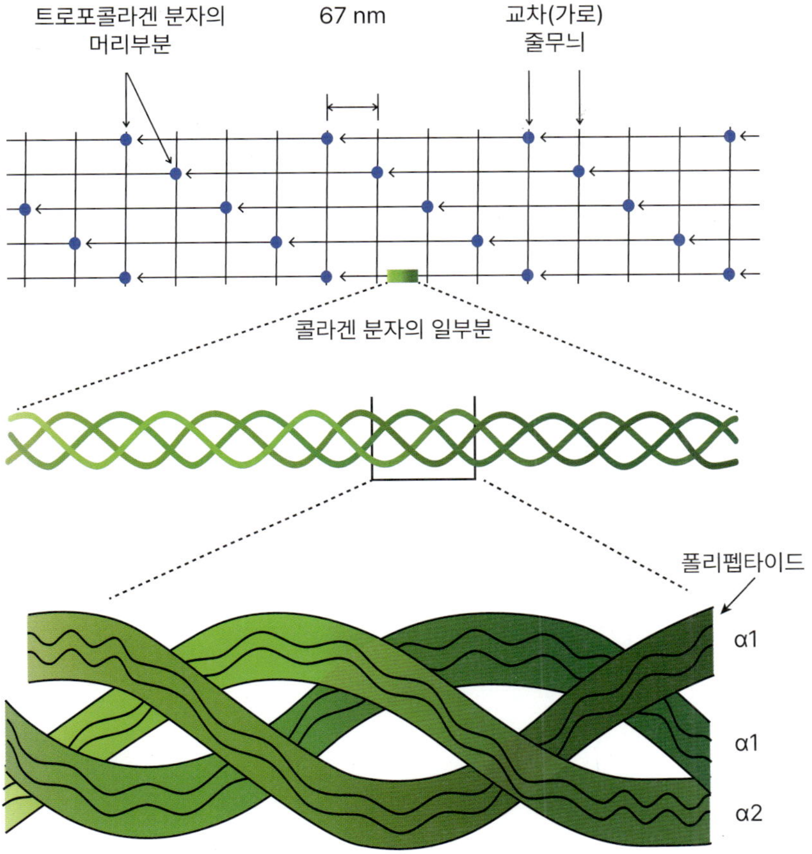

그림 5 트로포콜라겐(Tropocollagen)의 구조 및 배열상태

는 단위가 모여 만들어진 것을 알 수 있다. 이 소섬유는 67 nm의 주기를 갖는 줄무늬 모양의 특징적인 반복 구조로 되어 있다. 이 줄무늬 모양이 콜라겐 섬유의 특징이다. 콜라겐 분자의 길이는 300 nm로 이 막대형 분자가 약 4분의 1씩 어긋나게 규칙적으로 결합하여 소섬유를 형성하고 있다.[5)]

콜라겐의 폴리펩타이드 사슬이 특수한 나선 구조를 형성할 수 있는 메커니즘은 사슬을 구성하는 아미노산의 독특한 조성과 배치에 있다. 콜

라겐의 폴리펩타이드 사슬을 만드는 아미노산 종류와 수는 매우 독특하다. 우선 첫째로 글리신이 전체 아미노산의 3분의 1로 아주 많이 존재한다. 글리신의 곁사슬(R)은 1개의 수소 원자이며, 아주 작은 아미노산이다. 둘째로 프롤린이라는 아미노산도 콜라겐에 많이 존재한다. 프롤린은 특수 아미노산이며, 아미노산 일반식에 맞지 않는다. 아미노기와 곁사슬이 연결되어 고리를 이루고 있다. 셋째로 하이드록시프롤린과 하이드록시리신이라는 아미노산을 함유하고 있다. 이 두 개의 아미노산은 단백질을 만드는 20종류의 기본 아미노산에 해당하지 않는다. 즉 일반적인 단백질에는 함유되어 있지 않고 콜라겐만 함유되어 있는 특수 아미노산이다. 특히, 하이드록시프롤린은 콜라겐의 총 아미노산의 약 10%를 차지하고 있어 조직 중 콜라겐 함량을 파악할 때 하이드록시프롤린 함량을 측정하여 콜라겐 함량을 추정할 수 있다(**표 3**).

하이드록시프롤린은 프롤린에 수산기(-OH)가 붙은 구조로 되어 있다. 즉 프롤린과 같이 아미노기와 곁사슬이 연결되어 고리를 이룬 특수한 아미노산이다. 따라서 콜라겐은 고리 구조를 가진 프롤린과 하이드록시프롤린 함량이 약 25%로 아주 높다.

콜라겐 폴리펩타이드 사슬(알파-1 및 알파-2 사슬)의 분자량은 약 10만이다. 아미노산 1개의 평균 분자량은 약 100 달톤(Dalton, 분자량 단위, 탄소원자의 원자량을 12달톤으로 정함)이므로 콜라겐 알파 사슬은 1,000개의 아미노산이 연결된 셈이다.

콜라겐을 구성하는 총 아미노산의 3분의 1이 글리신이며, 정확하게 아미노산 3개마다 나열되어 있다. 즉 콜라겐 사슬은 글리신-아미노산 X-아미노산 Y(Gly-X-Y)라는 구조가 반복적으로 구성된 것이다. 이렇게 콜라겐처럼 규칙적인 반복 배열이 길게 연결된 단백질은 거의 없다. 프롤린과 하이드록시프롤린의 존재 위치에도 규칙성이 있다. 즉 글리신-X-Y의 반복배열에서 프롤린은 X 위치에, 하이드록시프롤린은 Y 위치에 빈번하게 나타난다. 이처럼 글리신이 아미노산 3개마다 존재하고 프롤린과 하이드록시프롤린이 빈번하게 존재하는 것이 콜라겐의 3중 나선 구조를 만드는 비결이다. 알파-2 사슬이나 나중에 발견된 여러 형

표 3 콜라겐, 엘라스틴, 리보핵산가수분해효소 및 헤모글로빈의 아미노산 조성 비교(%)

아미노산	콜라겐 (사람 피부)	엘라스틴 (포유류)	리보핵산 가수분해효소(소)	헤모글로빈 (사람)
알라닌(Ala)	11	22	8	9
아르기닌(Arg)	5	0.9	5	3
아스파라긴(Asn)			8	3
아스파르트산(Asp)	5	1	15	10
시스테인(Cys)	0	0	0	1
글루탐산(Glu)	7	2	12	6
글루타민(Gln)			6	1
글리신(Gly)	33	31	2	4
히스티딘(His)	0.5	0.1	4	9
이소류신(Ile)	1	2	3	0
류신(Leu)	2	6	2	14
리신(Lys)	3	0.8	11	10
메티오닌(Met)	0.6	0.2	4	1
페닐알라닌(Phe)	1	3	4	7
프롤린(Pro)	13	11	4	5
세린(Ser)	4	1	11	4
트레오닌(Thr)	2	1	9	5
트립토판(Trp)	2	1	9	2
티로신(Tyr)	0.3	2	8	3
발린(Val)	2	12	8	10
아미노산 유도체				
시스틴	0	0	7	0
3-하이드록시프롤린	0.1	1	0	0
4-하이드록시프롤린	9	1	0	0
5-하이드록시프롤린	0.6	0	0	0
데스모신(Desmosine)	0	1	0	0

태의 콜라겐 사슬에서도 글리신은 항상 아미노산 3개마다 존재하고 프롤린과 하이드록시프롤린도 높은 빈도로 존재하고 있다.

알파-1 사슬의 약 1,000개 아미노산 중 양쪽 말단의 약 12~27개의 아미노산으로 구성된 펩타이드의 아미노산 서열은 글리신-X-Y이 반복되지 않는다. 3중 나선 구조를 형성하지 않은 특별한 부분을 텔로펩타이드(telopeptide)라 한다. 이것은 콜라겐의 양쪽 말단에는 비나선구조로 되어 있으며, 이 펩타이드의 아미노산 배열순서는 종마다 다르므로 면역반응을 일으키는 주된 원인이 된다. 따라서 면역반응을 피하기 위해서는 텔로펩타이드의 제거가 필요하다. 그러므로 의약품 등의 원료로 콜라겐을 사용할 때는 텔로펩타이드가 제거된 아텔로콜라겐(atelocollagen)을 사용하고 있다.

4 단백질의 변성 온도에 대하여 알아보자.

알 기 쉬 운 요 약

단백질 변성(Denaturation)이란?

천연 단백질은 그것을 구성하는 아미노산들이 제1차적인 펩타이드 결합 이외에도 단백질 내에 존재하는 분자 사이에 이온결합, 수소결합, 이황화 결합(-S-S-결합) 등 제2차적인 결합으로 그 고유의 형태를 유지한다. 그러나 제2차적인 결합은 가열에 의해 쉽게 파괴되어 고유의 입체구조가 변형되는 경우가 많다. 이와 같은 천연 단백질의 구조 변형을 변성이라 한다. 예를 들면, 달걀을 가열하면 투명한 흰자위의 단백질이 변성되어 백색의 고체로 변하는 것을 볼 수 있다. 이것은 달걀 흰자위 단백질이 가열에 의해 구조변화를 일으킨 결과로, 단백질 변성의 대표적인 사례이다.

단백질 변성 온도는?

콜라겐의 변성 온도는 3중 나선 구조가 열에 의해 파괴되면서 3가닥의 폴리펩타이드 사슬이 제각각 흩어지는 온도를 말한다. 단백질이 변성되면 펩타이드 결합은 그대로 유지되나 이온결합, 수소결합 등의 비공유결합은 파괴된다. 동물에 따라 콜라겐의 변성 온도는 각기 다르다.

동물의 콜라겐 변성 온도와 살고 있는 환경 온도와의 관계는?

온혈동물인 사람, 쥐, 소 등의 콜라겐 변성 온도는 약 40℃이다. 이들은 살고 있는 환경 온도와 상관없이 체온이 약 37℃로 일정하고, 콜라겐이 존재하는 환경도 약 37℃이다.

그러나 어류는 변온동물이기 때문에 체온이 서식 환경 온도와 거의 같다. 참치는 비교적 따뜻한 바다에 사는 물고기이며, 환경 온도 상한은 약 25℃이다. 그리고 참치 콜라겐의 변성 온도는 환경 온도보다 조금 높은 약 27℃이다. 즉, 모든 동물의 콜라겐 변성 온도는 환경 온도의 상한보다 조금 높게 설정되어 있다.

몸속에 있는 대부분의 콜라겐은 섬유로 구성되어 있으며, 섬유 상태의 변성 온도는 용액 상태의 변성 온도보다 20℃ 정도 높다. 따라서 40℃ 이상의 고열이 나도 몸속에 있는 콜라겐은 변성이 일어나지 않는다. 설사 병으로 인해 심한 고열이 나더라도 콜라겐에 어떤 변화도 일어나지 않는다면 건강에는 문제가 없는 것이다.

천연 단백질은 그것을 구성하는 아미노산들이 제1차적인 펩타이드 결합 이외에도 단백질 내에 존재하는 수많은 유리 아미노기 또는 유리 카복실기에 의해서 분자 사이에 이온결합, 수소결합, 이황화 결합(-S-S 결합) 등의 제2차적인 결합을 하고 있기 때문에 그 고유의 형태가 유지된다. 그러나 제2차적인 결합은 가열, 동결, 자외선 조사 등 물리적 작용 또는 산, 알칼리, 유기용매와 같은 화학적 작용으로 인해 고유한 입체구조가 변형되는 경우가 많다. 이러한 천연 단백질의 구조 변형을 변성이라 한다.[6)]

대부분의 둥근 모양을 가진 천연 구형 단백질이 변성되면, 그 형태가 풀어져서 원래의 천연 단백질에서는 나타나지 않았던 활성을 나타내는 설프히드릴기(-SH group), 아미노기, 또는 카복실기의 수가 급격히 증가하였다가 다시 이들 활성기 사이에 제2차적인 새로운 결합이 일어나 불용성 단백질을 형성한다. 효소, 호르몬 등과 같은 단백질의 활성은 단백질의 3차원적 입체구조에 의해 좌우되므로 입체구조의 변화는 생화학적 활성의 소실을 동반하게 된다.

단백질이 변성되면 펩타이드 결합은 그대로 유지되지만, 수소결합, 소수성 결합(hydrophobic bond), 이온결합 등의 비공유결합은 파괴된다. 즉, 변성이란 단백질의 1차 구조에는 변화가 없으나 2차 이상의 구조가 소실된 상태를 말한다.

콜라겐의 변성 온도는 3중 나선 구조가 파괴되어 흩어지는 온도를 말한다. 콜라겐 용액의 온도를 조금씩 올리면서 점도를 측정하면 3중 나선 구조가 파괴되면서 물리 화학적 성질이 변하기 때문에 변성 온도를 알아낼 수 있다.

콜라겐 용액뿐만 아니라 섬유상 콜라겐을 이용하여 변성 온도를 측정할 수 있다. 콜라겐 분자의 3중 나선 구조가 파괴되면 콜라겐 섬유는 수축한다. 이 섬유의 열 수축 온도는 콜라겐 용액의 변성 온도보다 20℃ 정도 높은 것이 보통이다.

콜라겐의 변성 온도는 동물에 따라 다르다. 사람, 쥐, 소의 콜라겐 변성 온도는 약 40℃이다. 이들 동물은 소위 온혈동물이므로 살고 있는 환경 온도와 상관없이 체온이 약 37℃로 일정하다. 따라서 콜라겐이 존재하는 환경도 약 37℃이다. 즉 변성 온도가 환경 온도보다 약간 높다(그림 6).

어류는 변온 동물(poikilotherm)이기 때문에 체온이 서식 환경 온도와 거의 같다. 참치는 비교적 따뜻한 바다에 서식하여 환경 온도 상한은 약 25℃이다. 그리고 참치 콜라겐의 변성 온도는 환경 온도보다 조금 높은 약 27℃이다. 한편, 차가운 바다에 사는 대구의 환경 상한 온도는 15℃, 대구의 콜라겐 변성 온도는 약 16℃이다. 그리고 -1~3℃의 남극 바다에 사는 얼음 고기(ice fish)라 불리는 물고기의 콜라겐 변성 온도는 5.5℃이다. 결국, 동물의 콜라겐 변성 온도는 환경 온도의 상한보다 조금 높게 설정되어 있다. 이것은 몸속에서 콜라겐을 분해하는 메커니즘과 관계가 있다. 몸속에 있는 대부분의 콜라겐은 섬유로 구성되어 있으며, 섬유 상태의 변성 온도는 용액 상태의 변성 온도보다 20℃ 정도 높다. 따

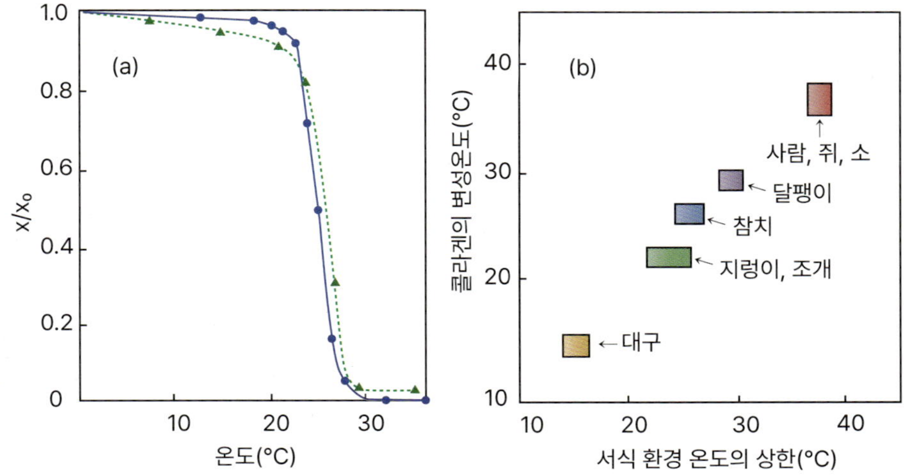

그림 6 (a) 콜라겐 용액의 온도변화에 따른 점도(△)와 선광도(○)의 변화, (b) 콜라겐의 변성 온도와 동물의 서식 환경 상한 온도의 관계

라서 40℃ 이상의 고열이 나도 몸속의 콜라겐에 즉시 변성이 일어나지는 않는다.[7)]

콜라겐의 변성 온도와 하이드록시프롤린의 관계를 살펴보면, 하이드록시프롤린 함량이 높은 콜라겐일수록 변성 온도가 높다. 예를 들어, 하이드록시프롤린 함량이 90%인 쥐 피부의 콜라겐 변성 온도는 39℃이며, 하이드록시프롤린 함량이 5.3%인 대구의 콜라겐 변성 온도는 10℃이다. 하이드록시프롤린은 콜라겐에만 존재하는 아미노산으로 콜라겐 3중 나선 구조를 안정화시키는 역할을 한다. 그러나 일반적으로 하이드록시프롤린이 많이 함유된 콜라겐은 프롤린도 많이 함유되어 있어 변성 온도와 하이드록시프롤린 함량이 절대적인 관련이 있다고 단정지을 수는 없다.[7)]

1964년에 해링턴(Harrington)은 변성 온도와 관계가 있는 것은 하이드록시프롤린 함량이 아니라 프롤린과 하이드록시프롤린의 합이라는 것을 밝혔다. 예를 들어, 회충의 피부 콜라겐에는 프롤린 함량이 약 29%로 특이하게 높고, 하이드록시프롤린 함량은 약 2%로 극히 낮았다. 반대로 지렁이 피부 콜라겐에서는 프롤린 함량이 약 1%로 매우 낮았으나 하이드록시프롤린 함량은 약 17%로 높았다. 그런데 변성 온도를 측정하였을 때 회충 피부의 콜라겐은 약 52℃, 지렁이 피부의 콜라겐은 약 32℃였다. 즉 변성 온도는 하이드록시프롤린 함량과 직접적인 관련이 없다는 것이다.

그렇다면 하이드록시프롤린은 콜라겐에서 어떤 역할을 하는 것일까? 후지모토(Fujimoto)는 회충, 지렁이, 대구, 넙치, 참개구리, 쥐 등의 피부 콜라겐을 모은 후, 이들 콜라겐 섬유를 단백질분해효소로 분해시켜 콜라겐 섬유가 용해되는 속도를 비교한 결과, 하이드록시프롤린 함량이 낮은 콜라겐 섬유일수록 용해 속도가 빠른 것을 확인하였다. 따라서 하이드록시프롤린은 3중 나선의 안정화보다 콜라겐 섬유의 안정화에 관여한다는 가설을 발표했다.[7)]

그러나 1970년대에 하이드록시프롤린의 생합성 연구가 진행되면서 하이드록시프롤린을 함유하지 않고 프롤린만 함유한 콜라겐을 실험실

4 단백질의 변성 온도에 대하여 알아보자.

에서 생성하는데 성공하였다. 이 콜라겐의 변성 온도는 24℃였으며, 생체 콜라겐의 변성 온도보다 15℃가 낮았다. 이를 통해 하이드록시프롤린이 3중 나선 구조를 안정화하는 데 중요한 역할을 한다는 사실이 밝혀졌다.

이후, 젠킨스(Jenkins) 등은 하이드록시프롤린이 콜라겐 섬유의 안정화에도 기여한다는 연구 결과를 발표하였다.[8)] 따라서, 하이드록시프롤린은 3중 나선 구조의 안정화뿐만 아니라, 콜라겐 섬유의 안정성 유지에도 중요한 역할을 하는 것으로 확인되었다.

5 다양한 유형(type)으로 존재하는 콜라겐의 특징은?

알기쉬운요약

콜라겐의 다양성은?

지지조직의 기능을 하는 여러 단백질 중에서 하등동물로부터 고등동물에 이르는 모든 다세포 동물에 분포하는 것은 콜라겐뿐이다. 그러나 아직까지 단세포 동물에는 콜라겐이 발견되지 않았다.

포유류의 콜라겐에는 유전적으로 다른 28가지의 유형이 있으며, 발견된 순서에 따라 I, II, III···형으로 분류한다. 그 중에서 콜라겐 I형이 총 콜라겐의 85~90%를 차지하는 섬유형성 콜라겐으로 진피와 뼈의 주성분이다. I형 콜라겐은 체내 모든 기관에 분포한다. 이전부터 가죽이나 젤라틴으로 이용해 왔다.

섬유형성 콜라겐으로는 I형 이외에도 유리 연골(초자연골, hyaline cartilage)에만 존재하는 II형과 XI형 그리고 여러 기관에 널리 분포하는 III형과 V형이 있다. 지지조직으로 중요한 역할을 하는 기저막은 라미닌과 더불어 IV형 콜라겐이 주성분이며, IV형 콜라겐은 전형적인 막상 콜라겐으로 섬유를 형성하지 않는다.

어류의 경우, 콜라겐은 진피, 뼈, 부레, 근육에 널리 분포하는 I형, 연골에 분포하는 II형과 IX형 그리고 근육에 분포하는 V형이 있다. 이처럼 콜라겐은 다양한 구성 요소로 이루어진 큰 과(family)를 형성하고 있다.

콜라겐 유형에 따라 구조가 다른가?

콜라겐은 그것의 유형과 구조상 위치에 따라 삼중 나선 구조를 이루지 않은 부분이 존재한다. 예를 들어, IV형 콜라겐의 경우, 3중 나선 구조를 형성하고 있는 것은 전체 분자의 60% 정도이다.

콜라겐 분자의 회합 상태도 다양하다. I형 콜라겐의 경우, 막대 모양의 분자가 서로 4분의 1씩 어긋나게 배열하면서 규칙적으로 회합해서 섬유가 만들어지며, 그 결과 줄무늬가 형성된다. II형 및 III형 콜라겐 분자도 기본적으로 I형과 같은 성질을 갖고 있으나 줄무늬는 1형만큼 선명하지 않다.

IV형 콜라겐은 4개의 분자가 모여 그물 모양의 구조를 하고 있고, VII형 콜라겐 분자는 2개의 꼬리 부분이 겹친 이량체를 형성하고 있다.

이처럼 우리 몸에는 여러 유형의 콜라겐이 존재하여 서로 다른 다양한 기능을 수행한다.

콜라겐의 구성 요소는 어떤 역할을 할까?

생체 기관의 표면에는 표피라는 세포층이 있다. 표피 아래에 진피조직이 있고, 표피와 진피조직 사이에 기저막이라는 막이 경계를 만들고 있다(그림 7).

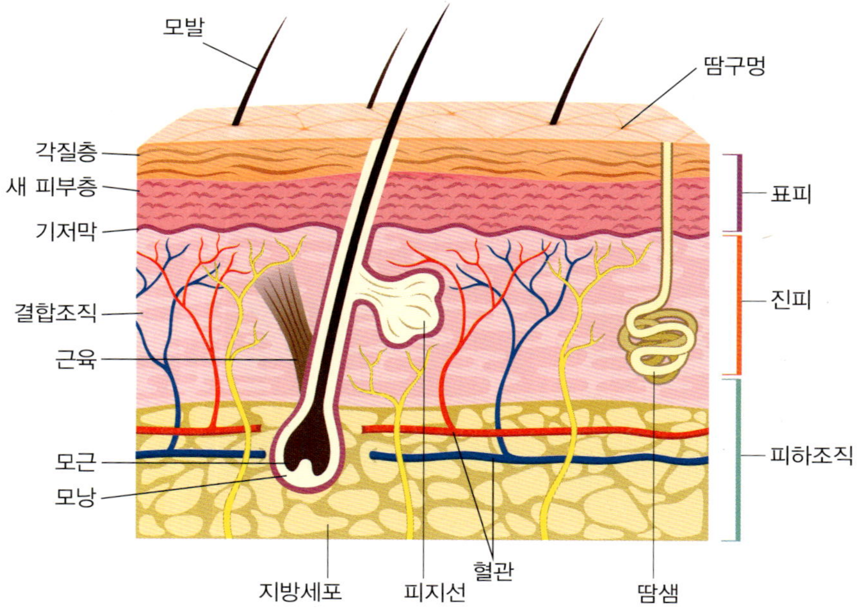

그림 7 피부층의 구조

여러 물질이 기저막을 통해 운반된다. 기저막은 표피 세포의 지지체 역할을 하며, 콜라겐 섬유의 두께는 다양하고, 일반적으로 기저막에서 멀어질수록 두꺼운 섬유가 분포되어 있다. 콜라겐 유형별 분포를 살펴보면 결합조직의 섬유를 구성하고 있는 것은 주로 I형, III형, V형이고, 연골 조직에는 II형과 XI형이 주성분이다.

콜라겐 섬유는 장기를 튼튼하게 하는 역할을 한다. 그러나 단순히 물리적 강도만 제공하는 것이 아니라, 장기의 특성에 따라 부드러움, 유연성과 같은 다양한 성질을 부여한다. 같은 장기라도 나이에 따라 콜라겐 섬유의 성질이 달라지며, 특히 콜라겐 섬유의 두께는 강도와 유연성을 결정하는 중요한 요소로 작용한다.

1960년대 말 미국의 밀러(Miller) 등은 연골 콜라겐이 피부 콜라겐과는 아미노산 배열순서가 달라 서로 다른 유전자의 산물이라는 사실을 밝혔다.[9] 콜라겐은 알파-1 사슬 2개와 알파-2 사슬 1개로 구성되어 있지만, 연골 콜라겐은 알파-1 사슬 및 알파-2 사슬의 아미노산과 배열순서가 다른 알파 사슬 3개로 구성되어 있었다. 밀러는 기존에 알려져 있던 콜라겐을 I형으로, 연골 콜라겐을 II형으로 명명했다. 그리고 원래 알파-1 사슬은 알파-1(I) 사슬, 알파-2 사슬은 알파-2(I) 사슬, 연골 알파 사슬은 알파-1(II)로 표시했다. 밀러의 연구를 계기로 새로운 형태의 콜라겐이 발견되기 시작하였다.

초기에는 콜라겐이 어떤 조직에서도 본질적으로 동일한 형태로 존재한다고 생각했으나 사실은 다양한 형태가 큰 과(family)를 이루고 있었다. 각 형태의 구성 비율은 조직에 따라 또는 발생, 가령, 질환 등의 현상에 따라 변하는 것으로 밝혀졌다.[9] 콜라겐의 다양성에 대한 발견은 주로 물리 화학적 연구대상의 콜라겐이 생물학적, 의학적 연구분야에서 선망의 대상이 되는 계기를 만들어 준 대발견이라고 평가되고 있다. 그 후 20여 년간에 걸쳐 많은 연구자가 콜라겐의 다양성에 대한 수많은 연구를 진행하여 콜라겐의 하이드록시프롤린뿐만 아니라 아미노산 함량에도 차이가 있으며, 동일한 생물에서도 다양한 콜라겐이 존재하는 것이 밝혀졌다.

현재는 수십 종류의 콜라겐 유형이 밝혀졌으며, 이들은 발견된 순서대로 I형, II형, III형으로 명명되고 있다. 최초로 밝혀진 콜라겐은 I형으로 피부, 뼈, 힘줄에 존재한다. II형은 연골에 존재하는 콜라겐이다. III형은 피부, 혈관, 자궁 등에 존재한다. 피부의 경우, III형과 I형의 비율은 태아에서는 1대1이지만 신생아에서는 1대 4, 성인에서는 1대 10 정도라고 한다.[10]

II형과 III형 콜라겐 분자도 1형 콜라겐 분자와 유사한 크기를 갖고 있고 모양도 비슷하다. 즉 길이 300 nm, 두께 1.5 nm의 막대기 모양을 하

표 4 콜라겐의 종류와 분포

유형	분포	분자의 형
I II III	피부, 뼈, 힘줄 연골, 초자체 혈관, 피부	
IV	기저막	
V	태반, 피부, 근육, 각막	
VI	혈관, 자궁, 태반, 피부	
VII	태반, 피부	
VIII	내피세포, 각막, 신경교 성상세포종	
IX	연골	
X	비대 연골	

고 있다. 그러나 이외 콜라겐 유형들은 크기와 모양이 다르며, 길이가 긴 것도 있고 짧은 것도 있다(**표 4**).

다른 유형의 콜라겐 중에는 3중 나선 구조를 만들지 않은 부분이 머리나 꼬리에 존재하기도 하고, 3중 나선 구조를 이루지 않는 부분도 존재한다. 예를 들어 IV형 콜라겐은 3중 나선 구조를 구성하고 있는 것은 전체 분자의 60% 정도다.[10)]

콜라겐 분자의 회합상태도 다양하다. I형 콜라겐의 경우, 막대 모양의 분자가 약 4분의 1씩 어긋나게 규칙적으로 결합해서 섬유를 만들며, 67 nm 주기의 줄무늬가 형성된다(그림 8). II형과 III형 콜라겐 분자도 기본적으로 동일한 성질을 갖고 있으며, I형과 동일하게 4분의 1씩 어긋나게 결합해서 섬유를 만든다. 그러나 줄무늬는 I형만큼 선명하지 않다고 한다.

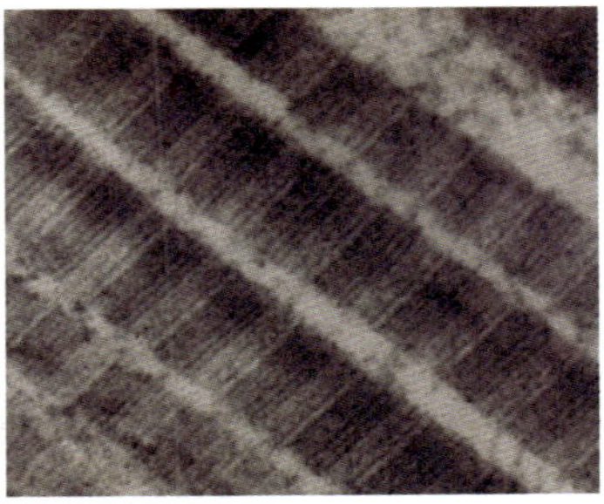

그림 8 콜라겐 회합 섬유의 줄무늬

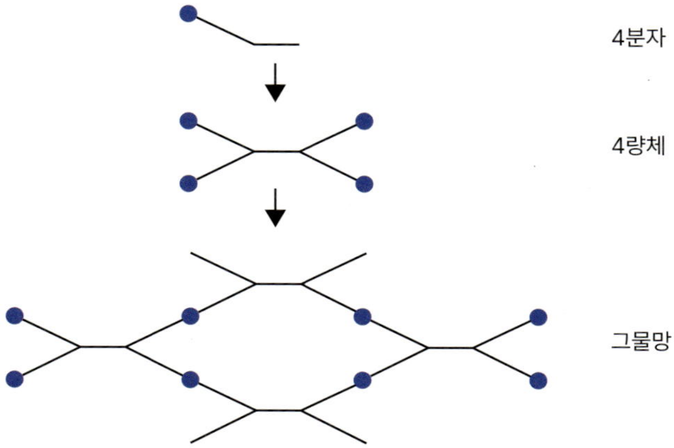

그림 9 IV형 콜라겐의 자기회합 모델

IV형 콜라겐의 경우는 4개의 분자가 모여 그림 9과 같은 단위로 구성된 스파이더(거미) 모델이 제창되었다. 그리고 이 스파이더 끝의 구상 부분이 회합하여 그물 모양의 구조를 만든다.[10)]

VII형 콜라겐 분자의 경우는 2개의 꼬리 부분이 겹친 이량체를 형성한다. 이 이량체가 집합해서 섬유상 구조를 만든다(그림 10).

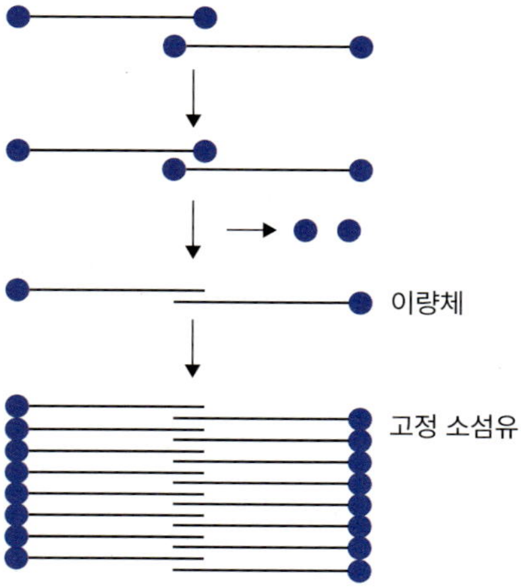

그림 10 VII형 콜라겐의 자기회합 모델

이처럼 콜라겐은 다양한 구성요소로 이루어진 큰 과(family)인 것을 알 수 있는데 그렇다면 각 구성요소는 어떤 역할을 하는 것일까? 이렇게 큰 과가 필요한 이유는 무엇일까?

생체 기관의 표면에는 상피라는 세포층이 있다. 피부로 따지면 이것이 표피에 해당한다. 상피 아래는 결합조직이 있고, 상피와 결합조직 사이에 기저막(basement membrane)이라는 막이 경계를 만들고 있다. 여러 물질이 기저막을 통해서 운반된다. 기저막은 상피세포의 지지대 역할을 하며, 결합조직은 피부로 따지면 진피에 해당하는 부분으로 대량의 콜라겐 섬유가 여기에 존재한다. 콜라겐 섬유의 두께는 다양한데, 일반적으로 기저막에 가까울수록 섬유의 두께가 가늘고 기저막에서 멀어질수록 두꺼운 섬유가 분포하고 있다. 기저막의 결합조직에는 고정 섬유(anchoring fibrils)라고 하는 구조체가 존재하며, 기저막과 결합조직을 연결하고 있다.

콜라겐의 유형별 분포를 살펴보면 결합조직의 섬유를 구성하고 있는 것은 주로 I형, III형, V형 콜라겐이다. 단, 연골조직에는 II형과 XI형이 주성분이다. 섬유의 표면에는 XII형 콜라겐(연골의 경우는 IX형)이 분포하고 있다. 콜라겐 섬유는 장기 또는 몸 전체를 지지하거나 더 튼튼하게 하는 역할을 한다. 그러나 콜라겐 섬유는 단순히 물리적인 강도만을 제공하는 것이 아니라, 장기의 특성에 따라 부드러움, 유연성, 신축성과 같은 다양한 성질을 부여한다. 또한, 같은 장기라도 나이에 따라 콜라겐 섬유의 성질이 변한다. 특히, 강도의 세기와 유연성을 결정하는 중요한 요소는 섬유의 두께이다.

섬유의 두께를 결정하는 메커니즘은 잘 알려져 있지 않지만, 섬유를 구성하는 각 형태의 콜라겐 비율이나 섬유 표면에 존재하는 미량의 콜라겐 등이 두께를 결정짓는 것으로 알려져 있다. 한편 기저막 모양을 구성하는 IV형 콜라겐은 I형 콜라겐과 달리 섬유를 구성하지 않고 그물 모양 구조를 형성하고 있는데, 기저막은 이러한 구조를 기본으로 구성되어 있다. 신장의 사구체 기저막도 마찬가지로 IV형 콜라겐의 그물 구조로 되어있다. 이 그물 모양의 구조와 여기에 부착된 다른 분자의 기능으로 소변(뇨)을 여과하는 체 역할을 한다. 단백질과 같은 큰 분자는 기저막을 통과하지 못하기 때문에 만약 사구체에 문제가 생기면 단백질이 소변 속으로 유출된다.[10)]

기저막과 그 아래 조직을 연결하는 구조체가 고정 섬유인데 이것을 구성하는 주체는 VII형 콜라겐이다. 이 콜라겐은 I형 콜라겐 및 IV 콜라겐과는 다른 형태를 가지고 있다. 고정 섬유라는 특수한 구조체인 VII형 콜라겐의 성질은 다음과 같은 이유로 나타난다. 우리 몸속에서 VII형 콜라겐의 함량은 I형보다 훨씬 적지만 매우 중요한 기능을 한다. 표피 수포증(Epidermolysis bullosa)이라는 질병은 외부에서 조금만 힘을 가해도 표피가 벗겨지고 궤양이 생기는 병이다. 이것은 표피와 진피를 연결시켜 고정시키는 역할을 하는 VII형 콜라겐에 문제가 생겨서 발생한다고 한다.[10)] 이와 같이 콜라겐 과(family)의 구성원들은 각자 자기 역할을 수행하고 있다.

사람의 콜라겐은 형상, 존재 부위, 기능을 고려하여 섬유형성 콜라겐, 비연속성 삼중나선을 가진 원섬유 연합 콜라겐(fibril associated collagens with interrupted triple helices, FACIT), 기저막 콜라겐, 막관통형 콜라겐, 멀티플렉신(multiple triple helix domains and interruption, Multiplexin) 콜라겐, 짧은 사슬 콜라겐, 기타 콜라겐 등 7종류로 분류되어 28종의 유형별 콜라겐이 확인되었다(**표 5**). 또한, 콜라겐을 구성하는 알파 사슬은 유전자 해석을 통해 44종류가 존재하는 것으로 밝혀졌다.

섬유형성 콜라겐은 모든 콜라겐의 약 90%를 차지하며, 주로 I형 콜라겐으로 구성되어 있다. 이 콜라겐은 봉상분자가 회합하여 섬유를 형성하며, 피부, 뼈, 힘줄 등 다양한 조직에서 중요한 구조적 역할을 하는 척추동물의 주요한 구조 단백질이다.

FACIT 콜라겐은 섬유형성능은 없지만 콜라겐 분자와 상호작용하여 콜라겐 섬유의 직경을 제어하는 역할을 한다.

기저막 콜라겐은 IV형 콜라겐이며, 라미닌(laminin), 엔탁틴(entactin), 헤파란 황산 프로테오글리칸(heparan sulfate proteoglycan) 등의

표 5 콜라겐의 종류, 유형, 성질

종류	유형(28종)	성질
섬유형성 콜라겐	I, II, III, V, XI, XXIV, XXVII	큰 콜라겐 섬유를 형성
*FACIT 콜라겐	IX, XII, XIV, XVI, XIX, XX, XXI, XXII	섬유형성 콜라겐의 표면에 결합
기저막 콜라겐	IV	기저막의 망목구조를 형성
막관통형 콜라겐	XII, XVII, XXIII, XXV	세포막을 관통하여 세포와 외부 구조를 접착
멀티플렉신 (Multiplexin) 콜라겐	XV, XVIII	3가닥 사슬 나선 구조가 분단되어 있음
짧은 사슬 콜라겐	VIII, X	육각형의 망목구조로 각막·성장 연골형성에 관여
기타 콜라겐	VI, VII, XXVI, XXVIII	알려진 바 없음

*Fibril associated collagens with interrupted triple helices(FACIT)

세포외 기질과 함께 막 구조를 구축한다. IV형 콜라겐의 출현에 의해 단세포 생물에서 다세포 생물로 진화가 시작되었기에 이것은 콜라겐의 근원(foundation)이 되었다고 볼 수 있다.

막관통형 콜라겐은 세포막을 관통하여 삼중나선 구조를 세포 밖으로 노출시켜 세포밖의 콜라겐과 접촉하고 있다. 멀티플렉신(Multiplexin) 콜라겐은 삼중나선 구조를 여러회 중단하여 N말단에 구상 영역을, C말단에 헤파란 황산 사슬이 결합한 비 콜라겐 영역을 갖고 있으며, 기저막에 존재한다. 짧은 사슬 콜라겐은 6각형의 구조를 형성하여 삼중나선 구조가 짧은 것이 특징이다.

기타 콜라겐으로 분류되는 VI형 콜라겐은 N 및 C 말단에 구상 영역을 갖고 있으며, 섬유상 콜라겐이나 인테그린(integrin), 프로테오글리칸(proteoglycan) 등의 세포외 기질 분자와 상호작용하여 세포와 조직의 안정화에 기여한다. VII형, XXVI형, XXVII형 콜라겐은 기타 콜라겐으로 분류되고 그 기능은 아직 밝혀지지 않았다.

6 생체 내에서 단백질의 합성에 필요한 원료공급은?

알 기 쉬 운 요 약

단백질 합성에 필요한 아미노산은 어떻게 공급되는가?

우리 몸은 생체 내에 필요한 물질을 생산하고 유지하기 위해서 생체가 이용할 수 있는 에너지로 변환하는 물리화학적 반응인 물질대사(metabolism)를 하고 있다. 이 과정을 통해 몸속에 오래된 단백질은 항상 새로운 단백질로 교체된다.

몸속에서 새로 만들어지는 단백질 합성 재료로 활용할 수 있도록 우리는 음식물 섭취를 통해 단백질을 계속 공급해 주어야 한다. 우리가 섭취한 단백질은 소화 기관을 지나면서 여러 가지 단백질 분해효소들과 펩타이드가수분해효소(peptidase)에 의해 점진적으로 아미노산으로 분해된다. 이들 아미노산은 장의 점막에서 흡수되어 혈액을 따라 세포로 들어가 세포질에서 대기하여 단백질 합성 재료가 된다. 여기서 단백질 합성에 이용되지 않은 과잉의 아미노산들은 장기 체류가 되지 않아 탈아미노산반응(deamination)에 의해 아미노산에서 아미노기가 제거되어 요소 회로(urea cycle)라는 대사과정을 통해 요소로 전환되어 소변으로 배설된다. 요소 비료가 생산되기 전에 농촌지역에서 소변통에 소변을 모아 채소밭에 뿌린 것은 소변에 들어있는 요소를 질소비료로 활용한 것이었다.

아미노기가 떨어져 나간 아미노산의 나머지 부분은 지방으로 전환되어 에너지원으로 활용된다. 따라서 단백질도 지나치게 많이 섭취하면 지방 생성 축적으로 비만에 영향을 줄 수 있다.

단백질의 합성 과정은?

우리 몸에는 10만 개 이상의 서로 다른 단백질이 존재한다. 단백질을 합성하려면 합성 정보가 들어있는 디옥시리보핵산(DNA, 유전자)의 명령이 있어야 한다.

먼저 DNA에 들어 있는 단백질 합성 정보가 전령 RNA(mRNA)로 전사되면 정보를 받은 전령 RNA가 편집 번역되어 단백질이 만들어진다. DNA는 아데닌(A), 티민(T), 구아닌(G), 시토신(C)의 4종류의 분자로 나열되어 있는데, 이들의 염기가 사슬처럼 일렬로 늘어선 것이 바로 DNA이다. 또한, DNA는 두 가지 사슬이 서로 마주하는 이중나선 구조로 되어 있다. RNA는 DNA에서 물려받은 분자 정보인 4종류의 분자(염기)를 갖고 있어 단백질 합성 설계도가 될 수 있다. RNA는 DNA보다 짧고, 4종류의 염기가 연결된 한 가닥 사슬구조를 가지고 있다. RNA는 인산과 당(리보오스) 그리고 4종류의 염기가 연결된 긴 사슬을 형성한다.

단백질은 세포핵 바깥인 리보솜에서 만들어진다. 그러나 단백질을 만드는 방법이 기록된 DNA는 핵 안에 들어 있어 핵 밖으로 가지고 나올 수 없다. 마치, 도서관에서 가지고 나올 수 없는 책과 같다고 할 수 있다. 그래서 세포는 DNA에 쓰인 문장을 "복사"하고 그 복사된 것을 핵 밖으로 내보낸다. 복사된 서류에 해당하는 물질이 바로 전령 RNA이다.

전령 RNA도 4종류의 염기로 구성되어 있는데 DNA와 다른 점은 티민(T) 대신에 우리실(U)을 갖고 있다는 것이다. 핵 밖으로 운반된 전령 RNA는 단백질의 합성 공장인 리보솜과 결합한다.

단백질 형태는 20종류의 아미노산을 어떤 순서로 연결하는지에 따라 결정된다. 그 순서를 정하는 것이 전령 RNA의 정보이다. 전령 RNA가 지닌 정보를 아미노산 순서로 변환시키는 과정을 "번역"이라 한다. 이때 RNA에 들어 있는 정보는 염기 3개 분자로 이루어진 "유전암호(codon)"가 1개의 아미노산에 해당한다. 유전암호에 맞도록 아미노산을 실제로 연결하는 것은 전달 RNA(transfer RNA)이다.

전달 RNA는 분자 안에 두 개의 결합 부분이 있는데 하나는 아미노산과 결합하고, 나머지 하나는 유전암호인 전령 RNA의 염기 3개의 분자(유전암호)와 결합한다. 전달 RNA는 세포질에 있는 특정 아미노산과 결합한 다음 리보솜으로 이동해 해당 아미노산을 지시하는 유전암호와 결합한다.

리보솜이 전령 RNA 위를 이동하면서 유전암호가 지정하는 순서로 아미노산이 차례차례 운반되어 결합함으로써 단백질이 만들어진다.

우리의 몸은 항시 생체 내에 필요한 물질을 생산하고 유지하기 위해서 생체가 이용할 수 있는 에너지로 변환하는 물리 화학적 반응인 물질대사(metabolism)를 하고 있다. 이 과정을 통해 몸속의 오래된 단백질도 항상 새로운 단백질로 교체된다. 음식물로 섭취한 단백질은 주로 몸속에서 새로 만들어지는 단백질 재료로 사용된다. 그러나 우리 몸은 섭취한 단백질을 그대로 흡수하지 못하기에 위나 창자에서 분해되어야 한다.

단백질이 많이 함유된 음식물은 쇠고기, 달걀, 생선, 콩 등이다. 섭취된 음식물은 위에서 단백질을 분해하는 펩신(pepsin)이라는 효소와 만난다. 펩신처럼 음식물을 분해하는 물질을 "소화효소"라고 한다. 단백질은 아미노산이 사슬처럼 연결되어 만들어져 있다. 음식물에 들어있는 단백질의 경우, 대부분은 아미노산이 수백 개에서 수천 개 이상 연결된 것이다. 펩신 같은 단백질을 분해하는 효소는 가위처럼 단백질을 구성하고 있는 아미노산의 펩타이드 결합을 절단한다. 그러나 효소마다 절단하려는 펩타이드 사슬에 따라 절단이 가능한 특정 아미노산 부위가 정해져 있다.

따라서 단백질은 위, 십이지장, 소장에서 트립신, 펩타이드가수분해효소(peptidase) 등 여러 소화효소에 의해 조금씩 아미노산 이음매가 잘려 나가면서 조각난 아미노산이나 아미노산 2~3개가 이어진 사슬(펩타이드)이 된다. 이들은 소장에서 흡수되어 혈액의 흐름을 타고 온몸의 세포로 운반된다. 섭취된 단백질은 이렇게 분해된 뒤에야 비로소 그다음 우리 몸에 필요한 단백질을 만드는 재료가 된다.

사람의 몸속에서는 아미노산을 합성하는 메커니즘이 있는데, 20종의 아미노산 중 몸이 필요한 양을 제대로 합성하지 못하는 것도 있다. 이러한 아미노산은 반드시 외부에서 섭취해야 하며, 그것을 필수 아미노산이라고 한다. 만일 음식물에서 8가지 필수 아미노산을 제대로 공급받지 못하면 단백질 합성에 필요한 재료가 부족하여 단백질 합성에 문제가 될 수 있다.

단백질은 핵 외부에 위치한 리보솜에서 만들어진다. 그러나 단백질을 만드는 방법(정보)이 기록된 유전자(DNA)는 핵 안에 들어 있고 그 정보를 핵 바깥으로 가지고 나올 수 없다. 그래서 세포는 DNA가 가지고 있는 단백질 합성 설계도를 복사하여 그 복사된 것을 핵 바깥으로 내보낸다. 복사된 설계도는 단백질 합성 장소인 리보솜으로 운반해야 하며, 그 역할을 하는 것이 리보핵산(RNA)이다.[11] RNA는 DNA와 아주 비슷한 화학물질이다. DNA는 아데닌(A), 티민(T), 구아닌(G), 시토신(C)이라는 4종의 염기를 가지며, RNA도 4종의 염기를 가진다는 점은 동일하지만 티민 대신에 우라실(U)을 가지고 있다.

DNA에 존재하는 설계도 하나하나를 유전자라고 한다. 사람의 DNA에는 약 2만 5천 개나 되는 유전자가 존재하는데 어느 유전자가 전사될지는 각각의 세포가 처한 상황에 따라 결정된다.

유전정보는 DNA에서 직접 단백질로 전사되지 않고 전령 RNA (messenger RNA, mRNA)로 전사된다. 이때 DNA의 한쪽 사슬이 정보사슬이 되고 그 사슬의 염기 배열에 상보적으로 전령 RNA가 만들어진다(그림 11).

이 외에도 RNA에는 단백질의 합성원료 물질인 아미노산을 세포질에서 리보솜으로 운반해 주는 전달 RNA(transfer RNA, tRNA)와 리보솜 구성성분인 리보솜 RNA(ribosomal RNA, rRNA)가 있다.

DNA 분자속 아미노산 결합순서는 아미노산의 이름이 개별적으로 순서대로 쓰여 있는 것이 아니라 암호 형태로 되어 있다. 1954년에 가모브(Gamov)는 DNA를 4종류의 염기 중 3개의 염기 배열순서가 하나의 아미노산에 대응된다는 사실을 밝혔다. 만약 한 종류의 염기가 한 종류의 아미노산 암호가 된다면 4종류의 아미노산만 지정할 수 있다. 2개의 염기가 한 종류의 아미노산 암호가 된다면 총 16(4 × 4)가지가 되어 20종류의 아미노산을 모두 지정할 수 없다. 3종류의 염기가 한 종류의 아미노산 암호가 된다면 총 64(4 × 4 × 4)가지가 되어 한 종류의 아미노산을 지정

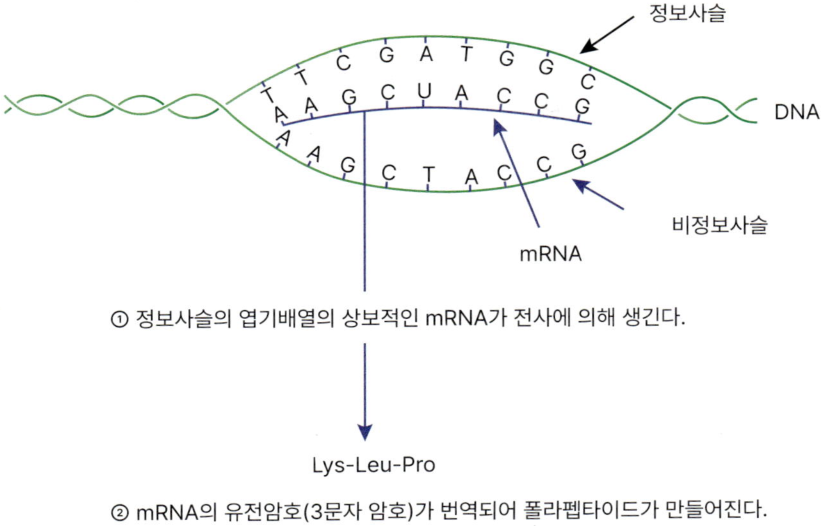

그림 11 DNA의 정보 사슬, 전령 RNA 및 유전암호의 관계

하는 암호가 여러 가지라고 해도 충분하다.

유전암호(codon)는 3개의 염기 조합으로 구성되며, 이것이 각 아미노산을 지정하는 것으로 밝혀졌다. 암호와 아미노산의 대응 관계를 표로 만든 것이 유전암호 표이다. **표 6**에 DNA의 염기 배열과 그로부터 만들어지는 단백질의 아미노산 배열을 서로 비교하는 방법으로 전체 유전자와 암호를 나타냈다.

단백질의 형태는 20종의 아미노산을 어떤 순서로 연결하는지에 따라 결정된다. 그 순서를 정하는 것이 유전자의 단백질 합성 설계도를 전사받은 전령 RNA의 정보이다. 전령 RNA가 지닌 정보를 아미노산 순서로 바꿔 놓은 과정을 생물학에서는 "번역"이라고 한다.

암호화된 아미노산을 실제로 연결하는 것은 전달 RNA(transfer RNA, t-RNA)라는 분자의 역할이다. 전달 RNA는 분자 안에 2개의 중요한 부분을 지닌다. 그 하나는 아미노산과 결합하고, 나머지 하나는 암호인 전령 RNA의 염기 3개 분자(유전암호)와 결합한다. 전달 RNA는 특정 아

표 6 염기배열 3개에 대한 유전암호

제1 염기	제2 염기								제3 염기
	U		C		A		G		
우라실(U)	UUU	Phe	UCU	Ser	UAU	Tyr	UGU	Cys	U
	UUC	Phe	UCC		UAC	Tyr	UGC	Cys	C
	UUA	Leu	UCA		UAA	종결	UGA	종결	A
	UUG	Leu	UCG		UAG	종결	UGG	Trp	G
시토신(C)	CUU	Leu	CCU	Pro	CAU	His	CGU	Arg	U
	CUC		CCC		CAC	His	CGC		C
	CUA		CCA		CAA	Gln	CGA		A
	CUG		CCG		CAG	Gln	CGG		G
아데닌(A)	AUU	Ile	ACU	Thr	AAU	Asn	AGU	Ser	U
	AUC	Ile	ACC		AAC	Asn	AGC	Ser	C
	AUA	Ile	ACA		AAA	Lys	AGA	Arg	A
	AUG*	Met	ACG		AAG	Lys	AGG	Arg	G
구아닌(G)	GUU	Val	GCU	Ala	GAU	Asp	GGU	Gly	U
	GUC		GCC		GAC	Asp	GGC		C
	GUA		GCA		GAA	Glu	GGA		A
	GUG		GCG		GAG	Glu	GGG		G

미노산과 결합한 다음 리보솜으로 이동해 전령 RNA의 코돈(유전암호)과 결합한다. 리보솜이 전령 RNA 위를 이동하면서 코돈이 지정하는 순서로 아미노산이 차례차례 운반되고, 그들이 염주처럼 이어져 나간다.

어떻게 해서 전령 RNA에 들어있는 정보대로 단백질이 합성되는지 좀 더 구체적으로 설명하면 다음과 같다. 전문지식이 다소 부족한 독자들에게는 이해가 어렵다고 생각되지만, 구체적인 단백질 합성이 어떻게 이루어지는지 궁금해하는 사람을 위해 소개하고자 한다.

리보솜에서 전령 RNA 정보에 따라 단백질이 합성되는 과정은 개시, 펩타이드 사슬 연장 및 종료로 나뉜다.[11)]

① 개시 : 단백질 합성이 시작되기 전에 리보솜은 소단위체(subunit)

로 해리되고(a), 해리된 작은 소단위 체는 전령 RNA의 개시 유전암호(codon)인 AUG가 가까이 결합한다(b). 이어서 개시 유전암호 AUG에 대응 유전암호(anticodon)를 CAU로 하는 포르밀메티오닐-tRNA(formylmethionyl-tRNA, fMet-tRNA)가 결합해서 개시 복합체를 형성한다(c). 다음으로 개시 복합체는 큰 소단위체와 회합해서 완전한 리보솜이 된다(d). 포르밀메티오닐-tRNA가 리보솜상에 결합하고 있는 부위를 P부위(peptidyl site, p-site)라 한다.

② 연장 : 전령 RNA 중 다음 유전암호(그림 12에서 GCU)에 제2의 아미노아실-tRNA(이 경우는 IGC를 대응 유전암호 단위를 가진 아미노아실-tRNA)가 결합한다(e). 주목해야 할 것은 전령 RNA에 아미노산이 직접 결합하는 것이 아니라 전달 RNA를 연결기로 해서 결합한다는 점이다. 각 아미노산을 그것에 특이적인 전달 RNA에 결합시키는 것은 아미노아실-tRNA 합성효소다. 아미노아실-tRNA가 결합하는 부위를 A부위(aminoacyl site, A-site)라 한다. 이어서 포르밀메티오닐(fMet)과 알라닌 사이에 펩티딜기 전이효소(peptidyl transferase)에 의해 펩타이드 결합이 이루어진다(f). 이 상태에서 빈 전달 RNA가 P부위에, 포르밀메티오닐 알라닌-tRNA가 A부위에서 P부위로 옮겨지고, 리보솜이 전령 RNA 사슬을 따라 유전암호 1개분 만큼 이동한다. 그래서 다음 유전암호(이 경우 UCC)에 제3의 아미노아실-tRNA(이 경우, 페닐알라닌-tRNA)가 결합하고(g), 위와 같은 과정(e-g)이 반복되어 펩타이드 사슬이 점점 길어진다(h).

③ 정지 : 정지 신호(UAA, UGA, UAG)와 마주치면 상보적인 대응 유전암호를 가진 전달 RNA가 없기 때문에 펩타이드 사슬의 합성이 정지된다(i). 이어서 이를 정지 신호를 인식하는 방출 인자가 작용해서 완성된 펩타이드 사슬은 리보솜을 빠져 나간다(j). (j) 단계 이후 포르밀기(–CHO)는 특이적인 효소에 의해 제거되고, 대부분 말단의 메티오닌도 제거된다.

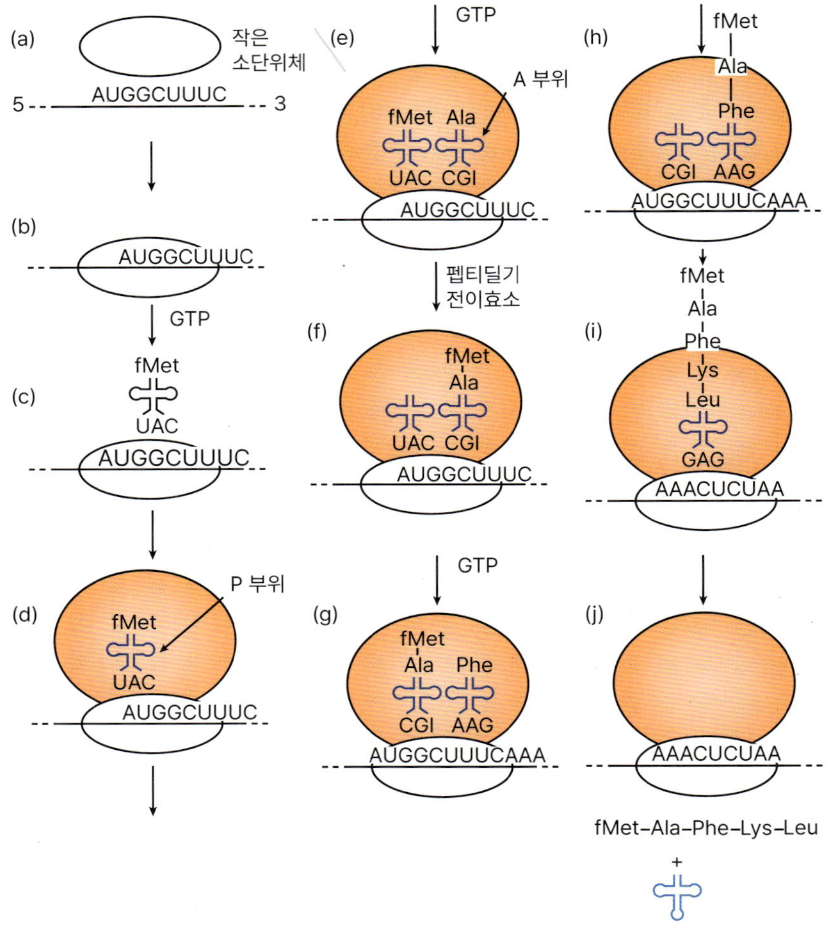

그림 12 단백질 합성의 개시(a~d), 신장(e~h) 및 정지(i~j)
(개시에는 개시인자, 신장에는 신장 인자, 정지에는 유리 인자 등이 있지만 생략했다.)

합성된 펩타이드 사슬은 리보솜에서 분리되고 자동적으로 구부러져 고유한 입체구조를 구축하여 기능을 발휘하게 된다. 단백질 합성속도는 100개의 아미노산으로 이루어진 폴리펩타이드라도 5초면 충분하다.

섭취한 아미노산 중 생체에 저장되지 못해 단백질 합성에 이용되지 못한 과잉의 아미노산들은 아미노기(질소)가 떨어져 나가 요소로 합성되어 소변으로 배출된다. 그러나 아미노기가 제거된 나머지 성분은 지방으로 전환되어 저장될 수 있다. 따라서 단백질 합성에 필요한 원료인 아미노산은 항상 식품을 통해 섭취하여 체내에 공급이 이루어지도록 해야 한다. 우리 몸에는 만개 이상의 유전자가 가진 정보에 따라 몸에 존재하는 만개 이상의 단백질이 수없이 만들어지고 있기 때문이다.

7 콜라겐은 우리 몸에서 어떻게 합성되는가?

알기쉬운요약

콜라겐 합성과 일반 단백질의 합성 차이점은?

콜라겐도 단백질이므로 DNA의 유전 정보가 전령 RNA로 전사되어 세포 밖으로 나와 리보솜 구조체 상에서 유전 정보에 따라 전달 RNA에 결합한 아미노산이 중합반응(polymerization)으로 합성이 이루어진다.

콜라겐에 존재하는 하이드록시프롤린은 콜라겐이 유전 정보에 의해 합성된 다음 폴리펩타이드에 있는 특정 프롤린이 수산화효소에 의해 만들어진다. 우리가 섭취한 콜라겐에 존재하는 하이드록시프롤린이나 하이드록시리신은 우리 몸에 필요한 콜라겐 합성에 직접 이용되지 않는다.

대부분의 단백질은 먼저 불활성 형태의 전구체(precursor)가 유전 정보에 의해 만들어진 다음 생체내에서 활동하는 곳으로 이동하여 여러 효소의 작용을 받아 수식(modification)됨으로써 활성형으로 전환된다. 콜라겐도 먼저 유전 정보에 의해 3가닥의 폴리펩타이드 사슬이 만들어진 다음 여러 효소가 작용하여 콜라겐 섬유로 만들어져 그 기능을 수행하게 된다.

그런데 폴리펩타이드 사슬에 있는 특정 프롤린을 수산화(hydroxylation)시키는 효소(proline hydroxylase)가 활성을 나타내기 위해서는 산소, 비타민 C, 철 이온 등이 필요하다. 비타민 C가 부족하면 프롤린의 수산화가 일어나지 않아 하이드록시프롤린이 형성되지 않으므로 안정된 구조의 콜라겐이 생성되지 못해 괴혈병(scurvy)과 같은 질병이 나타날 수 있다.

콜라겐 합성 개요는?

초분자 구조를 갖는 콜라겐의 생합성에는 많은 효소와 고차구조 형성을 보조하는 단백질(molecular chaperone)이 관여하고 있다. 세포 안에서 유전자가 전사되어 번역, 변형(modification), 접힘뿐만 아니라 세포 밖에서의 진행(processing)과 성숙 단계에 이르기까지 콜라겐은 상당히 복잡한 과정을 거치면서 특이한 구조를 형성한다. 탄성과 강도가 강한 구조를 갖기 위해 다른 생체 고분자에 비해 대사 회전 속도가 상당히 느리지만 구조 내의 가교는 쉽게 축적한다.

콜라겐의 생합성은 콜라겐을 구성하는 알파 사슬이 세포내의 소포체막에 결합된 리보좀에서 합성된다. 유전정보를 토대로 하여 아미노산을 결합시켜 콜라겐에 특징적인 글리신-아미노산 X-아미노산 Y(Gly-Xaa-Yaa)가 반복된 구조를 만든다. 합성된 알파 사슬은 조면 소포체(rough endoplasmic reticulum)에서 프롤린과 리신의 수산화와 당이 부가되는 변형을 받는 동시에 3가닥의 알파 사슬이 감기기 시작한다. 변형을 받은 알파사슬은 다른 사슬과 수소결합을 함으로써 자동적으로 회합하여 3중 나선구조를 형성한다. 일반 단백질은 골지체에서 수산화반응과 당 부가반응이 번역 후 변형이 일어나지만 콜라겐의 경우 조면소포체에서 끝이 난다.

합성된 콜라겐 분자는 골지체, 분비과립을 경유하여 콜라겐 전구체(procollagen)로서 세포외로 분비된다. 세포막 상에서 알파 사슬의 프로펩타이드(propeptide) 부분이 제거됨으로써 콜라겐 분자가 회합하여 원섬유로 되고, 다시 원섬유가 회합하여 섬유를 형성한다. 세포내에서 프로펩타이드를 갖게 한 것은 세포내에서 섬유화를 막는 역할을 하기 때문이다.

콜라겐은 세포밖에 존재하는 단백질이지만 세포에 의해 생성된다. 또한 세포는 몸에 불필요한 콜라겐을 분해하여 제거하기도 한다. 세포가 콜라겐을 어떻게 만들어 내는지, 특히 콜라겐에만 존재하는 특수 아미노산인 하이드록시프롤린이 어떻게 만들어지는지는 콜라겐의 생물학적 연구과제로서 오래전부터 관심의 대상이 되었다.

스타텐이라는 학자는 섭취한 콜라겐에 존재하는 하이드록시프롤린이 콜라겐 합성에 직접 이용되지 않는다는 사실을 최초로 밝혔다.[12] 일반적으로 단백질을 구성하는 아미노산은 섭취된 각각의 유리 아미노산으로부터 유래하는 것으로 알려져 있었기 때문에 하이드록시프롤린이 콜라겐 합성에 이용되지 않았다는 사실은 놀라웠다. 콜라겐에 존재하는 하이드록시프롤린은 프롤린으로부터 만들어지는데 우리가 섭취한 유리 상태의 프롤린이 수산화되어 만들어지는 것이 아니라면 도대체 어떻게 만들어지는 것일까?

그러나 후지모토(Fujimoto) 등은 하이드록시프롤린의 수산화는 분자 상태의 산소 원자를 기질에 결합시키는 것을 촉매하는 산화환원효소인, 즉 산소화효소(oxygenase) 작용에 의해서 이루어진다고 밝혔다.[13] 프롤린의 수산화에 산소가 필요하다는 사실이 밝혀지면서 미국의 유덴프렌드(Undenfriend) 등은 시험관에서 콜라겐을 합성하는 시스템을 만들어 여기서 산소를 제거하면 어떤 현상이 일어나는지를 조사한 결과, 하이드록시프롤린이 아닌 프롤린을 함유한 콜라겐 형태의 폴리펩타이드 사슬이 축적되는 사실을 알아냈다.[14] 산소를 공급해주면 폴리펩타이드 사슬에 존재하는 프롤린이 수산화되어 하이드록시프롤린이 생성되었다. 즉 프롤린의 수산화는 폴리펩타이드 사슬이 만들어진 이후 일어난다는 것이다.

현재는 폴리펩타이드 사슬에 있는 특정 프롤린을 수산화하는 효소(proline hydroxylase)가 순수한 형태로 분리되어 여러 성질과 특성이 밝혀졌다. 이 효소 반응에는 산소분자 외에 아스코르빈산(Vitamin C),

2가 철이온(Fe^{2+}), 알파-케토글루타르산이 필요하다.

이외에도 비타민 C가 콜라겐 합성에 관여하는 사실도 밝혀졌다. 비타민 C가 부족하면 프롤린 수산화가 일어나지 않아 안정한 구조의 콜라겐 분자가 생성되지 않는다. 따라서 비타민 C가 부족하면 혈관이나 피부 등의 콜라겐이 충분히 생성되지 않아 괴혈병과 같은 질병이 나타날 수 있다.

그리고 하이드록시리신도 펩타이드 사슬에 존재하는 특정 리신이 효소(lysyl hydrolase)에 의해 수산화되어 생성되는 것도 밝혀졌다.[12] 그러므로 우리가 섭취한 콜라겐에 들어있는 하이드록시프롤린이나 하이드록시리신은 생체 내에서 우리 몸에 필요한 콜라겐 합성에 직접 이용되지 않는다.

대부분의 단백질은 먼저 불활성인 전구체로 합성된 다음 활동하는 곳으로 옮겨져 변형(modification)을 받아 활성형으로 전환되어 작용한다. 콜라겐도 마찬가지로 먼저 세포의 리보솜에서 콜라겐 전구체(procollagen)로 합성된다.

콜라겐 전구체의 분자구조는 그림 13의 모식도에서와 같이 콜라겐 분자 양쪽 끝에 3중 나선을 형성하지 않은 부분이 붙어 있다. 콜라겐 전구

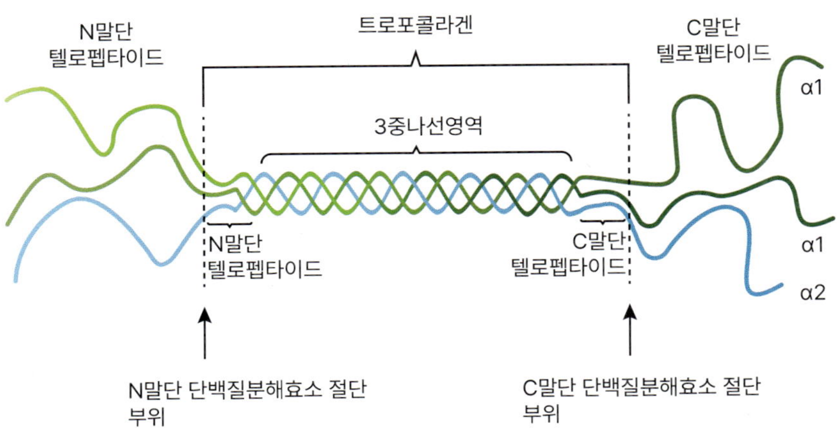

그림 13 I형 콜라겐 전구체의 분자구조

체가 세포 밖으로 분비된 직후에 머리와 꼬리 쪽에 작용하는 특이적인 단백질분해효소에 의해 불필요한 부분이 제거되면서 완전한 콜라겐 분자가 된다. 이 불필요한 부분을 제거하는 효소에 결함이 생기면 사람에게나 동물에게는 유전병이 생긴다. 예를 들어 머리 쪽(N-말단)의 불필요한 부분을 자르는 효소가 결손됨으로써 생기는 질병에는 엘러스-단로스 증후군 VII형인 사람이 있다. 콜라겐 합성과정에서 불필요한 부분이 제거되지 않으면 「4분의 1 어긋나기」 결합에 의한 회합이 잘 이루어지지 않아 약한 콜라겐 섬유가 만들어진다.[15)]

콜라겐이 잘 합성되지 않을 때 발생하는 다른 선천성 질병으로 뼈 형성 부전증(osteogenesis imperfacta)이 있다. 이 질병의 특징은 뼈가 심하게 약해지고 골절도 쉽게 일어난다. 뼈 이외에도 사지가 변형되거나 기형이 일어나기도 한다. 또 피부나 눈 공막(sclera)에 이상 증상이 나타난다. 그 원인은 I형 콜라겐의 합성에 결함이 있는 것으로 밝혀졌다.[15)]

콜라겐 전구체는 아미노 말단 측에 신호 펩타이드가 부착한 상태로 존재한다. 신호 펩타이드 배열은 대부분의 단백질에서 세포막 수송을 하는 사이에 세포막에 존재하는 펩타이드가수분해효소(peptidase)에 의해 폴리펩타이드 사슬에서 분해되어 떨어져 나간다. 세포에서 분비된 콜라겐 전구체를 아미노 말단측 텔로펩타이드 부분에 작용하는 효소(procollagen-N-peptidase)와 카복실기 말단측의 텔로펩타이드 부분에 작용하는 효소(pocollagen-C-peptidase)에 의해 3개의 폴리펩타이드 사슬로 구성된 트로포콜라겐(tropocollagen)이 된다. 이들이 집합하여 콜라겐 섬유를 형성한다. 생체에서 콜라겐은 주로 섬유처럼 회합상태로 존재한다. 콜라겐 분자의 회합 성질과 생체 내에서 여러 관련 물질의 구축 과정을 그림 14에 나타냈다.[16)]

보통 콜라겐 분자 자체에 소섬유(fibrin)로 회합하는 정보가 들어 있어 그 이상의 고차구조(섬유 또는 섬유다발)는 다른 고분자 성분, 환경, 세포에 의한 조절 및 기타 복잡한 인자들의 관여로 형성된다고 추정했으나 최근에 콜라겐의 구체적인 합성기구가 밝혀졌다.[17)]

콜라겐의 3중 나선구조(triple helical structure)는 28종류의 콜라겐

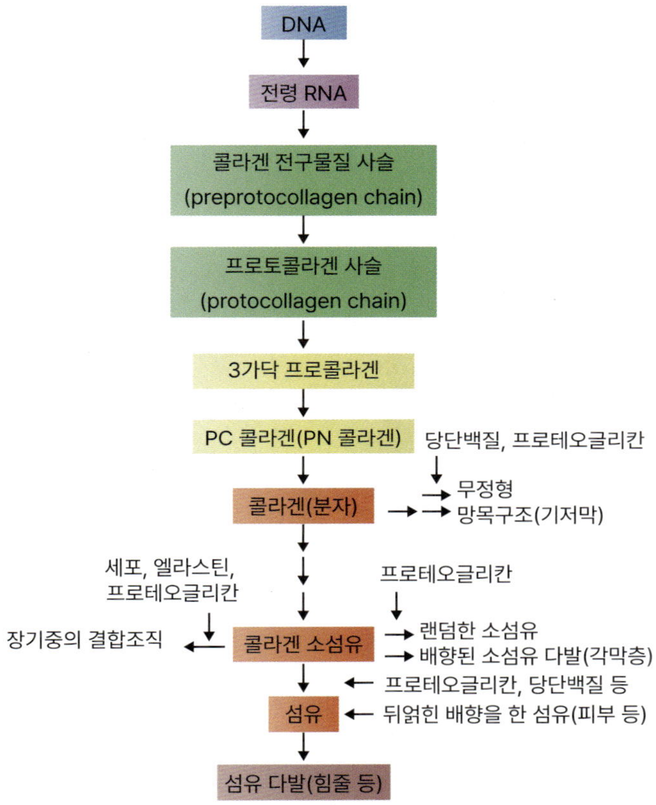

그림 14 콜라겐 구조를 주성분으로 한 관련 물질의 구축 과정

유형에서 부분적으로 존재하거나 반드시 존재하는 특징적인 구조이다. 콜라겐 분자의 대부분이 3중 나선구조를 취하는 I형 콜라겐을 중심으로 한 생합성 과정은 그림 15 및 그림 16과 같다.

I형 콜라겐은 알파-1 사슬 2가닥과 알파-2 사슬 1가닥의 콜라겐 전구체(procollagen)의 소단위체(subunit)로 합성된다. 콜라겐 전구체 알파 사슬의 양끝에는 분비 시 또는 분비 직전에 효소에 의해 절단되는 펩타이드 전구체(propeptide) 영역과 그 내측에 텔로펩타이드(telopeptide)라는 비 나선형 영역, 중앙에는 글리신-아미노산 X-아미노산 Y(Gly-Xaa-Yaa)이 반복되는 3중 나선구조 영역이 존재한다.

I형 콜라겐 분자의 경우, COL1A1 및 COL1A2라는 2종류의 유전자에서 전사되어 합성된 전령 RNA(mRNA)가 세포질에 있는 리보좀에서 번역된다. 그림 15에 번역 후 변형 및 3중 나선구조 형성과정을 나타내었다. 콜라겐 전구체의 알파 사슬은 번역과 동시에 소포체 내강에 삽입된

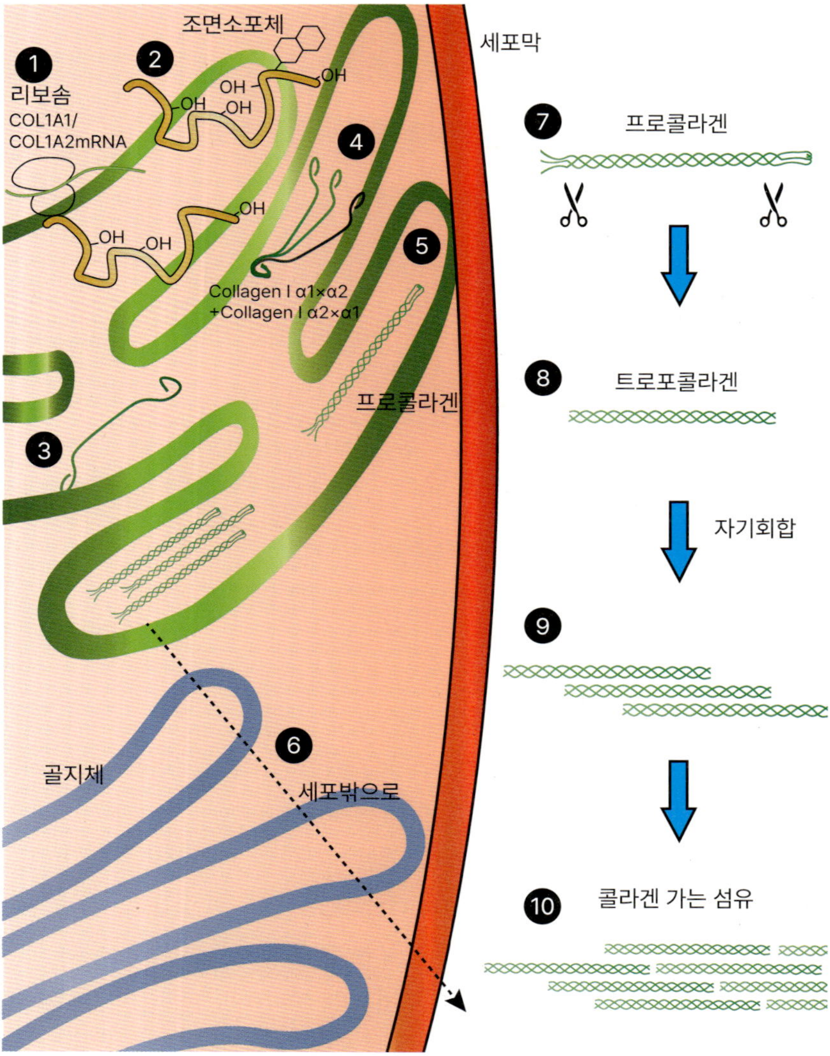

그림 15 I형 콜라겐의 세포내·외의 생합성 과정

다. 소포체내로 이동한 알파 사슬은 골지체로 수송되는 과정에서 변형 된다. 조면소포체 내강에서는 Gly-Xaa-Yaa 배열의 Yaa 위치에 있는 프롤린 잔기의 4위치의 수산화나 Xaa 위치에 있는 프롤린 잔기의 3위치

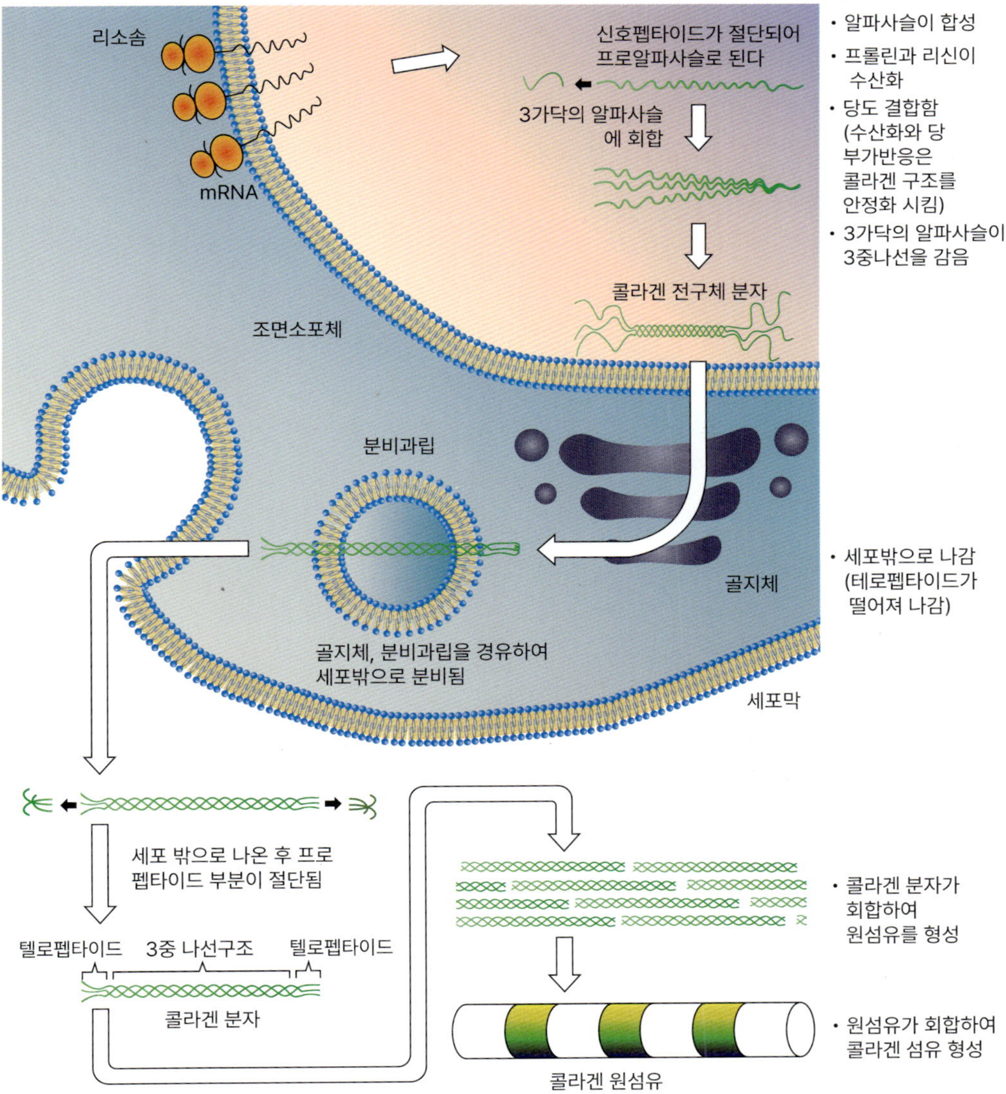

그림 16 콜라겐 생합성 경로

의 수산화, 리신 잔기의 수산화도 일어난다(①). 소포체 내강 및 골지체 내에서는 수산화에 의해 생긴 하이드록시리실 잔기에는 당사슬의 변형이 일어난다. 이어서 C말단과 N말단 프로펩타이드가 제거된다(③). 접혀진 3가닥의 폴리펩타이드 사슬은 C말단 측의 프로펩타이드 영역 사이에서 이황화결합(disulfide bond)이 형성되면서 회합한다(④). 회합부위를 기점으로하여 지퍼(zipper) 모양같은 양식으로 3중 나선구조의 콜라겐 전구체(procollagen)가 형성된다(⑤). 안정화된 콜라겐 전구체는 트랜스골지체 망상조직(transgolgi network)을 개입시켜 세포밖으로 수송된다(⑥). 또한 단백질분해효소(protease)에 의해 프로펩타이드가 절단되어 제거된다(⑦). 여기서 생긴 콜라겐 분자를 트로포콜라겐(trophocollagen)이라 한다(⑧). 트로포콜라겐끼리 자기회합을 일으킨다(⑨). 트로포콜라겐 분자사이에 효소적 가교가 형성되어 안정한 콜라겐 섬유가 만들어진다(⑩).

세포내에서 프로펩타이드가 존재하는 것은 세포내에서 섬유화를 막는 역할을 하기 때문이다. 그리고 콜라겐 분자의 텔로펩타이드 부분과 인접한 3중 나선구조 사이에 가교가 형성됨으로써 콜라겐 섬유의 구조가 안정된다. 콜라겐 섬유사이에 가교가 불충분하면 강도를 유지할 수 없다. 반면에 과도한 가교가 진행되면 섬유증이나 뼈 형성 부전증, 어떤 암의 형성과 전이에 관여하는 것으로 알려져 있다.

8 생체내에서 콜라겐 분해는 어떻게 일어나는가

알 기 쉬 운 요 약

생체내 콜라겐은 어떻게 분해되는가?

우리 몸속에 존재하는 물질은 영원히 존재하는 것이 아니라 상시 새로운 물질로 동적 교체가 이루어진다. 콜라겐도 다른 단백질에 비해 느린 속도로 교체가 이루어지는데 끊임없이 합성되는 동시에 분해도 진행된다. 성장기 어린이의 경우는 성인과 비교하면 콜라겐의 합성과 분해가 매우 활발하게 진행되고 있다. 때로는 질병으로 인해 콜라겐 분해가 매우 활발하게 일어나기도 한다.

콜라겐은 콜라겐 분해효소(collagenase)에 의해 3중 나선 구조가 풀어져 가수분해된다. 3중 나선이 붕괴된 콜라겐은 젤라틴분해효소나 일반 단백질가수분해효소(protease)가 작용하면 아미노산이나 저분자 펩타이드로 분해된다. 파골세포가 생산하는 카뎁신(cathepsin)은 골수에 존재하는 콜라겐을 분해하여 뼈의 개조(remodelling)에 관여한다.

우리 몸에는 여러 유형의 콜라겐이 존재하기 때문에 이들을 분해할 수 있는 효소도 여러 종류가 존재한다. 콜라겐을 분해하는 효소를 기질 금속단백질 분해효소(matrix metalloprotease, MMP)라고 하는데, 이 효소는 안쪽에 아연 같은 금속 성분이 들어 있어서 metallo-라는 단어가 사용되며, protease라는 단어는 단백질을 분해하는 효소를 가리킨다. 우리 몸에는 콜라겐분해효소(MMP)와 경합하여 기능을 억제하는 저해 물질이 혈액이나 조직에 존재하며, 이 저해 물질과 콜라겐분해효소간의 균형이 매우 중요하다.

암 전이가 일어날 때 암세포는 주변 조직을 침윤시켜 이동하는데 이때 콜라겐으로 이루어진 기저막을 분해하여 통과한다. 암세포는 기저막의 주성분인 IV형 콜라겐을 분해할 수 있는 MMP-2 및 MMP-9을 생산하여 기저막과 조직을 파괴하면서 전이가 진행된다. 따라서 MMP-2 및 MMP-9의 저해제가 암 전이를 막는 항암제로 활용되고 있다.

아텔로콜라겐(atelocollagen)이란?

콜라겐 섬유 양끝(N-말단과 C-말단)에 12~27개의 아미노산으로 구성된 나선이 형성되지 않은 구조로 되어 있는 텔로펩타이드(telopeptide)가 존재하는데, 이것은 각각의 종마다 다르기 때문에 면역반응을 일으키는 주 원인이 된다. 텔로펩타이드를 펩신과 같은 단백질분해효소로 분해시켜 제거된 것이 아텔로콜라겐이다.

텔로펩타이드가 존재하는 콜라겐은 면역원성이 높아 인체에 적용하면 면역반응이 발생하여 거부되거나 염증이 발생할 수 있다. 그러나 아켈로콜라겐은 면역원성이 매우 낮아 콜라겐 성질을 유지한 채로 그 기능을 약물전달이나 조직재생의 의료용 기능성 소재로 활용할 수 있다.

1981년에 아텔로콜라겐은 미국 FDA로부터 시판허가를 받아 무릎 연골을 보충하는 콜라겐으로 활용되고 있다. 미국, 일본을 비롯한 여러 국가에서 원료의약품으로 등재되어 정형외과나 신경외과에서 사용되고, 다양한 화장품 원료로도 활용되고 있다. 또한 강력한 양전하를 가지고 있어 음전하를 띠는 치료용 단백질을 전달하는데 이용되고, 유전자 치료개발에 DNA나 RNA를 전달할 수 있는 운반체로서의 활용도 검토되고 있다.

성인 몸에 존재하는 콜라겐 섬유는 다른 단백질에 비해 느린 속도로 동적 교체가 이루어진다. 즉 끊임없이 합성되는 동시에 분해도 진행되고 있다. 특히 성장이 활발한 어린이 몸속에서는 콜라겐의 합성과 분해가 매우 활발하게 진행되고 있다. 또한 특수한 질병이 걸린 경우도 콜라겐 분해가 매우 활발하게 일어난다. 예를 들어, 만성 관절 류머티즘에 걸리면 관절의 연골이나 뼈가 계속 파괴된다.

몸속에는 콜라겐(I형)을 분해하는 효소가 존재하지만, 잘 발견되지 않았다. 콜라겐의 3중 나선은 아주 특수한 구조이기 때문에 일반 단백질분해효소로는 분해되지 않는다. 다만, 콜라겐 3중 나선이 파괴된 젤라틴은 쉽게 분해될 수 있다.

콜라겐의 3중 나선 구조를 분해할 수 있는 효소가 발견된 곳은 동물의 몸이 아니라 세균이었다. 오염된 상처로 인해 발생하는 가스 괴저(gas gangrene)라는 무서운 질병을 일으키는 병원균이 콜라겐을 분해하는 효소(collagenase)를 만들어 내는 것이 밝혀졌다.[18] 이 콜라겐분해효소는 프롤린-X-Y-프롤린(X는 어떤 아미노산도 해당, Y는 글리신)이라는 아미노산 배열순서 중 X와 Y사이를 절단하였다.[18]

1960년대 초에 동물조직에서 콜라겐분해효소가 최초로 발견되었다. 올챙이의 꼬리는 개구리로 성장하면서 점점 작아지는데 올챙이의 꼬리 자체도 대부분이 콜라겐이므로 이때 콜라겐분해효소가 활발하게 작용한다. 그러나 개구리로 변하는 변태과정 중인 올챙이를 갈아 효소를 측정해도 콜라겐분해효소 활성은 전혀 나타나지 않았다. 뒤늦게 밝혀졌지만 동물조직이나 혈청에는 콜라겐분해효소의 작용을 저해하는 물질이 함유되어 있기 때문에 동물조직을 갈아서 만든 추출액에는 콜라겐분해효소가 발견되지 않았던 것이다.

그러나 글로스(Gross) 등은 올챙이의 변태 시 조직을 배양하여 배양액에 콜라겐분해효소가 존재하는 것을 발견했다. 올챙이 조직을 배양했을 때 다행히 배지에 혈청이 없어 콜라겐분해효소를 발견할 수 있었던

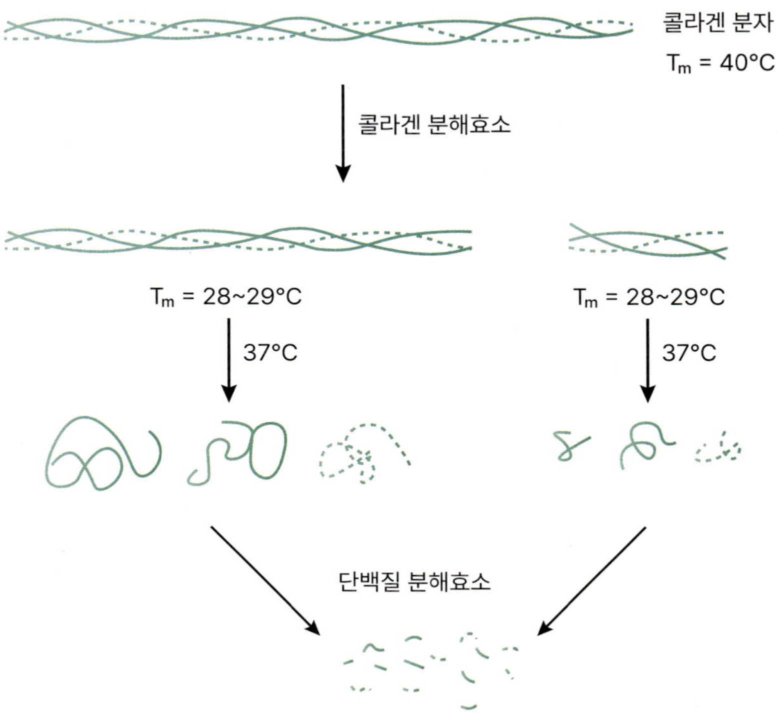

그림 17 콜라겐의 분해(T_m : 변성 온도)

것이다.[19)]

지금까지 올챙이뿐만 아니라 포유동물의 다양한 조직이나 세포에서 콜라겐분해효소가 발견되고 있다. 콜라겐분해효소는 I형 콜라겐 분자의 3중 나선 구조에 작용하여 그림 17과 같이 한 군데에서 3개의 사슬을 절단한다.

절단된 부분의 변성 온도는 원래 분자의 변성 온도보다 5℃ 정도 낮으며, 37℃에서는 금세 변성되어 3중 나선 구조가 파괴된다. 파괴된 부분은 다른 단백질 분해효소에 의해 쉽게 분해된다.

지금까지는 콜라겐의 한 종류인 I형만 발견되었을 때의 이야기이다. 콜라겐의 다양한 유형(type)이 존재하는 것이 밝혀지면서 콜라겐 분해와 관련된 내용도 다소 복잡해졌다.

앞서 기술한 콜라겐분해효소는 I형, II형, III형 콜라겐을 분해할 수 있지만, IV형이나 V형 콜라겐은 분해할 수 없다. 최근 IV형, V형, VII형 콜라겐을 분해하는 효소가 발견되었는데, 이 효소는 미변성 I형 콜라겐은 분해할 수 없지만 변성된 형태 즉 젤라틴은 잘 분해한다. 그래서 이 효소를 IV형 콜라겐분해효소 또는 젤라틴분해효소(gelatinase)라고 한다. 또한, 스트로멜리신(stromelysin)이라는 효소는 IV형, VII형, IX형 콜라겐을 분해한다.

3가지 효소의 구조를 자세히 살펴보면 아미노산 배열순서가 매우 유사하여 상동성(homology, 대응하는 부분이 형태학적으로 동일한 것)이 매우 높다. 또 이들 효소 모두가 활성중심에 아연 이온이 있다. 그러므로 이들은 하나의 과(family)에 속하는 효소로 추측된다.

MMP는 기질 금속단백질분해효소(matrix metalloprotease)의 약자로 최초 콜라겐분해효소를 MMP-1, IV형 콜라겐분해효소는 MMP-2, 스트로멜리신을 MMP-3라고 부르고 있다(그림 18). 이 효소는 안쪽에 아연같은 금속성분이 들어 있기 때문에 metallo라는 단어가 사용되며, protease라는 단어는 단백질을 분해하는 효소를 가리킨다. MMP는 정상적인 생물학적 과정인 배 발생, 착상, 기관형성, 신경 성장, 배란, 자궁 확장, 배형성, 상처치유, 혈관형성 및 세포 사멸뿐만 아니라 관절염, 암 전이, 주름 형성, 심혈관 질환, 신경성 질환, 위궤양, 만성 염증 등 다양한 병적인 과정에도 관여한다. 이들 과에 속하는 효소들이 계속 발견되어 현재 28종 이상이 밝혀졌다.[20)]

MMP는 먼저 활성이 없는 큰 분자형태인 효소 전구체가 만들어진 다음 효소 전구체에서 활성에 불필요한 부분을 제거시켜 활성화시키는 것은 플라스민(plasmin)과 같은 단백질분해효소이다. 그러므로 이 활성화에 관여하는 효소 수준이 중요하다. 한편 몸속에는 콜라겐분해효소와 결합하여 기능을 억제시키는 저해물질이 혈액이나 조직에 존재한다. 저해물질과 콜라겐 분해효소의 균형이 대사과정에서 중요하다. 예를 들어, 암 전이가 일어날 때 암세포는 주변 조직을 침윤(infiltration, 암세포 같은 유주세포가 조직내에 침입하여 경계가 고정되어 있지 않은 병소를

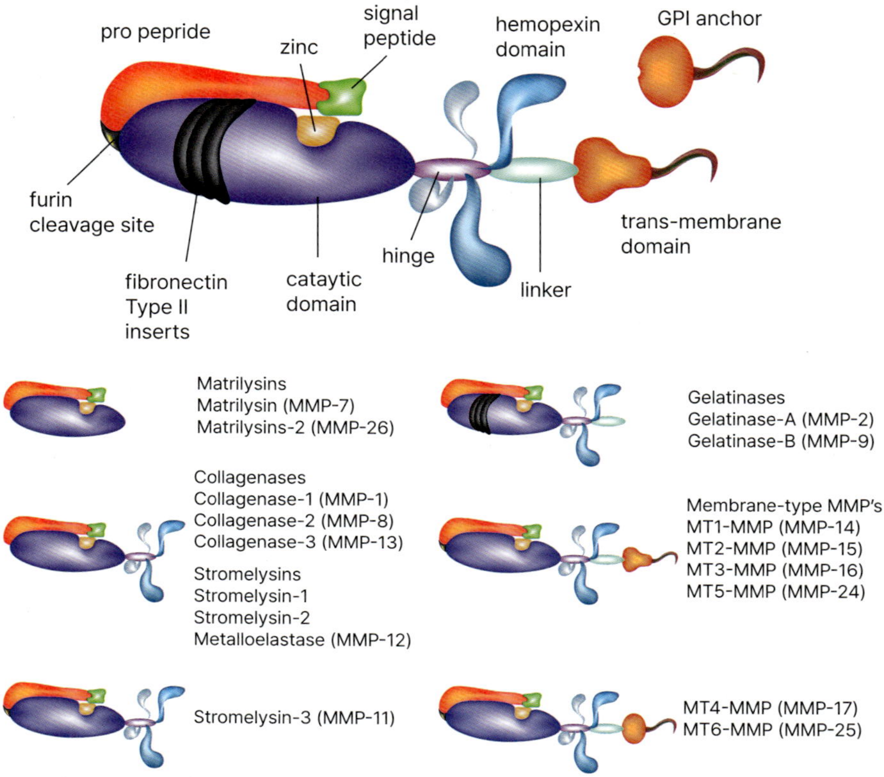

그림 18 기질 금속단백질분해효소(matrixmetalloprotease, MMP)

나타내는 병리적 현상)하여 이동한다. 암세포는 기저막을 분해하여 통과하면서 기저막의 주성분인 IV형 콜라겐을 분해하는 IV형 콜라겐분해효소인 MMP-2 및 MMP-9의 전구체를 활발하게 생산한다.

또한, 효소 전구체를 활성형으로 만들기 위해서는 플라스민이 필요한데, 이 플라스민도 원래는 활성이 없는 전구체인 플라스미노겐이라는 형태로 만들어진다. 효소 전구체를 활성형으로 전환하는 것은 플라스미노겐 활성제라는 효소다.

암세포는 플라스미노겐 활성제도 활발하게 생산한다. 더구나 암세포에서는 콜라겐분해효소인 금속단백질분해효소의 저해제 생산량이 정상 세포보다 훨씬 낮다. 이들이 통합적으로 작용하여 암세포는 기저막이나 조직을 파괴하고 전이한다.

암세포로 인해 기저막에 염증이 일어날 때도 콜라겐 분해가 일어난다. 이때는 백혈구가 가진 효소가 중요한 역할을 한다. 백혈구에는 여러 효소가 존재하는데 그중에는 I형 콜라겐을 잘 분해하는 콜라겐분해효소나 III형 콜라겐을 분해하는 효소인 엘라스틴가수분해효소(elastase)가 함유되어 있다. 예를 들어, 엄마 뱃속에서 태아를 감싸고 있는 양막(glosbe)이 파괴되는 질병이 있다. 임신 10개월이 되면 진통이 일어나고 양막이 파열되면서 아기가 태어나는게 정상인데 8개월 전에 양막이 미리 파열되는 질병이다. 이러한 조기 양막파열로 인해 산모도 아기도 감염 위험에 처하고 조산(premature birth)으로 미숙아가 태어나는 원인이 된다.

양막도 콜라겐으로 되어 있는데 주로 I형, III형, V형 콜라겐으로 구성되어 있다. 조기 양막파열이 일어난 양막을 조사해 보면 III형 콜라겐이 심하게 파괴된 것을 확인할 수 있다. 양막에 염증이 생기면 백혈구가 모여들어 엘라스틴가수분해효소를 방출시켜 양막의 III형 콜라겐을 분해하므로 양막이 약해져 조기 양막파열의 원인이 되는 것으로 밝혀졌다.[18]

세포외 기질(matrix)은 일반 생체조직의 항상성을 유지하기 위해 천천히 만들어지지만 지속적이고 활발하게 콜라겐 분해와 합성을 반복하는 대사회전(turnover)이 이루어진다. 콜라겐의 대사회전 속도는 조직의 종류에 따라 큰 차이가 난다. 사람의 연골 콜라겐의 반감기(half-life, 합성된 콜라겐이 반으로 줄어드는 시간)는 약 117년, 추간판 콜라겐은 95년, 피부 콜라겐은 15년으로 알려져 있다. 콜라겐을 분해시킬 수 있는 효소는 기질 금속단백질분해효소(matrix metalloprotease, MMP)와 파골세포가 생산하는 카뎁신 K(cathepsin K) 뿐이다. 지금까지 발견된 콜라겐 분해경로는 세포내 그리고 새포외 경로가 있다. 분해 과정은 일반 콜라겐 합성 경로의 일부인 프로펩타이드 분해와는 다르다.

세포외 콜라겐 분해는 주로 MMP와 카뎁신 K가 담당한다. MMP는 28종 이상 존재하며, MMP-1, -2, -8, -13, -14, -18, -22는 I~III형 콜라겐 분해 활성을 갖고 있다. MMP의 C말단 영역에는 기질을 인식하여 결합시키는 작용뿐만 아니라 콜라겐 구조를 풀어서 효소가 작용할 수 있는 절단 부위에 접근이 가능하게 하여 콜라겐 분해에 매우 중요하다. 11종류의 카뎁신 중에서 시스테인 단백질분해효소(cysteine protease)인 카뎁신 K는 유일하게 3중 나선구조를 가진채로 콜라겐을 분해할 수 있다.[21)]

원형질막의 유동작용에 의해 세포밖에 있는 체액이나 고체 물질을 세포 속으로 능동적으로 들어오게 하는 것을 세포내 섭취라고 한다. 집어넣는 방식이나 그 구조에 따라 세포가 막 밖에 있는 액체 성분을 유입시켜 세포 속으로 이동시키는 음세포작용(pinocytosis)과 세포가 막 밖의 고체 성분인 거대 분자를 세포 속으로 이동시키는 식작용(phagocytosis)으로 나뉜다.

식작용은 직경 500 nm 이상의 비교적 큰 입자를 표면에 있는 분자 특이적인 수용체로 인식하여 세포내로 집어넣어 분해하는 작용이다(그림 19).[22)]

콜라겐 섬유는 식작용에 의해 세포 안으로 들어간다. 세포막 상에서 인테그린(integrin)에 의해 콜라겐 섬유가 인식되어 액틴(actin) 세포 골격이 재편되면서 콜라겐의 탐식이 일어난다(①). 콜라겐의 식작용은 주로 섬유아세포에 의해 이루어진다. 섬유형성 콜라겐의 최초 단편화는 막에 결합되어 있는 MMP에 의해 일어난다. 세포밖 MMP 또는 카뎁신 K에 의한 분해로 생긴 단편은 작은 조각으로 되어 식작용과 수용체 매개 세포 내 섭취 경로를 통해 세포내로 들어가게 된다.[23)]

식작용을 통해 가용화된 콜라겐 입자는 액틴이 관여하는 세포 내 섭취 과정에서 내재화되어 콜라겐이 포함된 액포로 변환된다(②). 콜라겐 단편은 수용체 매개 엔도솜(endosome)을 통해 흡수되며, 이는 우로키나제 플라스미노겐(urokinase plasminogen) 활성화 인자 수용체 관련 단백질 복합체에 의해 이루어진다(③).[24)] 세포 내 콜라겐 분해는 항상 리소좀(lysosome)과 융합된 상태에서 일괄적으로 진행된다. 리소솜내에 존재하는 콜라겐 분해효소인 카뎁신 B, D, K, L 등의 카뎁신 과(family)가 콜라겐을 다시 작은 펩타이드로 절단한다. 생합성 과정에서 접힘현

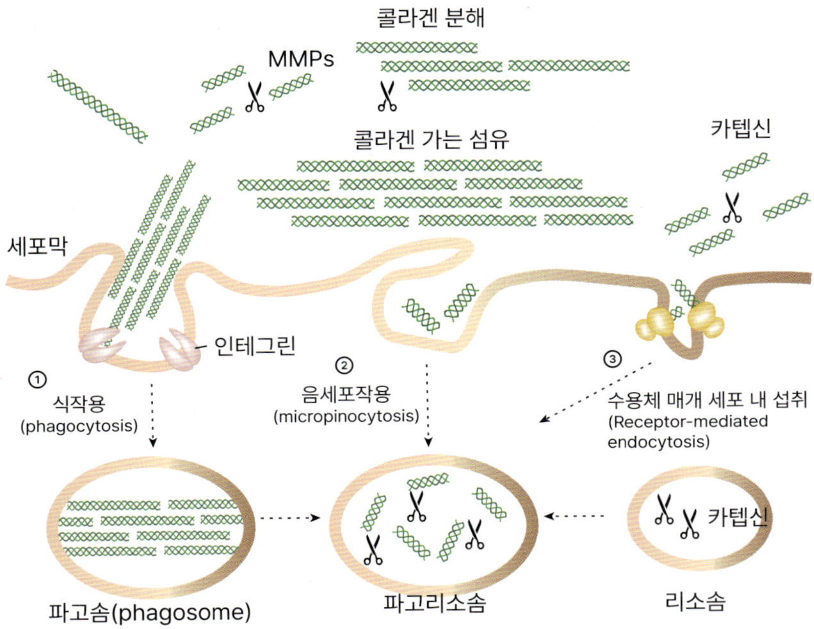

그림 19 콜라겐 분해 경로

상의 오류(misfolding)로 인하여 불량품이 형성되거나 세포 밖으로 분비하기 전에 합성된 콜라겐에 대해서도 리소솜을 개입시킨 분해경로를 통해서 분해가 이루어진다.[25)]

9 콜라겐은 세포에서 어떤 기능을 할까?

알 기 쉬운 요 약

세포에서의 콜라겐의 기능

우리 몸을 구성하는 60조 개 이상의 세포는 각각 크기와 모양이 다르며 고유의 기능을 가지고 있다. 세포에는 외부로부터 들어오는 내용물을 격리하는 경계 부위인 원형질막이 존재한다.

원형질막은 인지질 이중막, 단백질 분자, 그리고 기질로 구성되어 있으며, 이 구조는 세포의 경계를 형성함과 동시에 무기 이온과 전하나 극성을 띠는 물질의 선택적 이동을 가능하게 한다. 인지질 이중층의 소수성 내부는 대부분의 극성 물질이 자유롭게 이동하는 것을 제한하며, 단백질 채널과 수송체를 통해 필요한 물질의 이동을 조절한다.

원형질막에 의해 경계를 이룬 내부 부위를 세포질(cytoplasm)이라고 하는데 이것은 수용액 성분인 세포액(cytosole)과 특정 기능을 갖는 불용성의 다양한 부유 입자로 이루어져 있다. 우리가 섭취한 단백질이 분해되어 흡수된 아미노산도 세포질로 이동해 머물면서 단백질 합성에 이용된다.

모든 세포는 기본적으로 핵을 가지고 있는데 그곳에 DNA로 구성된 완전한 유전자 조합체인 유전체(genome)가 들어 있다. 세포와 세포 사이에는 세포외 기질(extracellular matrix)이 존재한다. 세포외 기질에는 다양한 단백질, 당, 및 기타 구성 요소로 구성된 네트워크가 형성되어 있다. 세포외 기질은 세포의 이동, 상처치유 및 분화를 포함한 다양한 세포 활용에 영향을 미친다. 세포외 기질에는 주로 구조 단백질인 콜라겐과 엘라스틴이 있으며, 비구조단백질인 피브로넥틴과 라미닌도 존재한다.

콜라겐은 체내에서 가장 풍부한 단백질로 힘줄과 피부와 같은 결합조직의 세포외 기질에 많이 축적되어 있다. 콜라겐은 세포외 기질에서 주로 구조 단백질 형태로 인장강도를 지닌 지지체 역할을 할 뿐만 아니라 접착 및 이동과 같은 세포 활동에도 관여한다.

1) 세포 지지체로서의 콜라겐[26)]

세포를 추출하여 샤레나 병에서 배양하면 세포는 샤레나 병 벽면에 붙어서 증식한다. 특수한 세포를 제외하면 세포는 일반적으로 지지체 없이는 살 수 없다.

이것을 지지체 의존성(anchorage dependence)이라 한다. 지지체로 유효한 물질에는 유리, 전하 처리된 플라스틱, 그리고 콜라겐, 피브로넥틴, 라미닌 등의 특정 단백질이 있다. 이러한 단백질들은 세포가 부착할 수 있는 표면을 제공하며, 세포의 생존, 증식, 분화에 필수적인 역할을 한다. 물론 몸속에서는 콜라겐 같은 단백질이 세포의 주된 지지체 역할을 하며, 이를 통해 세포는 조직 내에서 위치를 고정하고, 상호작용을 하며 기능을 유지한다. 이러한 지지체 의존성은 세포의 건강과 조직 형성에 중요한 영향을 미친다.

지지체의 상태는 세포 활동에 큰 영향을 준다. 예를 들면, 1960년대 초에 코니 등은 근(muscle) 형성 도중에 세포분열이 정지되어 미분화 상태로 있는 세포인 근아세포(myoblast) 여러 개가 모여 융합해서 근육의 기본단위인 근섬유를 만드는 실험을 하였는데, 닭의 발생 초기 형태인 배(embryo)에서 근아세포를 채취하여 플라스틱 용기 안에서 배양해도 잘 융합이 되지 않아 근섬유를 만들지 못했다. 그러나 근아세포를 한번 더 높은 밀도로 배양시킨 후 그 배양액을 새로운 샤레의 배지안에 넣고 근아세포를 배양했더니 근섬유의 분화가 빠르게 일어나는 것을 확인했다. 즉 배양액 속에 무엇인가가 근아세포의 분화를 촉진시킨 것이다. 그 물질이 무엇인지 조사한 결과, 배양액에 미량으로 존재하고 있는 것이 콜라겐이었다.

따라서 이들은 샤레 표면에 쥐꼬리에서 채취한 콜라겐을 코팅했더니 근아세포에서 근섬유의 분화가 쉽게 일어나는 것을 볼 수 있었다. 또한 콜라겐(I형)의 중성 용액을 37℃로 조절하면 섬유가 생기는데 농도가 높은 콜라겐 용액을 사용하면 이 섬유가 겔 상태로 굳어 버린다. 이렇게 만든 콜라겐 겔 내에서 세포를 배양하면, 콜라겐을 코팅하여 배양한 경우와는 다른 세포 양상을 보였다. 이 실험 결과는 콜라겐이 세포의 배양 환경에서 어떻게 세포의 행동에 영향을 미치는지, 그리고 콜라겐의 농도와 상태가 세포의 분화와 조직 형성에 중요한 역할을 한다는 것을 시사한다.

진피(epidermis)에 존재하는 섬유아세포(fibroblast, 섬유성 결합조직의 중요한 성분이 되는 세포)를 콜라겐 겔에서 배양하면 세포분열 속도가 아주 느려지고, 콜라겐 겔은 점점 수축한다. 이것은 콜라겐이 분해되어 생긴 것이 아니라 세포가 콜라겐 섬유를 자기 쪽으로 끌어당겨 콜라겐 밀도가 높아진 것이다. 이로 인해 섬유아세포의 모양도 매우 가늘어지고 거의 분열하지 않는다.

이 상태는 진피의 상태와 아주 유사하다. 즉 정상적인 진피의 섬유아세포는 높은 밀도의 콜라겐 섬유로 둘러싸여 아주 가느다란 모양을 하고 있고 분열도 거의 하지 않는다. 이와 같은 실험 결과는 콜라겐과의 접착 여부뿐만 아니라 접촉 지점의 수와 방향이 세포 모양이나 세포 활동에 중요한 영향을 미친다는 사실을 보여준다(그림 20)[27]

또한, 세포의 종류에 따라 미치는 영향도 다르다. 예를 들어, 상피세포(epithelial cell)를 콜라겐 겔 내에서 배양해도 앞에서 기술한 현상이 거의 일어나지 않는다. 이와 같이 여러 연구를 통해 콜라겐과 세포 사이의 관계는 아주 복잡하다는 것을 알 수 있다. 그러나 이 실험들은 몸속에서 일어나는 현상들에 비하면 아주 단순한 것이다. 왜냐하면, 몸속 콜라겐과 세포 주변에는 다른 여러 분자가 존재하며, 콜라겐과 세포 모두 각각 서로 엉켜서 존재하기 때문이다.

2) 세포밖에 존재하는 세포 기질(matrix)

세포와 세포 사이를 채워주는 물질은 콜라겐이 유일한 것은 아니다. 양적으로는 콜라겐이 제일 많지만, 이외에도 여러 종류의 고분자물질이

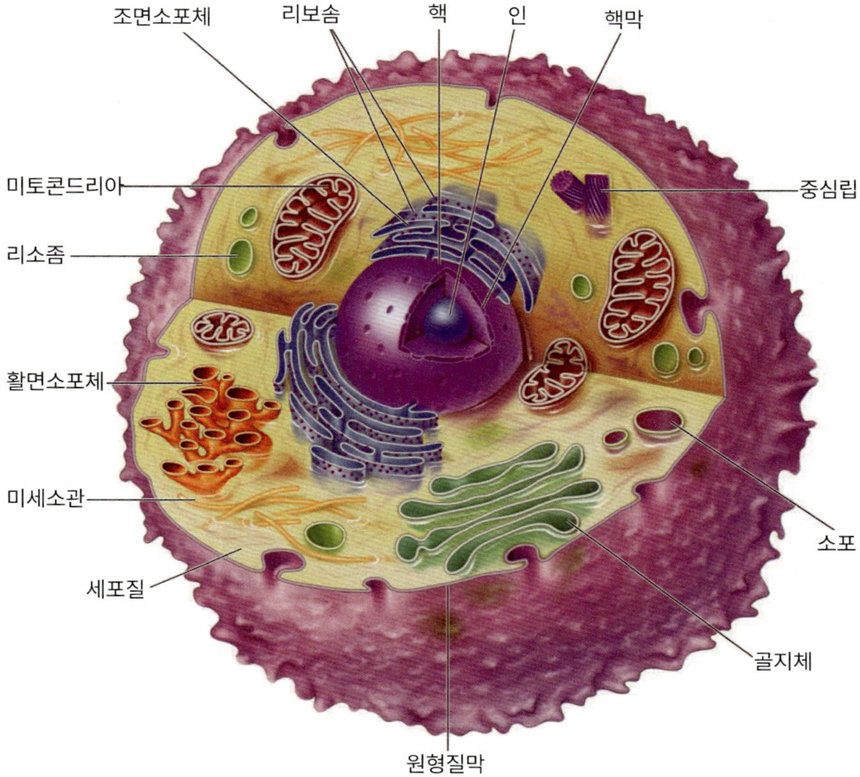

그림 20 세포의 구조

복잡한 집합체를 구성하고 있는데, 이 집합체를 세포 기질이라 한다.[26)]세포 밖의 세포 기질 성분으로는 우선 콜라겐처럼 섬유 형태의 단백질인 엘라스틴(elastin)이 있다. 엘라스틴은 고무처럼 신축하는 성질인 탄성을 가지고 있다. 실제로 인대, 대동맥 벽, 폐, 진피 등 신축성이 필요한 기관에 존재한다.

콜라겐 섬유나 엘라스틴 섬유 사이는 다당류로 채워져 있다. 이 다당류에는 글리코사미노글리칸(glycosaminoglycan) 또는 뮤코다당(mucopoly-saccharide)이 있으며, 이외에도 콘드로이틴 황산, 케라틴 황산, 데르마탄 황산(dermatan sulfate), 히알루론산(hyaluronic acid)

등 여러 종류가 있다. 대부분의 경우, 단백질과 복합체를 구성하고 있는데 이를 프로테오글리칸(proteoglycan)이라 한다.

연골에 존재하는 프로테오글리칸은 구조가 가장 잘 밝혀진 것 중 하나인데, 이것은 분자량이 20만 정도의 단백질에 분자량 0.5~2만 정도의 다당류인 콘드로이틴 황산 또는 케라틴 황산이 150개 정도가 결합된 거대한 구조체이다. 다량의 프로테오글리칸 분자가 모여 거대한 집합체를 형성한다.

프로테오글리칸의 당류는 많은 물 분자를 함유한 겔 상태로 되어 있어 물리적인 압력이나 충격을 흡수할 수 있다. 예를 들어 큰 힘이 가해지는 연골에서는 프로테오글리칸이 쿠션으로서 중요한 역할을 한다. 또한, 히알루론산은 관절의 골 액에 존재하며, 관절이 잘 움직일 수 있게 돕는 역할을 한다. 이처럼, 엘라스틴의 탄력성이나 글리코사미노글리칸이 대량의 물을 함유하는 성질은 물리적인 역할에 직접 연결되는 것으로 알려져 있다.

최근 들어, 콜라겐과 이들 성분과 세포와의 관련성에 대해 여러 가지 사실들이 밝혀졌다. 예를 들어, 글리코사미노글리칸은 세포와 직접 결합하거나 세포 증식 인자와도 결합한다. 그리고 1960년대 중반에 세포와 관련하여 주역이라 할 수 있는 일련의 단백질들이 세포외 기질 내에서도 존재하는 것이 밝혀졌다. 대표적인 것이 동물의 세포 표면, 결합조직, 혈액 등에 존재하는 세포 접착성 당단백질인 피브로넥틴(fibronectin)과 라미닌(laminin)이다.

피브로넥틴은 여러 생체 성분과 결합하는 단백질로서 여러 종류의 세포와 결합한다. 예를 들어, 유리접시(petri dish)를 피브로넥틴으로 코팅하면 세포는 달라 붙는다. 단순히 붙는 것이 아니라 달라붙어 펼쳐지는데 이를 신전이라 한다. 게다가 피브로넥틴은 콜라겐은 물론 젤라틴과도 결합한다. 이외에 글리코사미노글리칸의 한 종류인 헤파린이나 히알루론산과도 결합하기도 하며, 조건에 따라 엘라스틴과도 결합한다.

피브로넥틴은 두 개의 사슬로 구성되어 있는데 각각 사슬 안에 콜라겐과 결합하는 부위, 헤파린과 결합하는 부위. 세포와 결합하는 부위 등이 존재한다. 피브로넥틴의 세포 결합부위에는 알르기닌-글리신-아스파트산 배열(RGD배열)이 있고, 이것은 세포 접착에 중요한 기능을 한다. 전혀 관련이 없는 단백질에 유전자 조작으로 만든 RGD 배열을 삽입하면 세포 접착 활성이 나타난다. 세포 표면에는 피브로넥틴의 세포 접착 부위와 결합하는 수용체(receptor) 단백질이 있다. 이 단백질은 세포 접착에 관여하는 수용체로 막관통 당단백질인 인테그린(integrin)이라는 단백질의 한 종류이다. 인테그린은 세포막을 관통해서 존재하고 있고, 세포 밖에서 피브로넥틴과 결합하면 그 정보를 세포 안으로 전달할 수 있어 세포 모양을 변화시키는 등 세포 활동에 영향을 미친다.

피브로넥틴은 여러 형태의 콜라겐 및 세포와 결합하지만, 그 결합강도에는 차이가 있다. 이에 비해 구조막을 구성하는 주요한 당단백질인 라미닌은 콜라겐 형태나 세포 종류에 명백한 특이성을 가지고 있다. 즉, 콜라겐 중에는 오로지 IV형 콜라겐과 결합하고, 세포에서는 상피계 세포에만 친화력이 있어 결합한다. 라미닌은 3개의 사슬로 구성되어 있으며, 이들이 모여 십자가 모형을 형성하고 있다. 또한, 피브로넥틴과 마찬가지로 IV형 콜라겐과 결합하는 부위 및 세포와 결합하는 부위가 따로 존재한다.

세포 접착 부위에는 RGD 배열도 있지만, 전혀 다른 아미노산 배열도 세포 접착에 관여하고 있다. 라미닌 분자의 단백질 사슬에는 당사슬이 붙어 있는데 이 당사슬도 세포와의 결합에 관여하는 것으로 알려져 있다.

10 육상동물의 콜라겐과 어류 콜라겐과는 어떤 차이가 있는가?

알 기 쉬 운 요 약

육상 동물의 콜라겐과 어류 콜라겐과의 차이점은?

종래 콜라겐 산업에서는 소나 돼지 같은 포유류 유래의 콜라겐이 사용되었지만, 광우병을 일으키는 프리온(prion)을 위시하여 인간과 가축에 공통의 병원체 발현으로 안전하고 안심할 수 있는 콜라겐을 확보하고자 어류 콜라겐의 관심이 고조되고 있다. 이로 인해 최근 들어 어류 유래의 콜라겐이 광범위하게 사용되고 있다.

어류 콜라겐과 포유류 콜라겐의 기능성 차이는 최종적으로는 두 콜라겐의 분자 수준, 부가되는 당사슬의 종류나 양에서의 차이로 귀결될 수 있다. 어류 콜라겐은 생선의 껍질이나 비늘 등 먹지 않고 버려지는 수산가공잔사에서 추출된다.

콜라겐은 신체 중의 「세포외 기질」이라는 부분의 주요 성분이다. 많은 종류의 세포에서 세포의 생존, 분화, 기능 발현에는 세포외 기질에 접촉되는 것은 필수이다. 세포외 기질은 세포에 접착 발판을 줄 뿐만 아니라 세포밖 표면에 있는 당단백질을 개재시켜 집착하는 세포에 직접 정보를 전달하여 적극적으로 세포증식이나 기능을 제어한다. 이 같은 세포외 기질의 기능에는 포유류와 어류의 콜라겐에는 큰 차이가 없다.

콜라겐 분자는 세가닥의 폴리펩타이드 사슬이 3중 나선으로 감겨 있으며, 섬유를 형성하고 있다. 콜라겐 분자를 가열하면 어느 온도에서 3중 나선이 붕괴하여 사슬이 따로따로 흐트러져 엉키면서 젤라틴으로 된다. 이 온도를 변성 온도라고 한다. 어류 콜라겐의 변성 온도가 일반적으로 포유류에 비해 낮다. 그러므로 어류 콜라겐을 상온에서 의료용 소재로 활용하기 위해서는 변성 온도를 높이지 않으면 안된다. 이를 위해 어류 콜라겐 분자를 섬유화시켜야 한다. 섬유화로 콜라겐의 열안정성을 어느 정도 높일 수 있다.

포유류의 콜라겐의 경우, 3중 나선 중에는 알파-1 사슬 두가닥과 알파-2 사슬 한가닥으로 콜라겐 분자가 구성되어 있다. 그러나 어류 콜라겐에는 알파-3 사슬을 갖고 있고, 어종에 따라 알파-4 사슬도 존재하고 있다.

각각의 알파 사슬은 독자적인 아미노산 배열을 갖고 있으므로 알파 사슬 조성이 다르면 콜라겐 분자의 아미노산 조성도 달라 그 생화학적 성상도 변하게 된다.

생물이 발생하며 성장하는데는 조직 구축의 교환이 필수적으로 일어난다. 상처가 났을 때 콜라겐 섬유의 수복이 정상적으로 이루어지기 위해서는 흩어진 섬유가 제어되어야 한다. 이와 같이 콜라겐 섬유는 분해될 때는 분해될 수 있는 구조로 되어야 한다. 변성 온도가 높아 안전한 것은 분해 대사 조절에 문제가 될 수 있다. 실제 콜라겐분해효소의 분해로 얻어진 콜라겐 분자의 4분의 3 또는 4분의 1 크기의 단편은 원래의 콜라겐 변성 온도보다 낮아져 생체 온도에서 변성되어 젤라틴으로 되기 때문에 단백질가수분해효소에 쉽게 분해되어 제거될 수 있다.[28)]

한편 콜라겐 합성과정을 보면 체온이 펩타이드 나선의 변성 온도보다 높으면 생성된 콜라겐 펩타이드는 젤라틴 상태로 변한다. 프롤릴펩타이드 가수분해효소(prolylpeptide hydrolase)는 젤라틴 상태의 펩타이드상의 프롤린에만 작용하기 때문에 프롤린의 수산화가 체온보다 안정한 나선을 충분히 만들 때까지 작용한다. 따라서 프롤린의 수산화량은 환경에 따라 그 양이 증감하여 변성 온도가 다른 콜라겐을 만들어 낸다.[29)] 사람의 경우, 적어도 체온이 40℃인 상태에서는 콜라겐 생성이 일어나지 않는다. 이와 같이 콜라겐 생성은 환경변화에 순응하여 유전자 수준에서 조절된다. 예를 들면, 변성 온도가 아미노산 배열이 서로 다른 콜라겐 분자를 생성하는 방법이 진화과정에서 선택되어 분자 변형(modification)이라는 방법으로 조절되는 것이다.

콜라겐의 합성, 분해의 대사조절은 한정된 범위 내에서는 이루어지지만, 생체가 개체로서 환경에 단계적으로 적응하면서 살아가는데는 유전자가 직접 지배하지 않아도 해결할 수 있는 기구를 갖고 있어 분자 수준에서 반영되고 있다.[29)] 예로부터 콜라겐은 젤리같은 식품으로 이용됐던 소재다.

최근에는 건강식품. 화장품 보습제, 바이오테크놀로지 연구에 이용되는 세포 배양용 코팅제 등 그 용도가 다양하게 확대되고 있다. 또한, 콜라겐이 갖는 높은 생체 친화성과 세포 접착 증식 촉진 활성을 살려 인공 뼈를 비롯하여 재생 의료용 재료의 개발도 시도되고 있다. 이들 콜라겐을 이용하는 다양한 산업을 총칭하여 「콜라겐 산업」이라 부를 정도로 확대되고 있다.[30)]

종래 콜라겐 산업에서는 소나 돼지 등 포유류 유래의 콜라겐이 주로 사용되었지만, 광우병(소 해면상뇌증, transmissible spong: form encephalopathy)을 일으키는 프리온(prion, 동물세포 내에서 핵산이 없어도 자기 복제가 가능하고 느리게 감염하는 작은 단백질 입자)을 위시하여 인간과 가축에 공통의 병원체가 발견되면서 안전한 콜라겐을 확보하고자 어류 콜라겐에 대한 관심이 고조되고 있다.

또한 최근 연구에서 어류 콜라겐이 포유류 콜라겐보다 높은 기능성이 밝혀지면서 우수한 가치를 인정받고 있다. 어류 콜라겐과 포유류 콜라겐의 기능성 차이는 최종적으로는 두 콜라겐의 분자수준 예를 들면, 유전자의 염기배열이나 그것에 의해 결정된 아미노산 배열과 부가되는 당사슬의 종류나 양의 차이에 기인한다.[30)] 먼저 포유류와 어류 콜라겐의 분자구조와 생화학적 성질의 공통점과 차이점을 살펴보겠다.

어류 콜라겐은 생선의 껍질이나 비늘 등 먹지 않고 버려지는 수산가공 폐기물에서 추출된다. 수산가공 공장에서 원료어를 처리할 때 어피, 어두, 내장, 어뼈 등 가공 잔사가 대략 50% 정도를 차지하는데, 어류 콜라겐의 산업적 이용은 수산가공 폐기물의 유효 이용면에서 상당히 중요하다.[31)]

콜라겐은 우리들의 신체 중에서 세포외 기질이라는 부분의 주요 성분이다. 세포외 기질은 그 명칭에서 알 수 있듯이 세포나 세포 집단의 외측을 둘러싸고 있다. 많은 종류의 세포에서 세포의 생존, 분화, 기능 발현에는 세포외 기질에 필수적으로 접촉된다. 세포외 기질은 세포에 접착 발판을 제공할 뿐만 아니라 세포막 표면에 있는 인테그린(integrin, 세포 접착에 관여하는 수용체로 막관통 당단백질)을 개재시켜 접착하는 세포에 직접 정보를 전달하여 적극적으로 세포 증식이나 기능을 제어한다. 이같은 세포외 기질의 기능에 있어서는 포유류와 어류의 차이는 없다.

콜라겐은 세포 내에서 삼중나선이 감긴 형태의 분자로 구성된 후, 세포 밖으로 분리되어 자기 회합으로 섬유를 형성한다. 텔로펩타이드 부분은 섬유가 형성된 후 분자 사이의 가교결합 형성에 관여한다. 분자 사이의 가교결합은 섬유내의 분자가 흩어지는 것을 막아 콜라겐 섬유를 안정화시킨다. 콜라겐 섬유로부터 콜라겐 분자를 추출할 때는 효소를 사용하여 텔로펩타이드 부분을 분해하여 가교결합을 제거하면 추출 효율을 높일 수 있다. 삼중나선 부분은 효소분해에 강해 추출 과정에서 단백질분해효소를 사용해도 삼중나선 구조는 파괴되지 않아 콜라겐 분자만 독립적으로 추출할 수 있다. 이와 같이 텔로펩타이드 부분이 분해되어 제거된 콜라겐 분자를 아텔로콜라겐(atelocollagen)이라 부른다. 또한, 콜라겐 분자의 항원성은 주로 텔로펩타이드 부분에 존재하고 있어 삼중나선 부분으로 구성된 아텔로 콜라겐은 항원성이 상당히 낮기 때문에 인체에 무해한 의료용 소재로 활용하는 것이 가능해졌다.[32)]

추출된 콜라겐 분자는 산성 용액 중에서는 분자로서 존재하지만, 중성 용액에서는 자기 회합하여 섬유를 형성한다(그림 21). 또, 콜라겐 분자를 가열하면 특정한 온도에서 삼중나선이 붕괴되어 알파 사슬이 따로따로 흐트러지게 된다. 이 온도를 변성 온도라고 하며, 변성되어 알파 사슬들이 서로 흐트러진 것이 바로 젤라틴이다. 콜라겐이 변성하여 젤라틴이 되면 알파 사슬의 삼중나선을 구성하는 부분도 쉽게 단백질분해효소의 작용을 받아 단편화되는데, 이렇게 젤라틴이 분해된 것을 콜라겐 펩타이드라고 한다.[30)] 콜라겐 산업에서는 그 용도에 따라 콜라겐 섬유나 분자, 젤라틴, 펩타이드를 선택하여 알맞게 사용하고 있다.

위와 같은 콜라겐 분자의 기본적인 구조와 생화학적인 성질에는 포유류와 어류 사이에 큰 차이는 없지만 어류 콜라겐이 갖는 독특한 구조와 성질이 존재한다. 타가기(Takagi) 등의 연구에 의하면 연구 재료로서 금붕어와 틸라피아의 I형 콜라겐의 알파 사슬에 해당하는 유전자를 분리하여 운반체(vector)에 삽입하고 이를 숙주세포에 도입해 복제하는 기술인 상보적 DNA 클로닝(complementory DNA cloning)을 통해 얻은 아미노산 배열로부터 삼중나선을 형성하는데 관여하는 Gly-Xaa-Yaa이

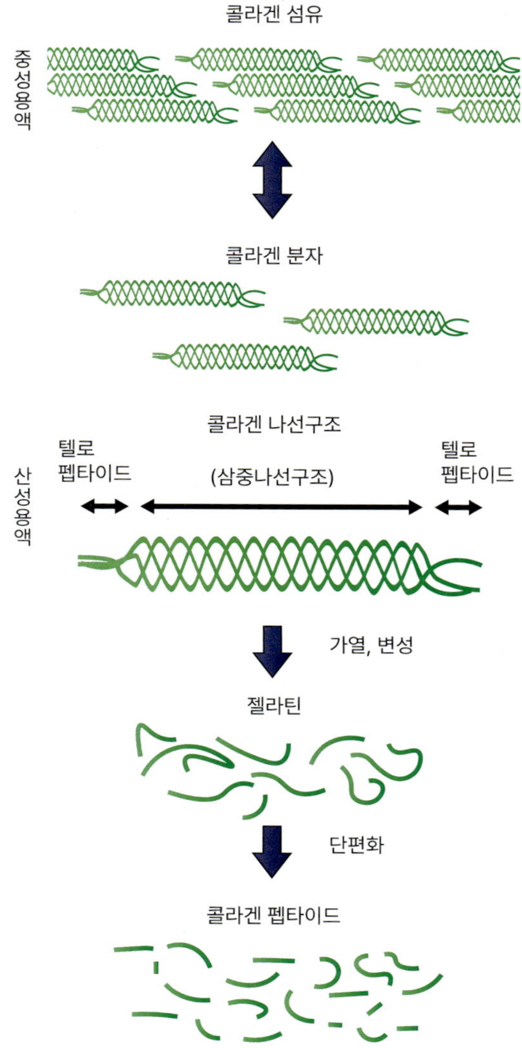

그림 21 콜라겐 섬유, 콜라겐 분자, 젤라틴, 콜라겐 펩타이드의 단계를 나타낸 모식도

반복되어 있는 배열 수, 콜라겐의 변성 온도를 올리는 Gly-Pro-Pro 배열 수, 반대로 변성 온도를 낮추는 Gly-Gly 배열 수, 그리고 콜라겐 분자 중의 인티그린이 결합한 Gly-Phe-Pro-Gly-Glu-Arg 배열 수, 젤라틴 중의 인티그린에 결합하는 Arg-Gly-Asp의 배열 수를 조사하여 그들을 데이

터 베이스상의 다른 어류 콜라겐(옥세송어, 지브라피시) 및 사람의 데이터를 비교한 결과를 **표 7**에 나타냈다.[30)]

이 표를 바탕으로 어류 콜라겐과 포유류 콜라겐의 공통점과 차이점을 살펴보면, 먼저 어류 콜라겐의 가장 큰 특징은 제3의 알파 사슬(알파-3)을 갖고 있다는 것이다.[30)] 즉, 어류 콜라겐은 포유류형 사슬(알파-1)$_2$(알파-2)$_1$에 비해(알파-1)$_1$(알파-2)$_2$(알파-3)$_1$ 등 복수의 분자종을 갖고 있는 점이 특징적이다. 각각의 알파 사슬은 독자적인 아미노산 배열을 갖고 있기 때문에 알파 사슬의 아미노산 조성이 다르면 콜라겐 분자의 아미노산 조성도 달라져 그 생화학적 성상도 변하게 될 것이다. 그렇지만

표 7 경골어류 및 사람의 콜라겐 α사슬에 있는 GXY*, GPP*, GG*, GFPGER* 및 RGD* 배열수

알파 사슬의 종류	종명	GXY	GPP	GG	GFPGER	RGD
알파-1	틸라피아	338	31	5	1	3
	금붕어	338	29	3	1	3
	지브라피시	338	31	4	1	3
	옥새송어	338	23	22	1	3
	사람	338	42	3	1	2
알파-2	틸라피아	338	23	10	0	3
	금붕어	338	23	5	0	3
	지브라피시	338	19	6	0	3
	옥새송어	338	12	27	0	3
	사람	338	26	3	0	3
알파-3	틸라피아	338	22	14	1	2
	금붕어	338	26	12	1	4
	지브라피시	338	26	12	1	4
	옥새송어	338	19	38	1	3
	사람	–	–	–	–	–

데이터베이스에 등록되어진 cDNA 염기배열에서 연역된 아미노산 배열로부터 얻어진 것을 나타냄.
*아미노산 배열은 1문자 기호로 나타내었다. GXY: Gly-Xaa-Yaa, GPP: Gly-Pro-Pro, GG: Gly-Gly, GFPGFR: Gly-Phe-Pro-Gly-Glu-Arg, RGD: Arg-Gly-Asp

콜라겐의 삼중나선을 구성하는 Gly-Xaa-Yaa 배열수가 338개라는 점은 사람을 포함한 모든 알파 사슬에서 동일하다. 이것은 삼중나선 구조에서 유래한 콜라겐 분자의 특징, 예를 들면, 콜라겐분해효소(collagenase) 이외의 효소로는 분해되지 않는 점이나 열에 의해 삼중나선 구조가 변성되어 젤라틴으로 변하는 성질 등 모든 성질이 알파 사슬 조성의 변화에 관계없이 어류나 포유류에서 변하지 않는다는 것을 나타낸다. 한편 콜라겐의 변성 온도를 높이면 어류의 글리신-프롤린-프롤린(Gly-Pro-Pro) 배열수는 포유류에 비해 적고, 변성 온도를 낮추면 글리신-글리신(Gly-Gly) 배열수는 포유류보다 어류가 많은 것으로 드러났다(**표 7**). 이것은 어류 콜라겐의 변성 온도가 일반적으로 낮은 것과 일치한다. 예를 들면, **표 7**에서 Gly-Pro-Pro 배열수가 가장 적은 옥새송어 콜라겐의 변성 온도는 22℃,[32] 배열수가 많은 틸라피아에서는 약 36℃로,[33] 모두 포유류 콜라겐의 변성 온도보다 낮다.[34] 또 옥새송어는 저온을 좋아하는 연어과 어류이며, 틸라피아(Mazambique tilapia)는 고온을 좋아하는 어류로 콜라겐의 변성온도는 그 어류의 생활에 적합한 수온과 관계가 있다.

옥새송어에서는 알파-1 사슬보다 알파-3 사슬에서 Gly-Pro-Pro 배열이 적고 Gly-Gly 배열이 많은 특징을 갖고 있어, 알파-3 사슬이 함유되면 콜라겐의 열 안정성이 저하되는 것으로 추측된다.[32] 알파-3 사슬의 이 같은 특징은 금붕어, 틸라피아, 제브라다니오(zebra fish)에서도 공통이기 때문에 알파-3 사슬이 함유되면 콜라겐의 변성 온도가 저하하는 경향은 어종을 초월하여 공통일 가능성이 크다.

세포배양 용기(well)에 돼지껍질의 콜라겐 또는 틸라피아의 비늘 콜라겐을 만들어 내는 세포를 배양하여 비교하면 돼지 콜라겐보다 틸라피아 콜라겐에서 세포 접착성이 높고 세포 증식이 더욱 강하게 활성화되는 것으로 밝혀졌다.[34] 이같은 어류 콜라겐의 높은 기능성은 어떻게 하여 나타나는 것일까. 이미 언급한 바와 같이 세포는 인티그린이라는 막단백질을 개입시켜 콜라겐을 비롯해 세포외 기질과 결합함으로써 세포외 기질에서 증식이나 분화의 지령을 받게 된다. 인티그린은 삼중나선 구조를 갖는 천연 콜라겐 분자 중에 Gly-Phe-Hyp-Gly-Glu-Arg 배열을 인식하여 그곳에 결합한다.[35] 3번째 아미노산 하이드록시프롤린은 알파 사슬이 합성된 후에 프롤린 잔기가 수산화가 일어나는데, 이 때문에 유전자상에 프롤린으로서 정보가 들어있다.

그리고 **표 7**을 참고하여 콜라겐 유전자에 Gly-Phe-Pro-Gly-Glu-Arg 배열이 몇 개가 존재하는지를 살펴보면 포유류의 경우, 그 배열이 알파-1 사슬에 하나씩 존재하기 때문에 포유류형의 콜라겐 분자(알파-1)$_2$(알파-2)$_1$에 이 배열은 두 개가 존재한다. 어류 콜라겐에서는 알파-1 사슬에 하나, 알파-3 사슬에 한 개가 존재하고 있기 때문에 포유류형의 분자나 어류에 특징적인 분자 (알파-1) (알파-2) (알파-3)에 각각 2개가 존재하여 콜라겐 한 분자 중의 배열수와 어류와 차이는 없다. 그러나 포유류의 경우, 콜라겐 분자가 중합하여 섬유를 형성한 경우에는 Gly-Phe-Hyp-Gly-Glu-Arg 배열이 대부분 섬유 내부에 위치하게 되어 외부로 노출된 인티그린과 결합할 수 있는 것은 콜라겐 분자 5분자마다 한 개밖에 없는 것으로 나타났다. 앞으로 어류의 특징적인(알파-1), (알파-2), (알파-3) 분자가 섬유를 형성할 때 특히 Gly-Phe-Hyp-Gly-Glu-Arg 배열이 어느 정도 외부로 노출되어 실제로 기능을 할지에 대하여 조사하면, 어류 콜라겐이 가진 높은 세포 접착성과 증식촉진 활성의 메커니즘도 밝혀낼 수 있을 것이다.

콜라겐이 변성되어 삼중나선 구조가 파괴될 경우, Arg-Gly-Asp 배열에도 인터그린이 결합한다. 이 때문에 사용한 콜라겐이 변성된 분자를 함유한 경우에는 콜라겐 분자 중 Arg-Gly-Asp 배열수도 세포 접착성에 관계할 것이다. **표 7**에서와 같이 Arg-Gly-Asp 배열수는 어류 콜라겐이 포유류보다 많다. 이것이 어류 콜라겐의 높은 세포 접착성이나 세포 증식 활성에 관여할 가능성이 크다.

포유류와 어류의 콜라겐 차이점을 살펴보면, 어류 콜라겐은 첫째, 진피, 부레, 근육 등의 연조직 콜라겐 섬유가 저온에서도 중성 염용액이나 묽은 산에 잘 녹기 때문에 쉽게 가용성 콜라겐을 만들 수 있다는 장점이 있다. 둘째, 어류 콜라겐은 포유류에는 없는 알파 사슬을 갖고 있기 때문에 알파 사슬의 아미노산 조성에 의해 생화학적 성질이 변화될 가능성이 있다. 셋째, 어류 콜라겐은 변성 온도가 포유류에 비해 낮기 때문에 변성 온도를 높이기 위해서는 콜라겐 분자를 섬유화시켜야 하는데, 섬유화 과정을 통해 콜라겐의 열 안정성을 어느 정도 높일 수 있다. 틸라피아의 비늘 콜라겐을 섬유화시키는 것만으로도 열 안정성 측면 면에서 사람에게 사용하는 것이 가능하다. 넷째, 세포와 콜라겐의 결합을 중개한 인티그린 결합 배열 중에서 Arg-Gly-Asp 배열수가 어류 쪽이 많은 특징을 갖고 있는데, 이 배열이 많을수록 생체 흡수성이 우수하고 조직 친화성이 높다.[30)]

따라서 어류 콜라겐은 산업적으로 이용가치가 충분하다고 할 수 있으며, 특히 의료용 콜라겐으로 개발하기 위하여 어류 콜라겐의 아미노산 배열을 밝히는 연구가 활발히 진행되어야 할 것이다.

II

콜라겐 대사와 질환

1 나이를 먹을수록 콜라겐도 변화된다

알 기 쉬 운 요 약

콜라겐의 강도는 왜 다를까?

우리 몸에 존재하는 콜라겐은 분자가 회합하여 섬유 다발을 형성하는데, 이는 섬유를 더 튼튼하게 만들기 위해 분자들 사이에 다리 결합이 형성되어 섬유가 더욱 안정화되는 방식이다.

그런데 나이가 들수록 다리 결합이 증가하여 콜라겐 분자는 오히려 단단해지는 경향이 있다. 송아지 고기는 부드럽지만 늙은 소고기는 질긴 것도 여기에 해당한다. 나이가 들수록 혈압이 조금씩 오르는 것도 혈관에 존재하는 콜라겐의 다리 결합이 증가함에 따라 혈관의 신축성이 떨어지면서 발생하는 것이다.

피부 콜라겐이나 뼈 콜라겐의 주성분은 I형 콜라겐이다. 그런데 왜 콜라겐의 강도는 서로 다를까? 그것은 다리 결합을 만드는 리신의 수산화 정도의 차이 때문이다. 뼈 콜라겐에서는 모든 리신이 거의 수산화되어 하이드록시리신으로 되어 있다. 그러나 피부에서는 리신의 수산화 정도가 낮고, 대부분 리신 자체로 존재한다. 콜라겐 분자의 머리와 꼬리 부위에 있는 3중 나선을 구성하고 있지 않은 부분인 텔로펩타이드의 리신 또는 하이드록시리신은 효소작용에 의해 알데히드가 생기는 것으로 다리결합이 형성된다. 하이드록시리신으로부터 출발하여 피리디놀린(pyridinoline)이 생기는데 리신에서는 피리디놀린이 생기지 않는다. 피리디놀린은 콜라겐 섬유의 생물학적 및 물리학적인 안정성을 얻을 수 있으며, 뼈, 연골, 치아(상아질), 아킬레스건, 혈관벽 등의 콜라겐에 존재하고 있으나 피부, 신장, 사구체 기저막, 눈 각막 등의 콜라겐에는 존재하지 않는다.

몸속에서 만들어진 대부분의 콜라겐은 시간이 지나면서 분해되기도 하고 합성도 이루어져 균형을 맞추고 있다. 그러나 노화로 인해 균형이 깨져 분해가 합성보다 많아지면 콜라겐의 감소를 야기시킨다. 노인의 주름도 콜라겐의 합성 감소로 인해 발생되기도 한다.

노화와 더불어 생기는 콜라겐의 다리 결합은 분자간에 랜덤하게 형성되며, 노화에 의한 다리 결합이 혈관을 단단하게 하고 관절을 약해지게 하며, 피부에 주름을 생성하게 하는 등 노화 현상에 관여하는 것으로 알려져 있다.

콜라겐에는 왜 다리 결합이 많이 생기는 것일까?

그것은 콜라겐이 다른 단백질에 비해 대사회전이 아주 느리기 때문이다. 단백질이 몸속에서 새것과 교체되지 않고 오랫동안 머물러 있으면 여러 화학반응을 받아 변형되어 가교가 생기는 것이다.

세포가 노화되어 활동이 저하되면 콜라겐의 대사회전 속도도 함께 저하되고, 콜라겐은 활성산소 같은 물질의 공격을 받을 기회가 더욱 많아질 것이다. 따라서 세포의 지지체로서의 성질이 나빠져 이로 인해 세포 활동도 더욱 저하될 것이다. 이러한 악순환이 사람이 노화되면서 질환도 발생하게 된다. 콜라겐의 노화를 억제함으로써 세포 노화를 지연시킬 수 있다면 노인에게 발생하는 병도 어느 정도 막을 수 있을 것이다.

1) 나이를 먹을수록 콜라겐에 가교(다리결합)가 늘어난다.[36)]

콜라겐의 중성용액을 37℃로 데우면 천연의 것과 같은 줄무늬 모양을 가진 섬유가 생성된다. 즉, 콜라겐 분자는 회합해서 섬유를 만드는 능력을 갖고 있다. 그러나 콜라겐 섬유가 몸속에서 역할을 하기 위해서는 단순히 분자가 모여 섬유를 만드는 것만으로는 충분하지 않다. 이렇게 생성된 섬유는 너무 약하기 때문이다. 그러므로 분자와 분자 사이를 연결하는 다리를 만들 필요가 있다.

다리의 중요성을 알게 된 계기는 라티리즘(lathyrism)이라는 질병이었다. 라티리즘이란 소 등의 가축이 완두콩(sweet pea)과 같은 콩과 식물의 종자를 먹으면 생기는 병이므로 콜라겐 섬유의 세기가 급격하게 저하되면서 발생한다. 특히 어린 동물에게서 증상이 더욱 심하게 나타난다. 정상적인 콜라겐 섬유에서는 분자가 단순히 모이기만 한 것이 아니라 분자와 분자 사이에 다리결합이 형성되어 섬유가 안정화되어 있는데 특히 라티리즘에 걸린 동물에서는 콜라겐에 다리결합이 놓이지 않은 것으로 밝혀졌다. 라티리즘에 걸리면 뼈에 기형이 생기거나 힘줄이 찢어지거나 대동맥에 혹이 생겨 파열되기도 한다.

1960년대 초에 콜라겐에 다리결합이 있는 화학구조가 밝혀졌다. 먼저 콜라겐에 소량이지만 알데하이드(-CHO)가 존재하는데, 이것은 I형 콜라겐 분자의 특정 부위, 즉 분자의 머리와 꼬리부분이 3중 나선을 형성하지 않는 텔로펩타이드 부분에 존재하고 있다. 이 부위는 원래 리신이나 하이드록시리신이 존재했던 곳이므로 알데하이드는 리신 또는 하이드록시리신이 변화하여 생긴 것이다. 라티리즘에 걸린 동물에서는 알데하이드가 발견되지 않았다.

리신이나 하이드록시리신을 알데하이드로 변화시키는 효소인 리실옥시다아제(lysyloxydase)가 발견되었다(그림 22). 라티리즘을 유발하는 베타-아미노프로피오니트릴(β-aminopropionitryl)은 이 리실옥시다아

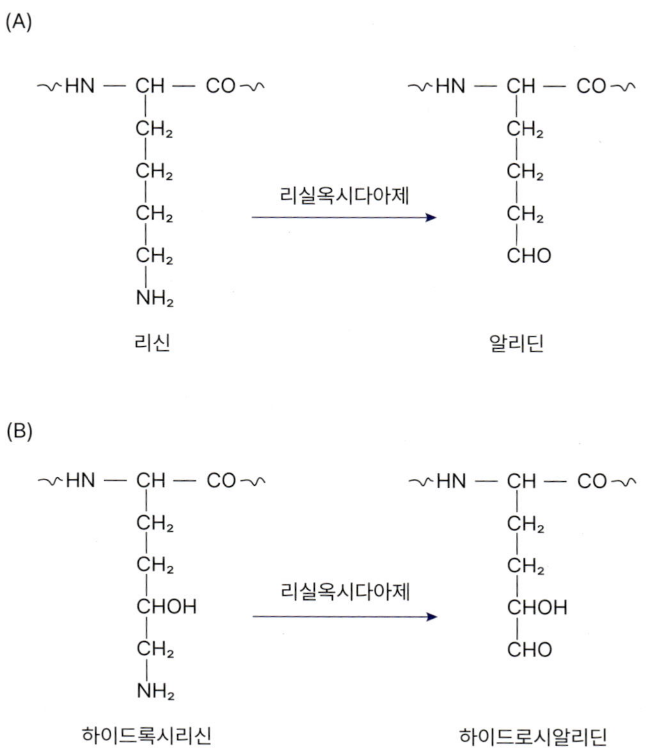

그림 22 리실옥시다아제의 반응(~ 펩타이드 사슬을 나타냄)

제의 기능을 억제하는 것으로 밝혀졌으며, 이 효소가 작용하기 위해서는 구리 이온이 필요하다. 과다한 구리 섭취는 독성이 있어 건강에 해가 되지만, 구리를 전혀 먹지 않으면 라티리즘과 유사한 질병이 걸릴 수 있다.

알데하이드기는 화학적인 반응성이 매우 활발하므로, 근접한 다른 콜라겐 분자의 리신 또는 하이드록시리신과 반응하여 두 개의 콜라겐 분자를 다리결합으로 연결한다.

알데히드가 리신에서 유래된 것인지 하이드록시리신에서 유래된 것인지 또는 알데히드와 반응하는 분자가 리신인지 하이드록시리신인지에 따라 여러 종류의 다리결합이 생긴다. 이들을 총칭해서 시프 염기

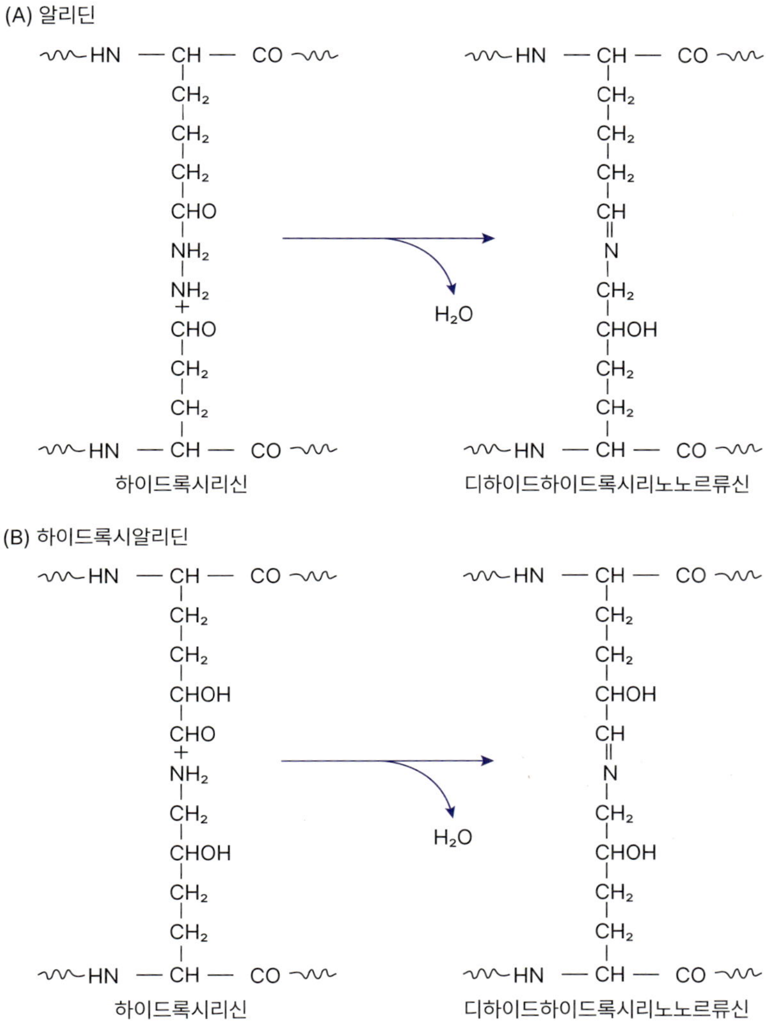

그림 23 시프 염기형 다리결합(가교)의 생성

(Schiff base, 알데히드와 제1급 아민의 탈수축합으로 생성되는 화합물) 형 다리결합이라 일컫는다(그림 23).

1970년대 초에 시프 염기형 다리결합을 형성하는 양이 동물이나 사람의 연령에 따라 어떻게 변화하는지에 관한 연구가 이루어졌는데, 시프 염기형 다리결합은 연령이 높을수록 감소하는 것으로 밝혀졌다. 즉, 출생 초기 동물의 콜라겐은 다리결합이 많이 형성되지만, 동물이 나이가 많아짐에 따라 다리결합의 양이 계속 감소하여 쥐에서는 수개월 만에, 사람에서는 10살이 될 때까지 점차 소실한다(그림 24).

그러나 시프 염기형 다리결합의 소실과 함께 콜라겐 섬유의 안정성은 오히려 향상되는 것으로 나타났다. 예를 들어, 어린 동물의 콜라겐 섬유는 초산에 잘 녹지만 나이 든 동물의 콜라겐 섬유는 쉽게 녹지 않는다. 이것은 단백질분해효소에 대한 저항성이나 장력이 나이와 함께 상승하기 때문이다.

그러므로 시프 염기형 다리결합은 미숙한 결합이며, 나이가 들수록 성숙한 결합의 형태로 변화한다고 할 수 있다. 성숙한 다리 결합의 형태를 규명하기는 쉽지 않았지만 1970년대 말에 다이자부로 등은 아킬레스건이나 뼈의 콜라겐에서 새로운 다리를 놓은 아미노산을 발견했다. 그것은 자외선을 비추면 아름다운 형광을 발하는 아미노산인 피리디놀린(pyridinoline)이다(그림 25).

쥐 연골의 콜라겐에 존재하는 피리디놀린을 조사하면 쥐의 성장과 더불어 피리디놀린 양이 상승한다. 또한, 병아리 뼈의 콜라겐 섬유를 생리

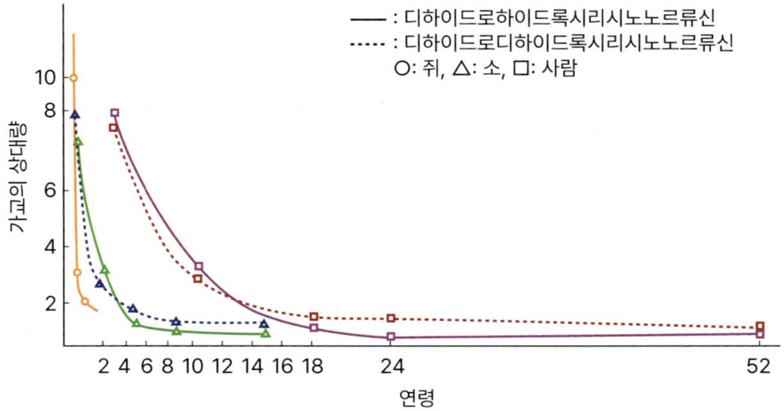

그림 24 가령에 따른 힘줄 콜라겐 중의 시프 염기형 가교량의 변화

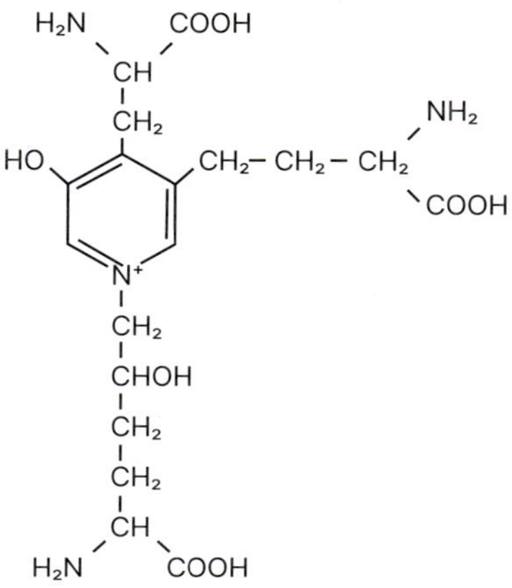

그림 25 피리디놀린의 화학구조

식염수에 넣고 37℃에서 몇 주간 보온하면 피리디놀린의 양이 증가하고 섬유는 안정화되어 단백질분해효소로 분해되기 어려워졌다. 이것은 피리디놀린이 다리결합에 관여했기 때문이다. 피리디놀린은 하이드록시리신에서 생긴 알데히드와 하이드록시리신에서 생긴 시프 염기형 가교(dehydroxy: hydroxylysinomor leucine)에 또 다른 한 분자의 알데히드가 반응해서 생긴 것이다(그림 26).

시프 염기형 가교에서 피리디놀린 양의 변화는 콜라겐 섬유가 생물학적 물리학적 안정성을 획득하는데 있어 생리적으로 중요한 과정이다.

피리디놀린은 뼈, 연골, 치아(상아질), 아킬레스건, 혈관벽 등의 콜라겐에 존재하고 있으나 피부, 신장, 사구체 기저막, 눈 각막 등의 콜라겐에는 존재하지 않는다.

특히 피부 콜라겐에는 특유의 성숙한 가교가 존재한다. 피부 콜라겐이나 뼈 콜라겐의 주성분은 모두 I형 콜라겐으로 동일하지만 리신의 수산화 정도가 다르기 때문에 다리결합의 양에는 차이가 있다. 콜라겐 분자의 머리와 꼬리 부위에 3중 나선을 구성하지 않는 부분인 텔로펩타이드의 리신 또는 하이드록시리신이 효소작용에 의해 알데히드가 생성되는 것이 다리결합 형성의 첫걸음인데, 뼈 콜라겐에서는 모든 리신이 거의

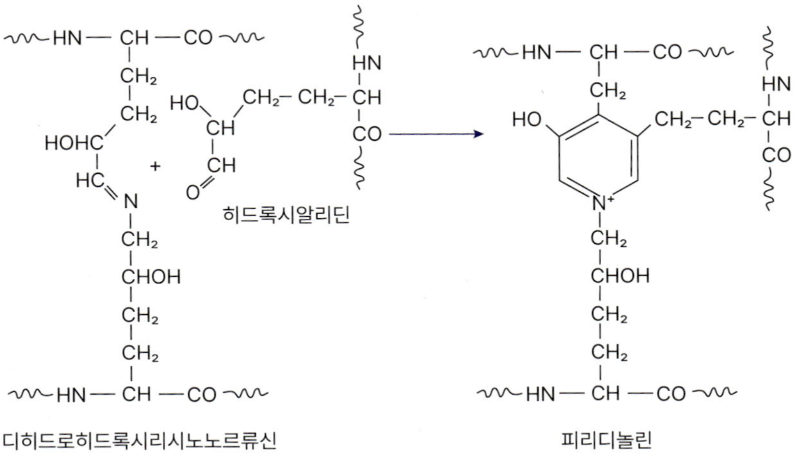

그림 26 가교결합에 의한 피리디놀린의 생성과정

수산화되어 하이드록시리신으로 변화된다. 그러나 피부에서는 리신의 수산화 정도가 낮고 대부분이 리신 자체로 존재한다. 하이드록시리신으로부터 출발하여 피리디놀린이 생성되는데 리신에서는 피리디놀린이 생성되지 않는다.

최근에 피리디놀린이 골다공증 진단에도 활용하기 시작하였다(**표 8**). 골다공증은 뼈 두께는 변하지 않는데 뼈의 양이 감소하면서 뼈 내부에 숭숭 구멍이 생겨 뼈가 약해지고 부스러지는 질병이다. 심하면 허리가 구부러지거나 키가 작아지는 원인이 된다. 우리나라 65세 이상의 사람의 약 3분의 1은 이 질병에 걸리고 전국에 108만 2,254명(2019년)으로 최근 5년간 31.4%가 늘어난 것으로 집계됐다.

뼈는 콜라겐 섬유가 중심에 있고 이것에 인산칼슘이 부착해서 구성된다. 몸속에서 뼈는 분해와 합성을 반복하는데, 정상적인 성인의 뼈는 분해와 합성이 균형을 맞추고 있지만, 균형이 깨져 분해가 합성보다 많아지면 뼈의 양이 점차 감소하여 결국 골다공증이 발생한다. 뼈가 얼마나 분해되는지를 알아내는 방법으로 소변에 들어있는 하이드록시프롤린의 양을 측정하여 확인할 수 있다. 하이드록시프롤린이 콜라겐을 표시

표 8 골다공증 정도에 따른 피리디놀린의 함량

소변	나이	소변 피리디놀린 함량 (nmol/mmol 크레아티닌)
정상(n=27)	70~90	44.5 ± 10.6
골다공증(n=20)	71~99	99.2 ± 57.0
중증의 골다공증(n=30)	69~92	172.6 ± 94.7

하는 아미노산이기 때문이다. 몸속에서 콜라겐이 분해되면 하이드록시프롤린이 소변을 통해 배출된다. 그러나 하이드록시프롤린은 몸 전체에 있는 모든 콜라겐에 존재하는 것으로 몸속에서 만들어진 대부분의 콜라겐은 시간이 지나면서 분해되기도 한다. 그러므로 소변에 들어있는 하이드록시프롤린은 조직의 콜라겐 섬유가 분해된 것도 포함된 것으로 정확한 지표가 될 수 없다.

한편, 피리디놀린은 피부 콜라겐에는 없고, 성숙한 콜라겐 섬유에만 존재하므로 합성 후에 파괴되는 콜라겐과는 무관하여 뼈의 분해 양상을 알아내는 표지물로서 여러 가지 유리한 점이 있다. 문제는 소변 속에 아주 미량으로 존재하는 피리디놀린의 수치를 정확하게 측정하는 것이다. 면역학적 측정법이 개발되어 골다공증 진단이나 치료 효과에 대한 검사에 소변 속에 있는 미량의 피리디놀린을 측정할 수 있어 활용되고 있다(그림 27).

2) 노화는 가교결합에 어떤 영향을 미치는가?

콜라겐 섬유의 항장력은 동물이나 사람의 나이와 더불어 상승하는데, 어린 시기에는 항장력의 정도에 현저한 변화가 일어나지만, 어느 정도 성숙한 후에는 거의 일정하게 유지된다.[16] 그러나 때로는 성숙한 후에도 현저한 변화가 일어나는 경우도 있다. 예를 들어 사람의 힘줄 콜라겐 섬유를 묽은 산에 담갔을 때 부피가 불어나는 팽윤성이 있다. 팽윤 정도는 젊은 사람의 콜라겐일수록 커지고 나이와 더불어 저하하지만 현저한 변

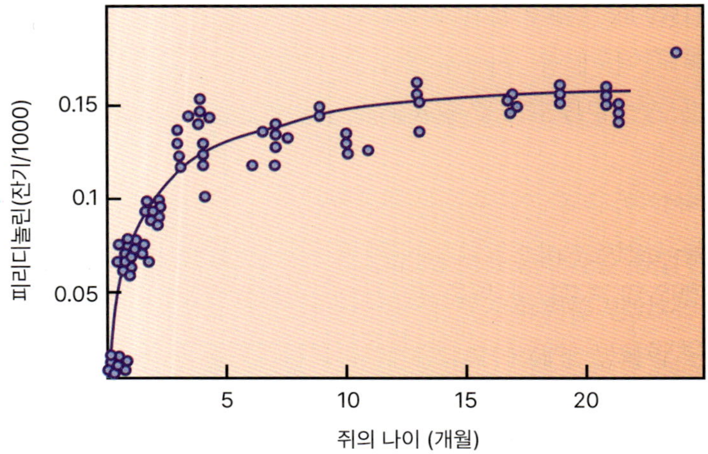

그림 27 나이(개월)에 따른 쥐 갈비연골 안의 피리디놀린량의 변화

화는 25세를 넘어가면서 일어난다. 브롬화시안(cyanogen bromide)은 폴리펩타이드 사슬에 존재하는 메티오닌이라는 아미노산 부위를 절단하는 시약이다. 콜라겐(I형) 분자를 구성하는 각각의 폴리펩타이드 사슬(알파 사슬)에 몇 개의 메티오닌이 함유되어 있는데 콜라겐 섬유를 브롬화시안으로 처리하면 분자를 구성하는 폴리펩타이드 사슬은 메티오닌이 있는 부위가 절단되어 섬유가 뿔뿔이 흩어져 녹아 버린다. 콜라겐 분자는 다리 결합으로 결합되어 있지만 다리결합 존재 부위가 특정 부위에 한정되어 있기 때문에 브롬화시안에 의한 분해에 영향을 받지 않는다. 실제로 15세의 젊은 사람의 알킬레스건 콜라겐은 브롬화시안 처리로 100%가 용해된다. 그러나 나이가 든 사람의 콜라겐을 동일하게 처리해도 완전히 녹지 않는다. 60세의 사람 콜라겐은 약 70% 그리고 79세인 사람의 콜라겐은 약 80%가 녹지 않는다(그림 28).

이러한 현상은 콜라겐 분자간의 노화와 더불어 다리결합과는 다른 가교가 있음을 의미한다. 가교가 많이 생기면 당연히 섬유는 팽윤되기 어려워지고 브롬화시안으로 메티오닌 부위를 절단해도 큰 중합체는 녹지 않는다.

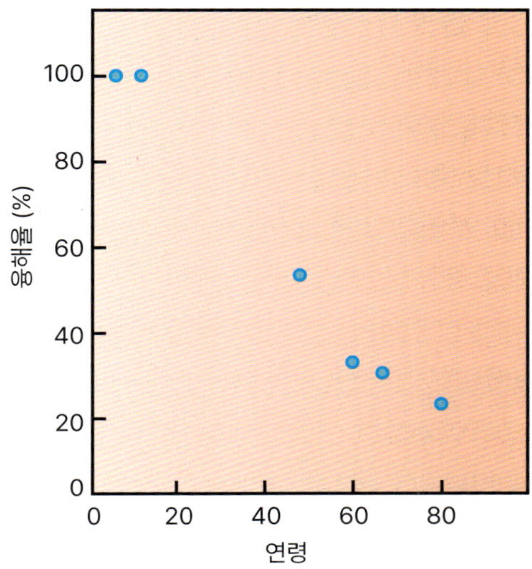

그림 28 사람 힘줄 콜라겐의 브롬화시안 용해성

노화와 더불어 생기는 콜라겐에서 다리결합은 분자간에 랜덤하게 생긴다(그림 29). 그리고 노화에 의한 다리결합이 혈관을 단단하게 만들고, 관절을 약화시키며, 피부에 주름을 생성하는 등 여러 노화현상에 관여하는 것으로 밝혀졌다.

사람이나 동물의 몸속에는 많은 종류의 단백질이 존재한다. 그러나 나이가 들면서 다리 결합이 생기는 단백질은 콜라겐 등 소수 단백질에 한정된다. 콜라겐이 다른 단백질에 비해 생체 중의 구성물질이 합성과 분해에 의해 교체되는 현상인 대사회전(metabolic turnover)이 아주 느리기 때문이다. 예를 들어 쥐의 경우, 간세포의 단백질 평균 반감기(half life, 어떤 물질이 반으로 감소하는데 소요되는 시간)는 0.9일, 신장 단백질의 반감기는 1.7일, 근육 단백질의 반감기는 10.7일이다. 이에 비해 성숙한 쥐의 조직 콜라겐 반감기는 약 300일에 이르며, 쥐 수명이 2년 정도로 짧은 것을 고려할 때 평생동안 콜라겐이 새로 교체되는 횟수는 단 2~3회에 불과하다. 사람의 콜라겐은 쥐의 콜라겐보다 반감기가 더 길다.

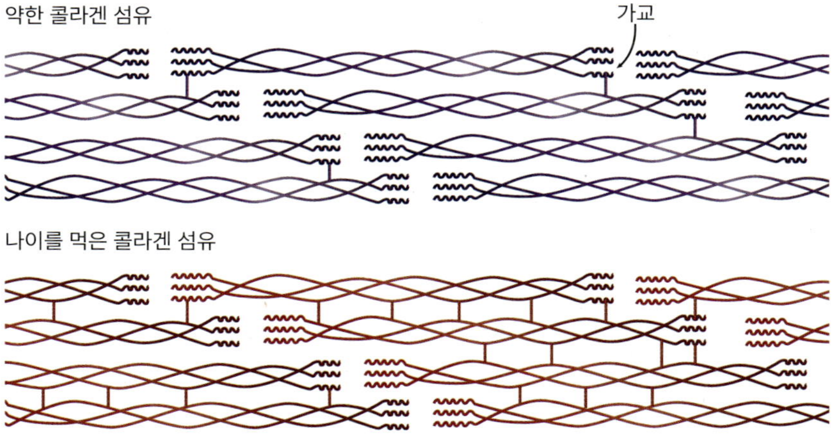

그림 29 약한 콜라겐 섬유와 나이를 먹은 콜라겐 섬유

단백질이 몸속에 오래 머무르면 여러 화학반응의 영향으로 변형되어 가교가 생긴다. 대표적인 반응 중 하나가 아미노산이나 단백질을 당과 함께 가열하면 갈색으로 변하는 마일라드 반응(Maillard reaction)이다. 주로 식품조리나 가공시에 일어나는 반응으로 식품화학 분야에서는 매우 오래전부터 연구가 진행되어 왔다. 마일라드 반응의 첫째 단계는 단백질이나 아미노산의 아미노기와 당의 알데히드기가 반응하여 시프 염기 화합물을 만들어 낸다. 이 화합물이 전위(transposition)를 일으키고 여러 반응을 거쳐 복잡한 부산물을 만들어 낸다. 생성물 중 어떤 것은 갈색의 중합물이고, 어떤 것은 형광빛을 띄며, 또 어떤 것은 폴리펩타이드 사슬간에 가교를 만들기도 한다. 이러한 마일라드 반응은 우리 몸속에서도 일어난다. 마일라드 반응물질의 화합물이 우리 몸 속 여러 단백질에 존재하며, 노화에 따라 콜라겐에서 생성되는 가교의 일부도 마일라드 반응에 의한 것임이 밝혀졌다(그림 30).

모니어(Monnier) 등은 마일라드 반응으로 생성된 가교 중 하나를 동정하여 펜토시딘(pentosidine)이라고 명명했다. 콜라겐 내의 펜토시딘 함량은 확실히 노화로 인해 증가하는 것으로 나타났다. 체액 속에 당 함

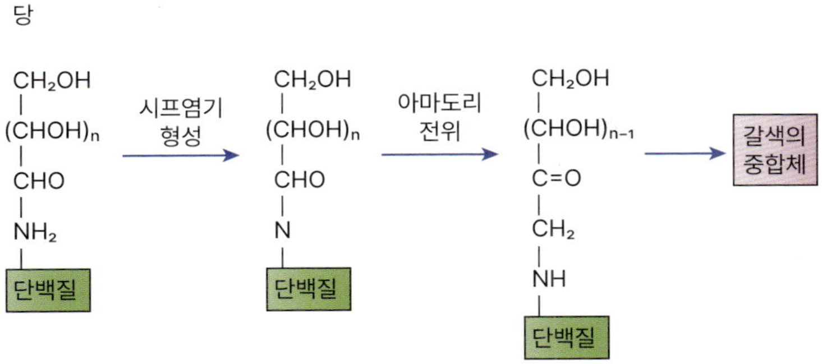

그림 30 마일라드(Maillard) 반응의 개요

량이 높은 당뇨병 환자의 콜라겐은 정상인의 콜라겐보다 펜토시딘 가교가 많아 당뇨병은 노화를 촉진하는 질병이라 할 수 있다.[37)]

마일라드 반응 외에도 콜라겐에 쓸데없는 가교를 만들어내는 반응들이 있는데, 대표적으로 활성산소가 있다. 활성산소란 과산화물과 같이 반응성이 매우 높은 산소를 가리킨다. 사람처럼 산소를 이용하여 에너지를 생산하는 생물의 몸안에서 산소가 대사과정을 거치면서 그 일부가 활성산소로 변한다. 이것이 생체에서 중요한 성분인 DNA, 단백질, 지질 등을 공격하여 생체에 상해를 입힌다. 또한, 백혈구는 몸속에 침입한 세균을 제거하기 위해 활성산소를 발생시키는데 세균을 죽이는 것과 동시에 주변 조직도 함께 손상시킨다. 이로 인해 활성산소와 염증, 발암, 노화와의 관련성이 많은 관심의 대상이 되고 있다.

후지모토(Fujimoto) 등은 활성산소 중 하나인 수산기(hydroxy radical)를 콜라겐에 작용시키면 가교가 재빨리 생성되는 것을 알아냈다.[13)] 다행히 우리 몸에는 활성산소에 대한 여러 가지 방어기구가 갖추어져 있다. 그러나 신체 곳곳에서 활성산소가 항상 발생하기에 콜라겐처럼 대사회전이 느려 몸속에 오랫동안 머무르는 단백질은 방어망이 뚫려 활성산소에 의해 서서히 공격을 받아 가교가 생기는 등 여러 가지 변화가 일어나게 된다.

3) 콜라겐과 세포의 노화

이미 언급한 바와 같이 콜라겐 섬유는 세포의 지지체로서의 기능이 있다. 마일라드 반응이나 활성산소에 의해 콜라겐이 변질되면 세포의 지지체로서의 기능에 영향을 미치며, 세포 활성에도 영향을 줄 수 있다.[37)]

노화 콜라겐 모델로 이용되는 쥐의 피부 콜라겐을 시험관 내에서 마일라드 반응을 유도시킨 것과 활성산소를 발생시켜 처리한 것을 각각 만들어 이들의 콜라겐 겔 위에 섬유아세포를 뿌려 세포 모양을 관찰한 결과, 아무것도 처리하지 않은 콜라겐 위에서는 대부분의 세포가 균일하게 펼쳐져 있으나 마일라드 반응을 일으킨 콜라겐과 활성산소로 처리한 콜라겐은 모두 지지체로서의 역할을 상실하여, 펼쳐진 세포수도 감소했다(그림 31). 또한, DNA의 합성에서도 활성산소로 처리된 콜라겐과 처리되지 않은 콜라겐의 세포에서 가교형성의 차이를 보였다(그림 32).

정상적인 세포에서는 콜라겐을 조금씩 생산하여 분비하는 것과 동시에 분해도 일어난다. 즉 다른 단백질에 비해 반응은 느리지만, 콜라겐은 계속 대사회전을 하고 있는 것이다.

나이가 들면 콜라겐에 노화가 일어나는 동시에 세포도 노화한다. 세포노화의 메커니즘과 원인은 다양하지만 분명한 점은 세포가 노화되어 활동성이 저하되면 콜라겐의 대사회전 속도도 저하된다는 것이다. 콜라겐은 마일라드 반응이나 활성산소의 공격을 받을 기회가 더욱 많아지며 세포의 지지체로서의 기능을 제대로 못하여 세포 활동도 더욱 저하된다. 이러한 악순환이 노화과정에서 일어나는 것이다(그림 33). 세포노화가 내재되어 있는 프로그램에 의해 일어난다면 노화를 늦추거나 조절하기가 어려울 것이다. 그러나 콜라겐의 노화에 기인한다면 여러 변형 반응을 억제시키는 것이 가능하다고 생각된다. 콜라겐의 노화를 억제함으로써 세포노화를 지연시킬 수 있다면 성인병과 같은 여러 질환도 예방할 수 있을 것이다.

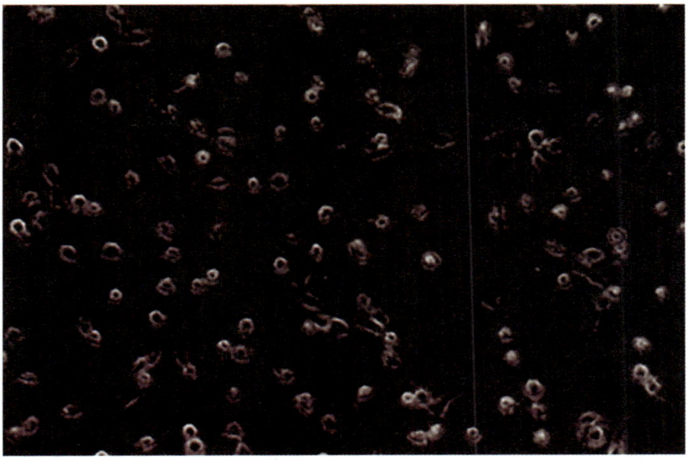

활성산소로 가교결합이 형성된 콜라겐

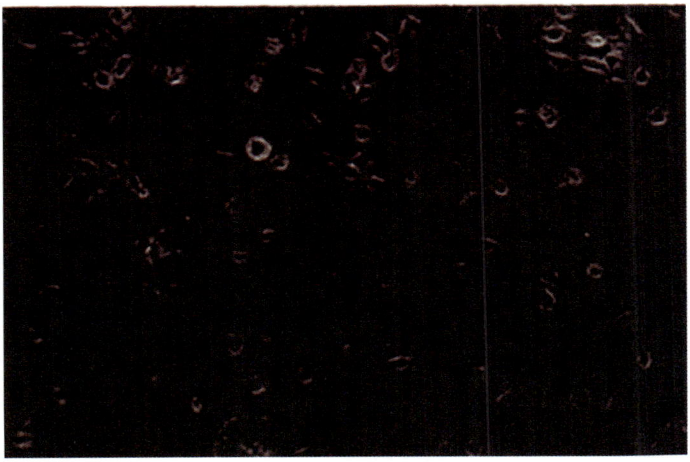

무처리 콜라겐

그림 31 섬유아세포의 콜라겐에 접착(2시간 후)

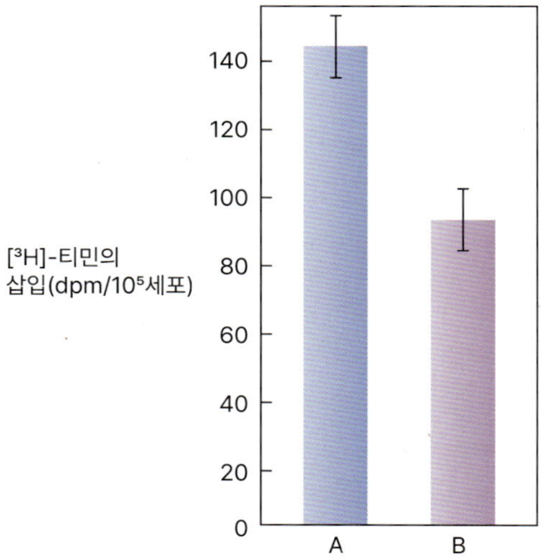

그림 32 콜라겐상에서 섬유아세포에 의한 DNA 합성
A: 무처리 콜라겐 B: 활성산소로 가교결합이 형성된 콜라겐

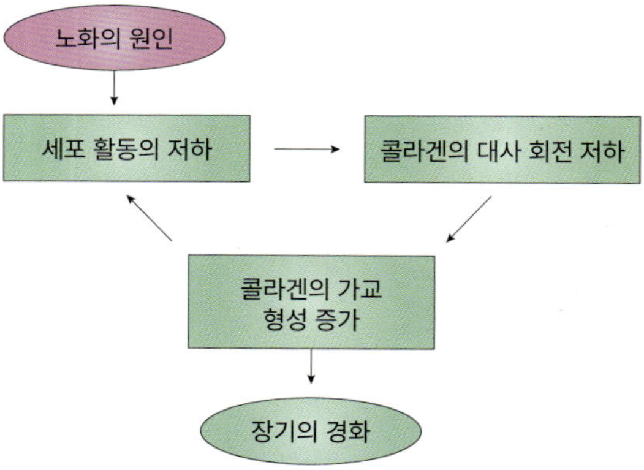

그림 33 콜라겐의 노화와 세포노화의 악순환 가설

2 콜라겐은 왜 생체 내에서 다양한 유형(type)으로 존재하는가?

알 기 쉬 운 요 약

콜라겐은 왜 다양한 유형이 존재하는가?

콜라겐은 결합조직의 주요 성분으로 기관의 형태를 형성하고 기관의 가동성과 신전성을 부여하거나 물질의 투과성을 유지시키는 다양한 기능을 하고 있다. 이러한 다양한 기능은 한 종류의 콜라겐이 수행하기는 어려움이 있다. 생체 내에 여러 콜라겐 분자종이 존재하며 분자종의 차이로 인해 콜라겐의 각각의 특이적인 기능을 담당하고 있다.

지금까지 콜라겐의 발견 순서에 따라 피부에서 유래된 콜라겐을 I형, 연골 유래 콜라겐을 II형, 혈관벽 콜라겐을 III형, 기저막 콜라겐을 IV형, 융모막 콜라겐을 V형으로 구분하였으며, 현재까지 총 28종의 콜라겐이 존재하는 것으로 밝혀졌다.

콜라겐 섬유는 분자사이에 수소결합에 의한 자발적인 상호 작용으로 형성되어 생체내에서 세포외 기질이라는 고분자 복합체의 지지골격이 된다. 그 간격에는 프로테오글리칸이 존재하여 특이한 인장강도 같은 기계적 특성, 생화학적 기능인 세포접착, 유주분화(migration differentiation) 등 세포의 기능 조정과 세포에 영양을 공급하는 경로로서의 역할을 하고 있다.

콜라겐의 생물기능은 풍부한 곁사슬이나 특정 아미노산 배열에 의해 나타난다. 무엇보다도 프롤린과 리신은 유전 정보에 의해 폴리펩타이드 사슬이 합성된 후 효소에 의해 수산화되어 하이드록시프롤린과 하이드록시리신이 된다. 하이드록시프롤린의 수는 콜라겐 분자의 열적 안정성, 즉 열분해물인 젤라틴으로 변화시키는 변성 온도를 결정하는데 중요한 역할을 한다.

가장 널리 존재하는 콜라겐분해효소는 콜라겐분해효소 A(MMP-1)이며, 상처 치유시 만들어진다. 또 콜라겐분해효소 B(MMP-8)는 호중구 과립구라는 세포에 의해 염증 과정에서 생산된다. I형 콜라겐이 가장 많이 함유된 뼈조직에서는 콜라겐분해효소 C(MMP-13)가 뼈 재생시 만들어져 오래된 콜라겐 섬유를 제거한다.

생체내에서는 여러 가지 형태의 콜라겐이 만들어지고 이들을 분해할 수 있는 효소들도 만들어져 낡고 제거해야 할 콜라겐을 분해해 제거함으로써 생명 활동을 유지할 수 있도록 도움을 주고 있다.

콜라겐의 분자구조가 처음 밝혀진 1950년대 후반에는 하나의 분자구조만 존재한다고 알려져 있었다. 그러나 1969년에 밀러(Miller)가 닭가슴 연골에서 피부 콜라겐의 알파-1 사슬, 알파-2 사슬과는 아미노산 조성이 다른 콜라겐 분자를 발견하여 여러 유형이 존재한다는 사실을 밝혔다.[38] 그 후 발견순서에 따라 피부에서 유래된 알파-1 사슬 2개와 알파-2 사슬 1개로 구성된 콜라겐을 I형, 연골 유래의 동일한 알파-1 사슬이 3개로 된 콜라겐을 II형으로 구분하게 되었다. 이어서 III형 콜라겐과 기저막에 존재하는 IV형 콜라겐이 발견되었으며, 사람 융모막에서 V형 콜라겐이 추출되었다. 현재까지 동정된 유전적으로 다른 콜라겐 사슬은 기저막 콜라겐의 C사슬과 D사슬을 포함하여 27종류에 이른다.[39]

콜라겐은 결합조직의 주요 성분으로 기관의 형태를 형성하고 기관에 가동성과 신전성을 부여하거나 빛이나 물질의 투과성을 유지하는 등의 다양한 기능을 수행하고 있다. 이러한 콜라겐의 다양한 기능을 한 종류의 콜라겐으로 설명한다면 분자보다 섬유의 두께, 배열, 기타 성분과의 상호작용 등 고차원적 수준에서만 원인을 찾을 수 있을 것이다. 다양한 콜라겐 분자종이 존재한다는 것이 밝혀지면서 분자종의 차이로 인해 콜라겐이 여러 다른 특이적인 기능을 담당한다는 것을 알 수 있게 되었다. 이를테면 고등동물은 조직에 따라 특정한 콜라겐이 존재하는데, 초자 연골에는 II형, 뼈에는 I형, 기저막에는 기저막 특유의 콜라겐이 존재하는 것으로 알려졌다. 따라서 여러 콜라겐 분자종에 따라 화학구조 및 물리·화학적 성질에 어떤 차이가 있는지를 밝혀냄으로써 각 콜라겐의 생체 내에서의 기능 및 특이성을 이해할 수 있게 되었다.

콜라겐은 구조적 특징에 따라 크게 8가지로 분류된다. 그 중 대표적인 5가지 콜라겐의 명칭, 유형, 분자조성, 조직분포를 **표 9**에 나타냈다.[40]

① 섬유 형성(fibril-forming) 콜라겐은 모든 콜라겐에서 약 90% 정도의 차단된 3중 나선을 가진 소섬유 연합 콜라겐으로 존재한다. ② 비연속 삼중나선을 가진 원섬유가 연합된 콜라겐(fibril-associated collagens

표 9 대표적인 콜라겐 과(family)의 명칭, 유형, 분자조성 및 조직분포

명칭	유형	분자 조성(사슬)	분포 조직
섬유형성 콜라겐	I	$[\alpha1(I)]_2\alpha2(I)$	모든 결합 조직에 분포 뼈, 피부, 인대, 힘줄, 각막
	II	$[\alpha1(II)]_3$	연골, 초자체, 골수핵
	III	$[\alpha1(III)]_3$	I형과 공존함 피부, 혈관벽
	V	$\alpha1(V)\alpha2(V)\alpha3(V)$	모든 조직(폐, 간장, 회장 등)의 가는 망, 섬유, 각막
	XI	$\alpha1(XI)\alpha2(XI)\alpha3(XI)$	연골, 초자체
FACIT 콜라겐※	IX	$\alpha1(IX)\alpha2(IX)\alpha3(IX)$	초자체액
	XII	$[\alpha1(XII)]_3$	연골막, 인대, 힘줄
	XIV	$[\alpha1(XIV)]_3$	진피, 힘줄, 혈관벽, 태반, 폐, 간장
	XIX	$[\alpha1(XIX)]_3$	횡문 근육
	XX	$[\alpha1(XX)]_3$	각막 상피, 태아 피부, 흉근 연골, 힘줄
	XXI	$[\alpha1(XXI)]_3$	혈관벽
그물 조직 형성 콜라겐	VIII	$[\alpha1(VIII)]_2\alpha2(VIII)$	상피 세포, 각막 데메스막, 혈관 내피세포
	X	$[\alpha1(X)]_3$	비대 연골
마이크로섬유 콜라겐	VI	$\alpha1(VI)\alpha2(VI)\alpha3(VI)$	진피, 연골, 태반, 폐, 혈관벽, 추간판
기저막 콜라겐	IV	$[\alpha1(IV)]_2\alpha2(IV)$: $\alpha1$~6	기저막 형성

※ 비연속 삼중나선을 가진 원섬유 연합 콜라겐

with interrupted triple helices, FACIT)은 독자적으로 섬유를 형성하지 못하지만, 콜라겐 분자와 상호작용하여 콜라겐 섬유의 직경을 제어하는 역할을 담당한다. ③ 그물 조직 형성 콜라겐은 육방(hexagonal) 네트워크를 형성한다. ④ 마이크로섬유 콜라겐은 이황화물 다리(disulfide bridge)에 의해 다른 콜라겐과 염주 상의 네트워크를 형성하는 역할을 한다. 이외에도 ⑤ 기저막 콜라겐 ⑥ 막 관통 콜라겐 ⑦ 진피층 연결 콜라겐 ⑧ 기타 복합(multiplexins) 콜라겐이 존재한다. 특히 기저막 콜라

겐은 최근 세포의 접착에 있어서 중요한 역할을 한다고 알려져 있다.

콜라겐 섬유는 분자간 수소결합에 의한 자발적인 상호작용(자기 조직화)으로 형성되어 생체 내에서 세포외 기질이라는 고분자 복합체의 지지골격이 된다. 그 간격에는 프로테오글리칸(proteoglycan)이 존재하여 꼬임의 안정성과 인장강도 같은 특이한 기계적 특성, 생화학적 기능인 세포 접착, 유주 분화 등 세포의 기능을 조정하고 영양을 공급하는 경로로서 역할을 하고 있다.

콜라겐의 생물 기능은 풍부한 곁사슬이나 특정 아미노산 배열에 의존한다. 무엇보다도 프롤린과 리신은 콜라겐 합성 시 번역 후 효소작용을 받아 수산화된다. 하이드록시프롤린의 양은 콜라겐 분자의 열적 안정성, 즉 열분해물인 젤라틴으로 변하는 변성 온도를 결정한다. 또 히드록시리신은 당사슬의 부가 반응이 일어나기 쉽다. 한편, 세포 접착과 관련된 아미노산 배열에는 알르기닌-글리신-아스파트산(RGD) 배열이 존재하며, 이것이 세포막에 있는 인티그린 수용체와 결합하여 세포에 접착한다.[39)]

생체 내에서 콜라겐은 끊임없이 새로 생성되고 낡은 것은 파괴된다. 이것은 조직 재생 과정에서 상당히 중요하다. 콜라겐은 펩신, 트립신, 키모트립신 같은 단백질분해효소에 대해서는 내성을 나타낸다. 그러나 오래된 콜라겐 섬유로 이루어진 조직을 재생하기 위해 세포는 여러 가지 콜라겐분해효소(MMP)를 만들어낸다. 가장 널리 존재하는 콜라겐분해효소는 콜라겐분해효소 A(collagenase A, MMP-1)이며, 상처 치유시 만들어진다. 콜라겐분해효소 B(MMP-8)는 호중구 과립구라는 세포에 의해 염증이 생기는 과정에서 생산된다. I형 콜라겐이 가장 많이 함유된 뼈 조직에서는 콜라겐분해효소 C(MMP-13)가 뼈 재생 중에 만들어져 오래된 콜라겐 섬유를 분해하여 제거한다. 생체 내에서는 여러 가지 유형의 콜라겐이 만들어지고 분해되어 생명 활동을 유지하는데 중요한 역할을 하고 있다.

현재 의료용으로 사용되고 있는 콜라겐은 I형으로 소나 돼지껍질에서 추출된 콜라겐이다. 길이 300 nm이며, 폭 1.3 nm의 봉상의 단단한 I형

표 10 의료용 재료로서 콜라겐 소재의 특징.

장 점	단 점
• 생물에서 대량 또한 고순도로 입수 가능 • 비독성, 비항원성, 생체 적합성 • 생분해성, 생체 흡수성, 지혈성 • 가교에 의한 생분해성의 제어 • 높은 유연성, 가공성 • 관능기를 이용한 우수한 수식성, 합성 고분자와의 적합성	• 단가가 높음 • 추출한 콜라겐의 안정성, 불순물, 친수성, 팽윤성 • 가수분해에 의한 효소 분해속도의 안정성, 까다로운 조작성(기계적 특성이 낮음) • 광우병(BSE)이나 석회화 등의 부작용

콜라겐이 가진 의료용 소재로서의 장단점을 **표 10**에 정리하였다.[41] I형 콜라겐에는 우수한 생체 적합성이나 생물 기능이 있지만 추출 후 인체 활용을 위해 재섬유화된 콜라겐 구조물은 까다로운 조작성 같은 기계적 특성이 낮은 단점이 있다.

3 콜라겐과 고혈압

알 기 쉬 운 요 약

고혈압이 왜 중요한가?

고혈압은 성인병의 대표적인 질환이자 현대인의 주요 사망원인 중 하나이다. 고혈압이 문제로 대두되는 이유는 심각한 합병증을 유발할 수 있기 때문이다. 동맥의 압력은 심장이 수축할 때마다 내뿜어지는 혈액량과 혈관에 혈압이 흐르는 것을 방해하는 소위 동맥 혈관의 저항에 비례하는데, 이에 따라 혈압이 결정된다. 흔히 성인 혈압은 심장이 수축할 때의 수축기 혈압이 120 mmHg 정도이고, 심장이 이완되었을 때의 이완기 혈압이 80 mm Hg 정도면 정상이라 할 수 있다. 일반적인 기준으로 수축기 혈압이 140 mmHg 이상이고, 이완기 혈압이 90 mmHg 이상이면 고혈압이라 정의한다.

가령과 더불어 혈관벽에서 콜라겐으로 주로 구성된 결합조직이 증가하여 혈관 강도의 증가, 탄력성 저하가 유발된다.

대동맥, 뇌저동맥, 관상동맥 등에 죽상동맥경화증(atherosclerosis)이 합병되면 이들 혈관벽의 가령 현상이 증강된다. 한편 고혈압증은 죽상동맥경화증의 병변을 더욱 악화시킬 뿐만 아니라 전신 말초혈관에서 세포비대, 유섬유소괴사(fibrinoid necrosis) 등 병변을 일으키고 나아가서는 혈관 내강의 협착, 폐색, 혈관벽의 파탄 등에 의한 뇌졸중, 심근경색 등 전신증상을 유발한다. 고혈압증이나 죽상동맥경화증이 발증되면 최종적으로는 혈관벽에 섬유화된 콜라겐의 증가를 초래한다.

혈관벽은 활발한 대사를 하는 기관의 하나이며, 여러 가지 물리적, 화학적 요인에 의해 장해를 받으면 바로 수복기전으로서 콜라겐 섬유의 증가가 일어나고 과잉의 섬유 침착은 혈관강도의 증가와 탄력성 저하를 일으켜 동맥경화증의 증세가 나타나게 된다.

혈압강하제는 혈압상승에 관여하는 안지오텐신 전환 효소(angiotensin converting enzyme)의 저해작용을 하는 고혈압 치료제이다. 그러나 혈압강하제 중에서도 레세르핀(reserpine)은 심비대, 심장 콜라겐의 생합성을 억제한다.

심·혈관의 콜라겐 생합성은 혈압의 정도와 밀접하게 관련이 있고, 고혈압이라는 물리적 인자가 콜라겐 생합성 항진의 열쇠가 되고 있다.

혈액은 우리 몸 전체를 돌아다니며 세포와 장기에 영양분과 산소를 공급하는 역할을 한다. 그리고 심장은 혈액이 온몸에 고루 퍼질 수 있게 피를 뿜고 받아들이기를 반복한다. 온몸을 돌아다니며 산소를 소모한 묵은 피는 정맥을 타고 심장으로 들어온 후 폐로 보내져 산소를 공급받게 되며 산소를 공급받은 신선한 피는 심장을 통해 다시 온몸으로 보내지게 된다. 이것을 "혈액순환" 이라고 한다. 혈액순환이 원활하지 못하면 인체의 각 장기와 세포들은 혈액으로부터 영양분과 산소를 공급받지 못해 세포가 괴사하고 모든 장기에 문제가 발생한다.

혈관이 콜레스테롤, 칼슘 플러그로 인해 막히거나, 혈액이 당과 지방, 염증 등으로 인해 끈적해져 피가 원활히 흐르지 못하면 심장은 더 강한 압력으로 펌프질을 해 피가 전신에 돌게 만들어야 하는데 이때 혈관에 압력이 높아지는 상태를 고혈압이라 한다.

혈관이 막히는 과정을 요약하면, 활성산소, 당, 염증으로 오염된 끈적한 혈액이 혈관에 상처를 내면 이를 치유하기 위해 간에서 콜레스테롤을 만들어 보내고 콜레스테롤은 상처에 붙어 치료하게 되는데 이 과정이 계속 반복되면 콜레스테롤이 과다하게 쌓이고 거기에 칼슘까지 침착되어 혈관이 막혀 고혈압이 생긴다. 그리고 뇌혈관이 막히면 뇌경색, 터지면 뇌출혈이고, 심혈관의 일부가 막히면 협심증, 완전히 막히면 심근경색이 오게 된다. 결국 혈관이 막히는 주요 원인 중의 하나는 염증이다.

콜라겐도 고혈압에 영향을 미치는 중요한 인자인 것으로 밝혀졌다. 가령과 더불어 혈관벽에서 콜라겐으로 주로 구성된 결합조직이 증가하면 혈관 강도가 증가하고 탄력성이 저하된다. 대동맥, 뇌저 동맥(basilar artery), 관상 동맥 등에 죽상동맥 경화증이 합병되면 혈관벽의 노화 현상이 촉진된다.

고혈압은 죽상동맥경화증의 병변을 더욱 진전시켜 악화시킬 뿐만 아니라 전신 말초 혈관, 특히 미소동맥(arteriole)에 퇴행성 세포 변화, 세포 비대, 유섬유소 괴사(fibrinoid necrosis) 등 병변을 일으키고, 심하면 혈관 내강의 협착, 폐색, 혈관벽의 파탄 등에 의한 중독인 뇌졸중, 심근경색 등 전신에 걸쳐 증상이 발현한다. 고혈압증, 죽상동맥 경화증은 최종적으로는 혈관벽에 섬유화된 콜라겐의 증가를 초래한다.[42)]

혈관벽은 활발한 대사를 하는 기관 중 하나이며, 여러 물리적·화학적 요인들에 의해 장해를 받으면 기타 장기와 마찬가지로 즉각적인 수복기전으로서 콜라겐 섬유가 증가하며, 콜라겐 섬유 침착과잉은 혈관 강도의 증가, 탄력성 저하를 일으켜 동맥 경화증의 병상(병의 앓는 증세)을 유발한다.

1) 심장 및 혈관 속에서 콜라겐 생합성

사람의 본태성 고혈압 및 쥐의 자연 발증 고혈압은 발병 즉시 혈관의 기능적 수축이 일어나고 형태학적으로 심장마비와 혈관벽의 비후가 나타난다.

고혈압에서의 콜라겐 생합성 항진은 장간막(mesentery) 동맥보다 내경의 작은 소동맥, 미소동맥의 구조에 가까운 고환 동맥, 연뇌막 동맥, 뇌실질(ventricle) 내에서 채취한 미소혈관에서도 관찰되고 있다.[43)]

또한 콜라겐 생합성의 항진은 같은 혈관에서도 정맥에서는 나타나지 않고 심장, 혈관계 이외의 간, 폐, 콩팥 같은 장기에서도 보이지 않기 때문에 직접 내압이 걸리는 심장 동맥에서만 특이적으로 나타나는 대사이상으로 볼 수 있다. 그렇다면 고혈압에서 나타나는 심혈관계 콜라겐 생합성의 항진은 과연 고혈압의 원인일까? 아니면 결과일까? 해답은 아직 명확하지 않지만, 고혈압이라는 기계적 인자가 심혈관 벽에 직접 작용해서 콜라겐 생합성을 항진시키거나 심혈관 벽에서 세포의 변성이나 괴사 같은 조직장해가 일어난 후 치유과정에서 수복기전으로 콜라겐 섬유화가 일어났다고 볼 수 있다. 사실 혈관 콜라겐 생합성은 혈압의 상승이나 하강에 따라 증감하는 것으로 알려져 있다. 또한, 배양 혈관 평활근 세포를 주기적으로 신전시킴으로서 콜라겐 생합성을 항진시킬 수 있다는 보고가 있다.[44)]

고혈압에서는 심혈관계에서 세포의 비대, 증식과 함께 세포 기질 물질인 콜라겐 섬유의 과잉 침착이 가해져 심장비대를 유발한다. 한편, 혈관의 탄력성 저하와 혈관 벽 비후가 일어나서 내강이 협착되어 말초 혈관 저항을 더욱 증대시켜 고혈압을 증가시키는 방향으로 작용한다.

2) 혈압강하제의 효과

고혈압약은 심장의 활동을 더디게 하여 심장 박동을 늦추는 베타 차단제, 소변을 많이 보게 해 혈액량을 줄이기 위한 이뇨제, 혈관을 순간적으로 확장시키는 혈관 확장제 등으로 구성된다. 이러한 약은 고혈압이 발병된 원인은 그대로 두고 단지 혈압 수치만을 낮추는 기능밖에 못하기 때문에 평생 약을 먹어야 하는 것이다. 그러나 고혈압의 원인을 파악하고 그 원인을 제거할 수 있다면 혈압을 정상으로 회복시키는 것도 가능하다.

약리작용이 각각 다른 여러 혈압강하제인 레세르핀, 하이드로클로로티아지드(hydrochlorothiazide), 하이드랄라진(hydralazine), 알파-메틸도파(α-methyldopa), 펜톨라민(phentolamine), 프로프라놀롤(propranolol)을 쥐에게 투여하여 혈압상승을 억제시킨 결과, 심혈관 콜라겐 생합성의 항진이 억제되는 것을 확인하였다. 혈압강하제를 투여하지 않은 대조군에서는 혈압상승과 함께 심·혈관계에서 현저한 콜라겐 생합성의 항진이 나타났다(그림 34).[45]

여러 혈압 강하제 중에서도 특히 레세르핀이 콜라겐 생합성의 억제효과가 높았는데, 이것은 교감신경의 억제를 통한 혈압강하 이외에도 성장 호르몬인 하수체(pituitary gland, 척추동물 뇌의 기저부에서 호르몬을 분비하는 내분비선) 호르몬의 분비 억제 기구를 가동시켜 그 효과가 발휘된 것으로 생각된다. 고혈압 자연발증 쥐에 혈압 강하제를 투여한 결과, 심장비대, 심장 콜라겐 생합성이 억제되었다는 보고도 있다.[46]

포이다트(Foidart) 등은 신장 질환에 의해 일어나는 콩팥 고혈압(renal hypertension)을 앓는 쥐에게 레세르핀을 투여하여 콜라겐 생합

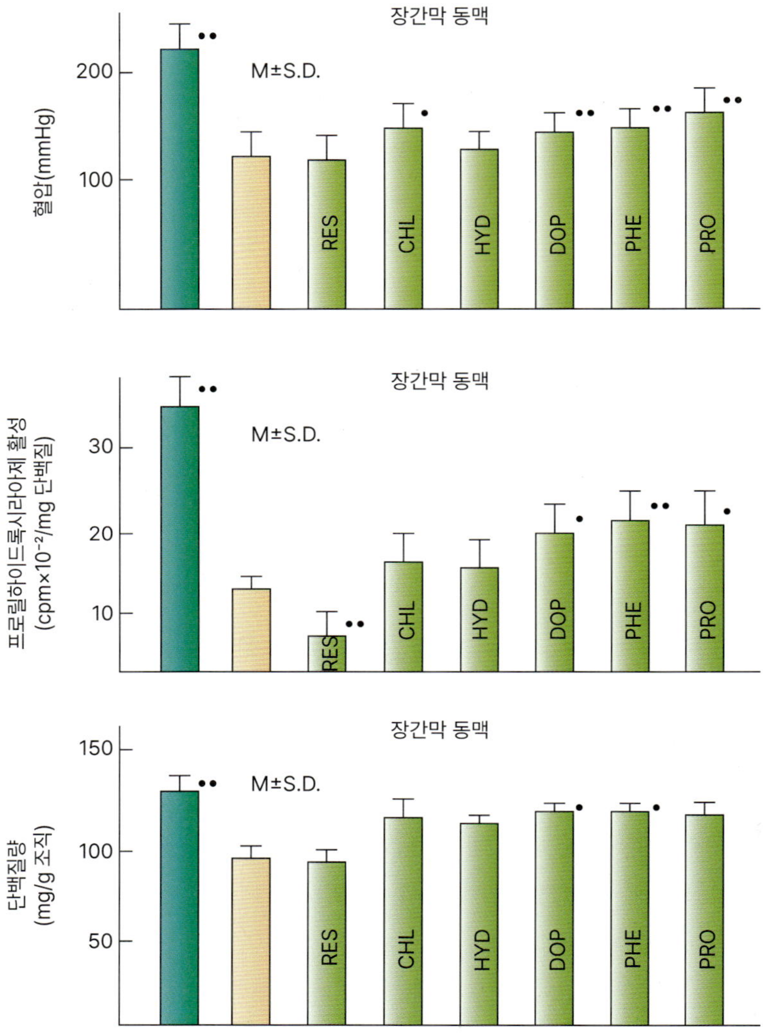

그림 34 실험 쥐에서 각종 강하제의 혈압, 혈관, 프로릴하이드록시라아제 활성 및 콜라겐 함량에 미치는 영향

성능을 측정한 결과, 콩팥 동맥 협착 후, 레세르핀 투여 개시 시점이 늦어짐에 따라 혈관벽에서 증가한 콜라겐의 양이 정상으로 돌아가기 어렵다는 사실을 확인하여 고혈압에 대한 조기 강하치료가 중요하다는 점을

강조하였다.[47)]

이상과 같이 심·혈관의 콜라겐 생합성이 혈압의 높고 낮은 정도와 밀접하게 비례하여 증감하고, 고혈압이라는 물리적 인자가 콜라겐 생합성 항진의 열쇠가 되는 점을 알 수 있다. 그러므로 혈관의 탄력성을 유지하는데는 콜라겐이 아주 중요한 역할을 하며, 콜라겐 생합성이 혈압에 영향을 미친다는 사실을 인식할 필요가 있다.

4 간 섬유화와 콜라겐은 어떤 관계가 있는가?

알 기 쉬 운 요 약

콜라겐이 간에 미치는 영향은?

간장이 건전한 상태로 유지되고 기능을 영위하기 위해서는 충분한 혈액이 공급되고 간 내에 순환이 원활히 이루어져야 한다. 특히 문맥(portal vein)은 간장에 대량의 혈액을 보내고 동시에 영양분과 산소를 공급하는 중요한 역할을 한다. 일반적으로 간장은 체내의 화학공장 겸 저장고로 비유되고 있는데 그만큼 생체에서 중요한 기능을 담당하는 것이다.

간세포는 단백질과 핵산이 다량 함유되어 있지만 단백질의 2분의 1은 간장의 기능에 관여하는 소중한 효소들이다. 간장에는 2천여 종 이상의 효소가 존재하여 간장의 다양한 기능을 수행한다. 이외에도 호르몬과 신경 조절에도 관여한다. 간장의 기능은 저장고의 기능 외에도 담즙의 생산, 해독, 배설, 순환, 혈액응고 등 매우 다양하다.

간 섬유화는 만성 간 내의 염증으로 인한 세포외 기질의 과다한 침착으로 나타난다. 모든 만성 질환은 간 섬유화를 유발하며, 그중 만성 바이러스 B형 간염과 알코올성 간질환은 대표적인 섬유화 원인으로 간주한다. 간 섬유화는 반복적이고 오래 지속되는 상해 또는 염증으로 인해 과도한 양의 반흔조직이 장기간에 축적될 때 발생한다.

간 손상이 만성적으로 반복되면 손상된 간세포는 더 이상 재생되지 못하고 점차 콜라겐과 같은 세포외 기질로 대체되면서 간 섬유화 및 간경변으로 이어지는 것이다. 원래 간은 3분의 2를 절제해도 1주일이면 원래 크기로 회복될 수 있을 정도로 간세포의 재생력이 아주 활발하다. 즉, 생체에서 방어 반응인 섬유화가 없으면 왕성한 간 재생에 의한 기능 회복이 가능하다.

사람의 간 콜라겐 함량은 정상 간에서 보통 0.5~0.7%인 것에 비해 섬유화가 진행된 간에서는 1.2~4.0%로 높게 증가한다. 간에서는 보통 I형 콜라겐 이외에 III형 및 기저막 IV형 또는 V형이 존재하는데 간경변에서는 I, III형 비율이 다르게 나타나 다소 콜라겐 형태에도 변화를 가져온다. 섬유화된 간에서는 정상 간에 비해 불용성 분획이 현저하게 높아 간 기능에 크게 악영향을 미치게 된다.

1) 간 섬유화의 특수성

간 섬유화는 정상적인 간세포가 괴사한 후 상처가 치유될 때 형성되는 새로운 조직인 반흔(cicatrix)으로 본질적으로 다른 조직의 상처 치유와 유사하다. 그러나 피부, 힘줄 또는 뼈의 상처 치유과정에서는 탄력성이 있는 딱딱한 반흔이 형성되면서 조직이 정상기능을 거의 회복하는데 반해, 간은 생리적으로 연한 혈류가 풍부한 실질(parenchyma) 장기이기 때문에 강한 반흔 형성이 오히려 정상적인 기능을 저지하여 조직을 손상시킨다.

임상적으로 대사상 다채로운 이상이 출현하는 간경변(liver cirrhosis)은 간이 섬유성으로 굳어져 실질적으로 장해를 받는 만성 질환으로 만성 간질환의 최후의 모습이다. 간세포 괴사, 상처 치유에 의한 섬유화 및 간세포 재생 과정에서 이들이 경합한 상태로 오랜 시간이 지난 후에 도달된 병태라고 할 수 있다.[48] 이 병태를 이해하기 위해서는 콜라겐 대사뿐만 아니라 간의 기능상 특수성을 살펴볼 필요가 있다.

정상적인 간은 직경 1~2 mm의 간소엽(liver acinus, 간의 기능적 단위로서 다이아몬드형 덩어리, 간샘꽈리라고도 함)으로 구성되어 있다(그림 35). 소엽중심에 중심 정맥이 있고, 소엽 주변에 문맥 가지, 간 동맥 가지, 담관 가지가 모이는 글리슨 피막(Glisson's capsule)이 있다. 간세포는 중심 정맥에서 간세포가 서로 접하여 그물 모양을 이루며, 방사상으로 뻗어있는 간세포 삭(hepatic cords) 모양으로 배열되어 있고, 간세포 삭의 지지체로서 콜라겐 섬유가 망상으로 둘러싸여 있는데 이를 격자 섬유라고 한다. 모세혈관이 모여 점차 굵은 정맥이 되고, 다시 모세혈관으로 분기된 혈관계인 문맥(portal vein)과 간동맥 가지는 소엽(leaflet) 내에서 모세관을 통해 중심 정맥에 모인다. 림프액과 담즙은 소엽중심에서 불뚝나온 가장자리인 변연(flange)으로 흘러가 글리슨 피막(glisson pellicle)에 모인다. 글리슨 피막의 막관계 주변에는 결합조직과 섬유아 세포가 있어 간섬유의 신전(dorsiflexion, 굴곡이나 구브러짐)에

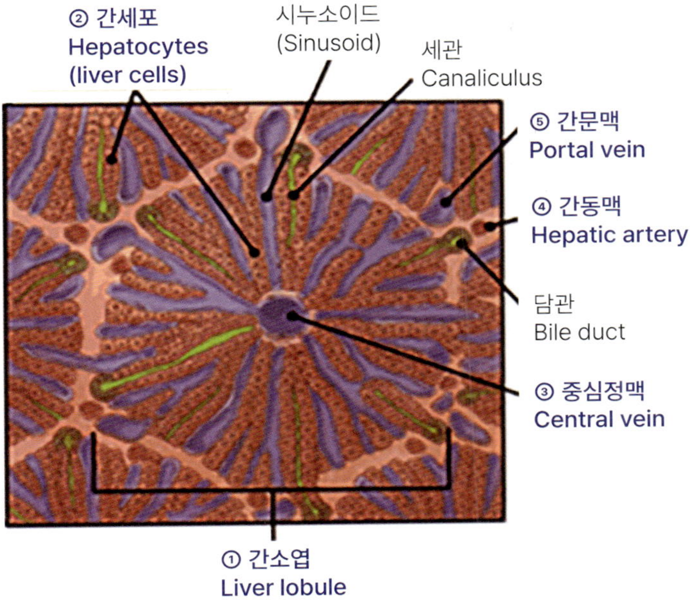

그림 35 간소엽 내의 간세포의 구조
출처: https://aftertalktalk. tistory. com /394

중요한 역할을 하고 있다.[37)]

간장은 생체의 대사 기능에 대부분 중심적인 역할을 한다. 간세포는 주변의 류동(sinusoid)에 의해 혈액에서 관류되어 있는 상태에서 체액과의 교류를 신속하게 진행한다. 또한, 장관에서의 문맥이 간에 모여 먼저 간을 통과하면서 대순환이 시작되고 이러한 조직적 특성 때문에 장관에서 흡수된 영양분의 처리, 조절, 독소의 해독이 효율적으로 진행된다. 또한, 담즙의 분비, 저장 및 십이지장으로 운반에 관여하는 기관인 담도(biliary tract)계와 함께 간장을 순환시키는 역할도 한다. 간세포의 특성은 재생력이 아주 활발하다는 것이다. 실험적으로 간은 그것의 3분의 2를 절제해도 1주일이면 원래 크기로 회복된다. 즉, 생체에서 방어 반응인 섬유화가 진행되지 않는다면 왕성한 간 재생기능에 의한 회복이 가능하다.

간 섬유화의 결과로써 출현하는 특징적인 증상은 문맥 혈류 이상에 의해 압력이 비정상적으로 증가한 문맥압 항진증(portalhypertension)이고, 비장의 종양인 비종(splenuma), 음낭의 피부 아래에 청색으로 보이는 벌레주머니 모양의 종창인 정맥류(varicocele), 일부분의 유속이 빨라져 침전효율이 낮아지는 현상인 문맥 대순환의 단락(short circuit) 등이 있다. 장관에 존재하는 독성 물질이 대순환에 들어가 생기는 증상 중 하나는 진행된 간질환에 의해 2차적으로 일어나는 상태인 간성 뇌증(hepaticencephalopathy)이다. 문맥압 항진증은 간 섬유화가 진행된 간경변뿐만 아니라 글리슨 피막에 최소한의 섬유화가 진행된 경우에도 문맥 가지가 압박되어 생기기도 한다. 고도의 섬유화가 진행될 경우에는 간실질에 유효 혈류 저하로 인해 기능장해가 생긴다.[37)]

간의 결합조직 증가는 간세포 괴사와 반흔화의 장기적인 축적에 기인한다. 단발성의 간 장해에서는 장해 정도가 심하더라도 간의 재생능력으로 자연치유되고, 대부분 섬유는 제거된다. 하지만 염증이 오래 지속되면 문제가 된다. 간염 바이러스에 대한 최근 연구에 따르면, 간 장해의 지속은 바이러스 자체의 장해 때문이 아니라 바이러스에 대한 어떤 종류의 세포성 면역과 간 세포막 항원 또는 바이러스 항원과의 반응결과로 간세포 장해가 일어난다고 한다.

바이러스에 대한 면역이 결핍되면 무증상 케리어가 되어 반응이 지속되고 바이러스가 소멸되지 않으면 만성 감염으로 이어진다. 즉 면역체계는 신체를 보호하기 위해 작동하지만 만성 감염 시 면역체계에 이상이 생겨 건강한 조직과 기관까지 공격을 받게 된다. 알콜성 간경변의 경우에도 알콜에 의해 장해를 받은 간세포 내 축적물질에 대한 면역이 관여한다. 면역반응의 극단적인 예로서 젊은 여성에게 많이 볼 수 있는 만성 간염의 일종인 루포이드 간염(lupoid hepatis) 또는 원발성 담즙성 간경변이 있다.

선천성 대사이상에 따른 간경변은 이상 대사산물의 축적으로 인한 간세포 변성의 섬유화가 그 원인으로, 철 대사 이상으로 철이 조직, 특히 간장 및 췌장에 침착하는 질환인 철분 과잉증(hemochromatosis), 간이나 뇌에 구리 농도의 상승으로 신경과 간에 손상이 생기는 구리 대사 이상증인 윌슨병(Willson's disease) 등 전형적인 간경변으로 진전된다. 특수한 예로서 선천성 간섬유증이라는 질환이 있는데, 간경변과 달리 간소엽의 개축이 없어 폭넓은 섬유층을 형성하는 것이 특징이다. 담관의 형성이상이 발생 원인이며, 이차적으로 증가한 담관 주변의 섬유 형성이 발달하고, 간세포 괴사를 동반하지 않는 간 섬유화의 예라고 할 수 있다.

2) 간 섬유화의 형태

정상적인 간에서는 소엽내 간세포 삭(hepatic cords)에 따라 배열된 격자섬유 및 글리슨 피막의 막관계 주변에 콜라겐 섬유가 존재하며, 섬유가 적고 부드러운 실질장기이다. 간엽계 세포는 류동 모세혈관(sinusoidal capillaries) 벽에 있는 돌기를 가진 대형의 세포로 골수에서 유래한 대식세포가 간으로 이동 정착한 성세포(kupffer's cell) 외에는 소량의 비활동성의 혈중 비타민A를 함유하고, 지방 방울을 저장하는 기능을 가진 세포인 지방 세포(Ito cell)만 존재하며, 성세포가 기능을 분화하거나 지방 세포가 섬유 형성 기능을 하고 있다.

형태학적인 측면에서 관찰해보면 류조 상피 세포가 탐식능(englobement, 식세포에 의한 것과 같이 원형세포에 의한 섭취능력)을 가진 세포와 단백질 합성이 활발한 세포로 이행되는 것을 볼 수 있다. 또 동위원소 실험에서 지방세포의 콜라겐 합성능도 확인되었다. 간세포 자체가 콜라겐을 생성하기도 하고, 배양 간세포에서 콜라겐 섬유가 형성되는 것도 관찰되며, 유리 간세포에 의한 콜라겐 생성도 나타난다.

간소엽을 분할하는 섬유 형성에서는 섬유아세포의 역할이 중요하다. 간경변의 콜라겐 섬유에 따라 긴 돌기가 생겨 수축하는 근섬유아세포(myofibroblast)는 다른 조직에서 볼 수 있는 반흔의 콜라겐 섬유 형성과 동일한 역할을 하는 것으로 알려져 있다.[49)]

동물실험에서는 간세포 장해의 초기에 간세포의 괴사, 탈락과 함께 간소엽 내의 격자 섬유가 집적(accumulation)되는 것이 형태학적으로 확인되었다. 이 시기에는 간의 콜라겐 총량에는 변화가 없다. 하지만 쥐의 간을 70% 절제한 후 재생 상태를 살펴보니 간 중량은 1주일이면 원상태로 회복되고, 기능적으로는 단기간에 정상화되지만, 콜라겐 생성은 이보다 지연되어 회복하는데 2주가 걸렸다. 소엽 내 괴사에 대해서는 격자섬유의 집적과 재생 후 섬유형성이 진행된다. 그러나 실험적으로나 임상적으로 소엽 내의 괴사가 간 섬유화로 진전되는 경우는 드물고, 대부분의 괴사 부위는 점차적으로 정상 간 구조로 회복된다. 다만 알콜성 간장해에서는 소엽내 섬유화가 현저히 진행되며, 때로는 소엽을 분할하는 형태로 섬유 진전이 나타나기도 한다.[49]

간경변에서 나타나는 폭넓은 섬유층은 글리슨 피막에서 진전되어 다른 글리슨 피막의 섬유층과 결합하는 과정을 거치게 된다. 글리슨 피막과 소엽중심 그리고 다른 글리슨 피막으로 연결되는 섬유층은 소엽을 분할하여 가짜 소엽이라 불리는 섬유층으로 둘러싸인 공간을 형성한다. 간세포의 재생은 섬유층에 의해 제약을 받아 결과적으로 과립상의 재생결절(regenerative nodule)과 몸의 연조직과 덩어리를 이루는 섬유격벽(septum)에 의한 특징적인 간경변이 일어난다.[37]

3) 간 섬유화와 콜라겐 성분

간 콜라겐 함량은 조직학적으로 살펴본 섬유량과 간조직의 하이드록시프롤린 함량에 비례하는 것으로 알려져 있다. 쥐에서는 정상 0.2~0.3%의 콜라겐 함량이 4~6배로 증가하고, 사람의 경우 정상 0.5~0.7%의 수치가 섬유간에서는 1.2~4.0%로 증가한다.[50] 작은 동물의 간은 사람의 간에 비해 콜라겐 함량이 적고, 섬유간의 콜라겐 함량 또한 적다. 또한, 장해 인자를 제거하면 간 콜라겐 함량이 쉽게 감소하게 된다. 사람의 섬유간에서 콜라겐을 생성하는데 필요한 시간이 실험동물과 차이가 나는 것도 이 때문이다.

콜라겐의 질적 변화를 검토한 결과를 살펴보면 간에서는 보통 I형 콜라겐 이외에 III형 및 기저막의 IV 또는 V형이 존재하는데[51] 간경변에서는 I, III형의 존재 비율이 다르다. I형 콜라겐은 추출방법에 따라서 중성염 가용성, 산 가용성 및 불용성 콜라겐으로 나눌 수 있다. 분자내 및 분자간 가교의 존재는 가용성과 밀접한 연관성이 있는데, 중성염 가용성에서는 가교가 적고, 산 가용성은 분자내 가교가 많으나, 불용성은 분자간 가교가 매우 풍부하다. 그리고 불용성 콜라겐은 III, IV 또는 V형 콜라겐을 함유하고 있다. 정상 간에서는 가용성 획분이 약 10%에 불과하지만 섬유 간에서는 불용성 획분이 현저하게 증가한다. 또한, D-페니실아민 또는 아미노아세트니트릴(aminoacetonitrile) 등의 가교 억제 물질을 투여하면 실험동물의 섬유 간의 가용성 획분이 증가한다. 간경변에서 콜라겐 함량은 증가되나 알데하이드는 오히려 감소 되어 가교에 있어서 질적 변화가 일어난다.[52)]

바이러스 감염이나 독성 감염과 같은 급성 간질환은 심한 피로감, 식욕 저하, 황달과 같은 증상이 나타나지만 만성 바이러스 감염, 지방간과 같은 만성 간질환은 대부분 증상이 없다. 환자가 자각하지 못한 상태에서 간이 손상과 재생을 반복하는 간 섬유화가 누적되면 간경변과 간암으로 진행해 생명을 위협하는 요인이 된다.

간 섬유화는 간 조직에서 나타나는 상처치유 과정의 일종으로써 간 조직이 지속적으로 손상과 재생을 되풀이 하는 과정에서 간이 딱딱하게 굳어지는 간경변증을 유발한다.

손상된 간세포는 활성산소와 염증성 물질들을 분비해 쿠퍼세포(Kupffer's stellate cell)와 염증세포들이 활성화된다. 이는 간 성상세포의 활성화로 이어진다. 간 성상세포는 정상상태에서는 비타민 A의 주요 저장소일 뿐이지만 간 손상이 발생하면 활성화되어 콜라겐 등 여러 가지 세포외 기질을 합성 분비해 간 섬유화를 일으킨다.

간 손상이 만성적으로 반복되면 손상된 간세포는 더 이상 재생되지 못하고 점차 콜라겐과 같은 세포외 기질로 대체되면서 간 섬유화 및 간경변으로 이어지는 것이다. 간경변은 일단 진행되면 정상 간으로 회복되기 어렵기 때문에 검사를 통해 간 섬유화 상태를 알아보고 조기에 적절한 치료를 받는 것이 매우 중요하다.

5 뼈 질환과 콜라겐 대사의 관계는?

알 기 쉬 운 요 약

골격은 어떻게 형성되어 있는가?

인체에는 약 206개의 뼈가 있으며, 서로 연결되어 뼈대(골격)를 형성한다. 뼈대는 연골, 인대와 함께 골격계(skeleton system)를 이룬다. 골격계는 신체의 다른 기관들을 지지하고 보호하는 역할을 하며 움직임을 만들어 내는 근육의 정지점(닿는 곳)이 된다. 또한 적색 골수에서 혈액의 생성 기능을 포함한 조절작용과 미네랄 저장 기능을 한다.

뼈는 무기질 저장소로 칼슘과 인을 저장하여 혈액을 조직액과 교환하고 혈액세포 형성에 중요한 역할을 담당하며, 자체의 조직을 이용하여 스스로 복구하는 조직이다.

뼈의 길이 성장은 뼈끝과 뼈몸통이 융합될 때 멈추는 데 일반적으로 성장판이 닫히는 시기는 남성은 약 21세, 여성은 약 18세라고 한다. 뼈는 일정 주기로 오래된 뼈는 분해되고 뼈를 새롭게 구성하는데 이를 뼈의 재형성이라 하며, 인체는 2년마다 새로운 뼈를 갖게 된다. 뼈 바탕질은 교원섬유를 포함한 유기질 성분이 35%, 칼륨 등의 무기질 성분은 45%, 나머지 20% 정도는 수분이다.

교원섬유는 단백질로 이루어져 있으므로 칼슘뿐만 아니라 단백질 섭취도 중요하다. 유기질 성분은 콜라겐 섬유와 지질로 나누는데 무기질 결정체들이 부착될 수 있도록 도와주며, 탄성을 유지하는 데 도움을 준다. 무기질 성분은 뼈의 강도를 유지하는 역할을 한다.

몸에 있는 뼈 대부분이 만들어지는 방식은 처음 거푸집이 될 작은 연골이 생기는 것에서 시작된다. 그것이 용골세포에 의해 녹고 거기서 뼈가 만들어져 나가는 것이다. 연골이 용골세포에 의해 파괴된 다음 조골세포라는 세포가 뼈의 근원이 되는 기질을 분비하기 시작한다. 이 기질의 주성분이 바로 콜라겐이다.

콜라겐으로 이루어져 있는 기질은 시멘트처럼 서서히 굳는다. 콜라겐의 기질에는 빈틈이 있어 그 사이를 인산칼슘의 결정이 자라면서 메워나가는 것이다. 이런 현상을 석회화라고 한다. 이에 따라 뼈의 단단한 부분이 완성된다.

뼈 질환으로 생기는 병은?

콜라겐 대사에 문제가 생기면 뼈 질환이 발생하므로 뼈에서 콜라겐의 존재는 매우 중요하다. 대사성 뼈 질환에는 부갑상선 기능 항진증, 부갑상선 기능 저하증, 뼈연화증, 구루병, 신장성 뼈 형성 이상증, 골다공증, 선천성 뼈 질환의 일부, 기타 내분비기관의 이상에 따른 뼈 변화 등을 들 수 있다. 이들 질환에 콜라겐 대사이상이 적든 많든 동반되는 것으로 알려져 있다.

결합조직의 선천성 대사이상을 나타내는 질환으로써 마르판(Marfan) 증후군, 호모시스틴 뇨증, 알리스·단로스 증후군, 뼈 형성 부전증, 알캅톤 뇨증, 뮤코다당증 등이 있다.

뼈 질환을 예방하기 위해서는 최대 골량을 높이기 위해 성장기부터 충분한 칼슘과 단백질을 섭취해야 한다. 청소년기에는 뼈가 약하더라도 특별히 나타나는 증상은 없지만 중년 후에는 상당히 달라진다. 최대 골량을 100으로 봤을 때 청소년기에 50까지만 채워 놓은 사람은 중년이 된 이후 노력을 해도 50을 넘지 못한다. 뼈는 50대부터 급격히 약해지며, 매년 1~2% 가량 골밀도가 감소한다.

골기질을 합성 분비하여 기질에 칼슘, 마그네슘, 이온 등의 무기염을 침착시켜 골조직을 석회화하는 조골세포의 활동이 뼈조직을 흡수하는 기능을 가진 대형 파골세포의 속도를 따라가지 못하기 때문이다. 조골세포가 풍부하게 활동하는 청소년기가 뼈 건강에 중요한 이유이다.

청소년기에는 골밀도가 가파르게 채워진다. 남성은 21세 여성은 19세 때 최대 골량의 85%까지 도달된다. 이때 필요한 연료가 비타민 D와 칼슘, 성장호르몬, 뼈를 자극하는 운동이다.

뼈처럼 단단한 것은 어떻게 생성될까? 우리의 몸은 수정란이라는 하나의 세포가 분열을 반복하면서 만들어지며, 뼈도 그 과정에서 완성된다. 실은 여기에서도 단백질이 큰 역할을 하고 있다. 몸속 대부분의 뼈가 만들어지는 방식은 처음 거푸집이 될 작은 연골이 생기는 것에서부터 시작된다. 연골이 용골세포에 의해 녹아 파괴된 다음, 조골세포라는 세포가 뼈의 근원이 되는 기질을 분비하기 시작한다. 이 기질의 주성분이 바로 콜라겐 단백질이다.

콜라겐으로 이루어진 기질은 시멘트처럼 서서히 굳는다. 콜라겐의 기질에는 빈틈이 있어, 그 사이를 인산칼슘의 결정이 자라면서 메워 나가는 것이다. 이런 현상을 석회화라고 하며, 이에 따라 뼈의 단단한 부분이 완성된다. 뼈는 칼슘으로 구성된다는 이미지는 이 석회화 과정에서 나온다. 그러나 처음 생성된 뼈에는 단백질이 없다. 두개골, 턱뼈, 빗장뼈 등의 경우에는 연골을 거푸집으로 하지 않고 분화 전의 조골세포가 모여 차츰 분화하면서 뼈가 만들어진다.

이처럼 콜라겐 단백질이 뼈 생성에 관여하기에 콜라겐 대사에 문제가 발생하면 뼈 질환이 발생하게 된다. 대사성 뼈 질환에는 부갑상선 기능 항진증 및 저하증, 뼈의 무기질 결핍에 의한 증상으로 나타나는 골연화증(osteomalacosi), 비타민 D 또는 칼슘의 만성 결핍으로 뼈가 정상으로 형성되지 못하는 질환인 구루병(rickets), 신장성 뼈 형성 이상증, 골다공증, 선천성 뼈 질환의 일부, 기타 내분비 기관의 이상에 따른 뼈 손상 등을 들 수 있다. 이들은 정도는 다르지만 콜라겐 대사이상이 동반된 것이나 콜라겐 대사이상이 직접적인 원인으로 지목된 질환은 뼈 질환에 관해서는 거의 알려지지 않았다.

결합조직의 선천성 대사이상을 나타내는 질환으로서 마르판(Marfan) 증후군, 간의 시스타티이오닌합성효소(cystathionine-β-synthase)의 결핍에 의하여 유황을 함유한 아미노산 대사가 장애되는 선천적 질환인 호모시스틴뇨증(homocystinuria), 엘리스-단로스(Ehlers-Danlos) 증후군, 작은 황색의 반 또는 피부에 나타나는 발진 증상인 구진(papule)이 고립, 융합, 집합하여 반상으로 된 드문 피부병인 탄력섬유 거짓 황색종(Pseudoxanthoma elasticum), 뼈 형성 부전증(dysostosis), 알캅톤이 소변을 통해 배설되는 사람의 선천성 대사 이상증인 알캅톤뇨증(alcapotonuria), 뮤코다당증 등이 있다. 이들 중에서 뼈 연골에 변화를 일으키며, 뮤코다당(mucopolysaccharidosis)과는 관계가 없는 질환으로는 마르판 증후군, 호모시스틴 뇨증, 엘리스-단로스 증후군. 뼈 형성 부전증, 알캅톤 뇨증이 있다.[53)]

1) 마르판 증후군

1896년 파리의 소화과의사인 마르판은 사지가 가늘고 긴 5세 소녀의 증례를 발표하면서 거미다리증(dolichostenomelia)라고 명명했다. 마르판 증후군의 특징은 골격, 눈, 심혈관계에 이상이 생기는 것이다.[53)]

골격계에는 여러 이상 변화가 있는데 그중 하나는 사지가 길고 특히 치골(pubic bone)에서 발바닥까지의 길이가 치골에서 머리끝까지 보다 길고, 양손을 벌린 손끝에서 손끝까지의 길이는 신장보다 길다. 신장의 실제 수치보다 골격의 균형이 중요하다. 엄지손가락을 안에 넣고 주먹을 쥐면 엄지손가락이 손바닥을 넘어 뛰어나오는 것을 스테인버그(Steinberg) 징후라고 한다.[54)] 이것은 손바닥 폭이 좁고 엄지 손가락이 길고 관절이 유연하기 때문이다.

스테인버그(Steimberg) 징후는 정상 백인 소아에서 1.1% 양성으로 나오고, 정상 흑인 소아에서는 2.7%가 양성으로 나온다. 한쪽 손의 엄지손가락과 새끼 손 가락으로 반대쪽 아래 팔 하부를 잡아 엄지손가락과 새끼손가락이 겹쳐지면 손목 징후 양성이라고 한다. 마르판 증후군에서는 가는 손목과 긴 손가락 때문에 이 징후는 양성으로 나온다.

기타 신체 변화로서 가슴뼈 아래쪽이 태어날 때부터 우묵하게 들어간 가슴통이 된 누두형, 새가슴, 관절의 이상 가동성. 초기에 출현하는 골다공증, 수두증(hydrocephalus), 근주변의 결합조직 형성 이상에 의한 근력 저하, 피하지방 감소, 수정체 탈구, 망막 박리, 상행 대동맥 확장, 대동맥 판막 폐쇄 부전증, 복부 대동맥류 등 무수히 많은 임상 증상이 나타난다. 그러나 본질적으로는 결합조직의 변화에 의해 발생된다.[54]

2) 호모시스틴 뇨증

1962년 카슨(Carson) 등은 정신발달이 늦어진 아이들을 조사하는 와중에 호모시스틴 뇨증을 발견했다. 페닐케톤 뇨증과 같은 선천성 대사 장애와 달리 이 질환은 임상증상이 다양하다. 지능 발달이 지연되는 특징이 있으나 30~50%는 정상기능을 나타낸다. 이외에 중추 신경 증상으로서 간질 발작이나 정신 분열성 유사증상을 보이기도 한다. 또한, 자주 뇌동정맥(brain arteriovenous)의 혈전을 볼 수 있다. 골격계 증상으로서는 골다공증, 측만증(scoliosis), 흉곽 변형, 높은 신장, 관절 운동 범위 제한, 골절되기 쉬운 증상이 나타난다.[55]

진단기준은 소변에 호모시스틴이 존재하는지 여부이며, 진단방법으로 니트로프루시드 검사(nitroprusside test)가 있다. 시스틴 뇨증에 사용되는 시료를 수산화나트륨으로 알칼리성으로 만들어 1% 니트로프루시드 나트륨(sodium nitroprusside) 용액을 가하면 적자색을 띠는데, 이 반응을 이용하여 시스틴이나 단백질 중 유리 SH기(sulfhydryl group)를 검출하는 호모시스틴 뇨증에서도 양성으로 나와 소변이 보라빛을 띤다. 호모시스틴 존재는 고압 전기이동이나 아미노산 자동분석기를 사용하여 알 수 있다.[55]

시스타티오닌 β-생성효소(Cystathionine β-synthase)는 정상에서는 간, 뇌, 신장, 췌장, 소장 점막, 지방세포에 존재하지만 적혈구, 백혈구, 혈소판, 피부에는 존재하지 않는다. 본 질환에서는 간 생검에서 이 효소가 결핍된 것으로 나타난다. 호모시스틴 뇨증은 시스틴뇨증과 같은 신장세뇨관 장애가 아니라 혈중 호모시스틴, 메티오닌이 상승하기 때문에 혈중에서 뇨중에 넘쳐 나오는 아미노산 뇨이다.[55]

그림 36에 메티오닌으로부터 시스테인에 이르는 대사경로를 나타내

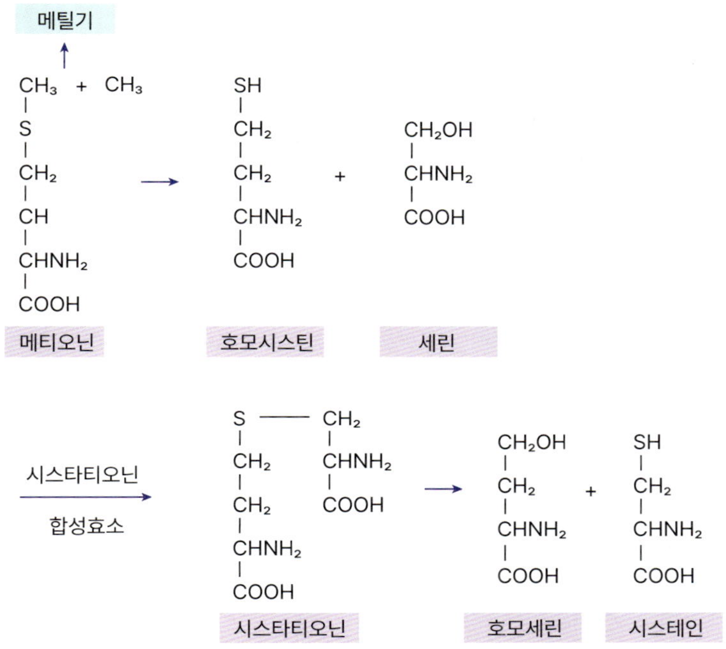

그림 36 메티오닌으로부터 시스테인으로의 대사 경로와 시스타티오닌 합성효소의 관여 부위

었고, 대사과정에 시스타티오닌합성효소가 관여하는 것으로 나타냈다. 이 질환에서는 단백질 합성에 필요한 시스틴 공급은 음식물에 의존하는 비율이 커진다. 우유보다 모유에 시스틴의 함유량이 높으므로 모유를 먹는 것이 좋다.

호모시스틴뇨증의 피부 콜라겐에서는 알파 사슬이 베타 사슬보다 아주 많은 것으로 밝혀졌다.[56] 호모시스테인은 페니실라민(penicillamine)의 구조와 유사하므로 동일한 작용 메커니즘에 의한 콜라겐 가교의 감소가 일어날 수도 있다.

인슐린이나 뇌하수체 후엽 호르몬에는 시스틴이 많이 함유되어 있지만, 이들은 호르몬 이상으로 본증에서는 나타나지 않는다. 본증에서는 혈색소가 결핍되어 담색을 나타내는데, 메티오닌 함량이 많은 것이 티로신가수분해효소(tyrosinase)에 영향을 주어 생기는 색소 생산 메커니즘의 변화에 의한 것일 수도 있다. 혈전증이 나타나는 이유로서 혈관벽의 프로테오글리칸이 호모시스틴에 의해 영향을 받거나 실제로 혈관벽에 큰 변화가 나타나는데, 이것은 혈소판 응축을 촉진하는 것 또는 혈액 응고가 호모시스틴에 의해 촉진되는 것 등 많은 인자가 관여함으로써 일어난다.[56)]

3) 엘러스-단로스 증후군

엘러스-단로스 증후군(ED)은 상염색체 우성 형질로 전달되는 유전성 질환인 불완전 뼈 형성증(Osteogenesis imperfecta)과 마찬가지로 결합조직 질환으로서 역사적으로 오래된 질환이다. 1970년 베이톤(Beighton)은 ED의 유형을 5개로 분류하였고, 그 후 ED 중 일부가 확실한 콜라겐 대사 질환인 것으로 확인되어 8개의 유형으로 세분화하였다(**표 11**).[57)]

두드러진 임상 증상은 인도 고무 남자(lndia rubber men) 또는 고무 숙녀(elastic ladies)라고 하는 피부 신전성과 관절의 유연성이다. 엘러스-단로스 증후군을 앓은 한 환자는 오른쪽 가슴 피부를 입까지 당길 수 있었다고 한다.[57)] 이와 같이 피부가 비정상적으로 느슨해지고 주름잡힌 상태로 늘어지는 특징을 가진 질환인 피부 이완증(cutis laxa)은 신전성이 없는 부드러운 피부와는 달리 고무 같은 탄성을 가지고 있다. 그러나 외력에 약하고 쉽게 상처를 입는다. 또한 피부가 얇고 약하기 때문에 봉합이 곤란한 경우도 있지만 출혈이 아주 적은 상처이다.

골격계에서 가장 눈에 띄는 점은 관절의 유연성이다. 새끼손가락을 90도 이상 손등 쪽으로 굽힐 수 있으며, 팔꿈치의 관절과 무릎 관절이 10도 이상 지나치게 신전될 수도 있다. 또한, 습관성 탈구가 고관절, 슬개골, 어깨관절 등에서 볼 수 있다.[57)]

표 11에 나타난 바와 같이 엘러스-단로스 증후군의 주형인 I, II, III형은 상염색체성 우성 유전이지만 IV, VI, VII형은 열성 유전자이고, V형은 X염색체성 열성 유전이다. 이처럼 같은 엘러스-단로스 증후군이라고

표 11 엘러스-단로스의 분류

유형	피부 증상		관절증상 (과운동성)	주요 증상	유전 형식	원인
	과신전	취약성				
I	+++	+++	+++	골격 이상, 정맥류, 조산	상염색체 우성	프로콜라겐, 펩티다아제 저하
II	++	++	++		상염색체 우성	불명
III	+	+	+++	관절염	상염색체 우성	불명
IV	+ ~ -	+++	손가락	장천공, 동맥 파열	상염색체 열성	III형 콜라겐 결손
V	+++	++	+	근골격 이상	X염색체 반성 (sex-linked)	리실옥시다아제 결손
VI	+++	+	+++	각막, 담막의 취약 (망막 분리, 안구 파열 등), 근골격 이상	상염색체 열성	리실하이드록시라아제 결손
VII	++	++	+++	다발성 관절 탈구 단구	상염색체 열성	프로콜라겐 N-펩티다아제 결손
VIII	+	++	++	치근막염	상염색체 우성	불명

해도 균일하지 않다. 또한, **표 11**에서 알 수 있듯이 엘러스-단로스 증후군 IV에서 VII형은 콜라겐 이상이 주 발병원인이다. I, II, III형의 발병원인은 아직 파악되지 않았으나, 엘라스틴은 변화가 없는 것으로 보아 콜라겐 이상에 의해 발생할 가능성이 있는 것으로 보고된다.[57)]

6 치아의 석회화와 콜라겐

알 기 쉬 운 요 약

치아는 어떻게 형성되는가?

사람의 치아는 태어난 후, 4~5주쯤 구강이 만들어지고 6~8주쯤에는 구강 점막 상피가 두꺼워져 치아판과 치배(치아싹)가 만들어진다. 8주쯤 치아판의 끝부분이 두툼해지면서 중간엽 조직으로 파고 들어가 치아싹을 형성하고 치아싹과 주변 중간엽 조직들이 발달하면서 치아가 발생하기 시작된다.

8~10주쯤에 치아싹이 성장하면서 치배의 아랫면이 함몰되어 얕은 접시 모양으로 된다. 치배의 상피성 부분을 법랑기(법랑기관), 중간엽성 부분 중 법랑기의 함몰 안쪽 부위를 치유부, 치배 전체를 둘러싸고 있는 부분을 치아낭이라 한다. 법랑기는 나중에 법랑질을 형성하고, 치두유는 상아질과 연조직인 치수(dental pulp)를 형성한다. 치배 전체를 싸고 있는 치소낭에서 백악질(cementum), 치근막 치주인대가 생긴다.

태어난지 10주쯤에 치배는 증식, 분화, 형태, 발생과정이 더욱 진행되어 종 모양과 비슷하게 변화된다. 16주쯤에는 치아싹이 혓바닥 측으로 영구치의 치배가 형성되면서 유치의 치배 발육과 같은 성장 과정을 거치게 된다. 18주쯤 치아의 경조직이 형성되는데 상아질이 먼저 형성된 다음 법랑기질이 형성되기 시작한다. 법랑기질에서는 유기기질이 먼저 생산되고 이 유기기질에 인산이온과 칼슘이온이 수산화인회석(hydroxyapatite)의 형태로 침착되면서 치아의 석회화가 시작된다.

상아질과 법랑기질이 백악질의 경계부에 닿으면 치근 상아질이 형성되고, 계속해서 백악질, 잇몸뼈, 치근막이 형성되면서 생후 6~7개월쯤 치아가 구강상피를 뚫고 올라와 구강내에 나타나게 된다.

치아의 경조직은 법랑질, 상아질, 시멘트질 등으로 구성되어 있다. 법랑질은 대부분이 인회석인 아파타이트(apatite) 결정으로 구성되어 있고, 방향성도 갖고 있으며 작은 기둥으로 형성되어 있다. 상아질의 유기적 주체는 콜라겐이며, 뼈와 유사하지만, III 형의 콜라겐도 있고 비 콜라겐 성분에도 차이가 있다.

상아질 콜라겐의 대부분은 I형인데 III형도 존재하며, 불용성이 강하고 팽윤하기 어려운 특징이 있다. 치아의 상아질에는 가용성 콜라겐이 아주 적은데 대부분이 석회화된 조직으로 이루어져 있기 때문이다. 또한 생리적인 대사회전이 없어 거의 모두 불용성 콜라겐으로 존재하는 것이다. 무엇보다도 상아질 콜라겐에는 어떤 가교 결합으로 인해 강고한 불용성이 생기는 것으로 추측되기도 하지만 아직 확실히 밝혀지지 않고 있다.

치아 경조직은 법랑질 또는 에나멜질, 상아질, 시멘트질 등 3개로 구성되어 있고(그림 37), 이들의 조성, 성질, 생리기능이나 형성 양식은 각기 다르며, 뼈 구성 조직과 비교하면 각각의 특징이 분명하다.

먼저, 법랑질은 대부분 수산화인회석(hydroxyapatite) 결정으로 구성되어 있고, 크기도 크고, 방향성도 갖고 있으며, 작은 기둥(small pillar)을 형성한다. 법랑질 형성 초기에는 유기성 기질이 만들어지는데 이것은 콜라겐이 아니라 비섬유성의 독특한 단백질로 석회화 진행에 따라 소실된다.

상아질의 경우, 유기질 주체가 콜라겐인 점은 뼈와 유사하지만 자세히 보면 콜라겐 III형과 비콜라겐성 성분이 관찰되어 뼈와 큰 차이를 나타낸다. 대사적으로는 법랑질과 상아질 모두 개조 현상이 없고 전신에 칼슘 대사에 관여하는 흡수기구도 존재하지 않는다.

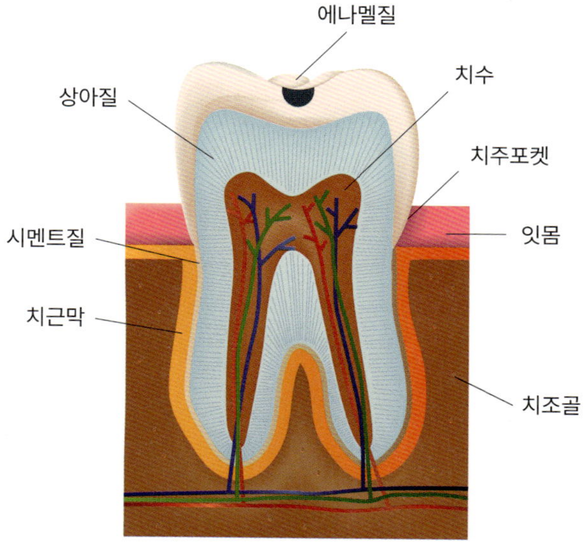

그림 37 치아의 구조와 경조직 명칭
https://blog.naver.com/leftist1/221464687493

유형 분석기술의 진보로 콜라겐 자체의 조직 특이성에 대해서도 밝혀졌는데, 뼈에는 I형만 존재하며, 치아의 상아질과 시멘트질에는 III형도 존재하는 것으로 밝혀졌다.[58]

보누시(Bonucci) 등은 형태학적인 접근을 통해 1960년대 말에 세포외 기질 소포(matrix visicle)라고 불리는 구조물에서 치아의 석회화가 시작된다고 밝혔다.[59] 즉, 세포외 기질 속에 콜라겐 섬유화와는 관계없이 직경이 100~200 nm의 소포가 출현하고 이어서 그 내부에 칼슘염의 집적(accumulation)이 나타나며, 막에 접하여 아파타이트 결정의 석출이 시작된다. 이 과정은 법랑질을 제외하고 뼈, 상아질, 그리고 병적인 석회화에서 공통으로 나타나는 것으로 확인되었다.[59] 그러나 아파타이트 결정의 최초 석출에는 기질 소포는 아주 한정된 시기에만 출현하며, 그 후 뼈 형성, 상아질 형성 등 대부분의 석회화 과정이 기질 소포 없이 계속된다.[60] 또한, 석회화 조직 성분 중 콜라겐 외의 성분으로서는 칼슘 친화성 단백질이 주목받고 있다. 특히 상아질의 인단백질은 상당히 흥미로운 성분이다.

1) 치아 형성과 석회화 과정

치아의 발생은 초기배(embryos)를 형성하는 세 층의 배엽(germ layer) 중에서 최외층인 외배엽성(ectoderm)의 구강 상피에서 법랑질 아세포(enamel blast)가 분화되고, 또한 중배엽성 세포에서 상아질 세포가 생겨 각각 법랑질 및 상아질을 형성하는 특징을 가지고 있다. 즉 태생기(prenatal life)의 구강 상피가 함몰되면서 그 주위에 모이는 중배엽성 세포에 의해 치아의 원기(primordium, 개체 발생에서 치아가 형성될 때, 그것이 형태적 또는 기능적으로 성숙하기 이전의 예정 재료)가 만들어진다.[61]

치배(dental germ, 치아싹)는 배상(chalice)에서 종상(campaniform)을 거쳐 내외 법랑질 상피가 되고, 중배엽성 성분은 치유두를 형성한다. 법랑질 상피가 법랑질 아세포로 분화되면서 이것에 접하여 1층의 상아

아세포가 서열하고, 양자간에 법랑질 유기 기질 및 콜라겐성 기질의 분비와 칼슘염 침착이 시작된다. 이 과정을 전자현미경으로 관찰하면 상아 아세포가 성숙하여 기저측에 콜라겐 섬유를 분비하여 부드러운 원섬유 물질로 이루어진 원시적 상아질인 전상아질(predentin)을 만드는데 조금 있으면 섬유간에 기질 소포(뼈, 연골, 상아질을 비롯한 여러 조직의 석회화에 관여하는 세포기반의 미세구조)가 나타나기 시작한다(그림 38).

이 소포의 유래는 알 수 없지만 아마도 상아 아세포 돌기가 유리되어 이동한 것으로 추정된다. 기질 소포는 수를 증가시키고 칼슘염 축적으로 밀도 증가, 침상 결정이 보이게 된다. 결정은 막에 따라 석출이 성장하며 결정 덩어리가 커지면서 소포 자체는 붕괴되어 소실된다.

이러한 기질 세포에 석회화가 일어난 후에는 소포 밖에 콜라겐 섬유에 따른 결정이 배열되고, 석회화 전선이 형성된다. 이후 기질 소포는 사라지며, 상아 아세포는 돌기를 남기고 후퇴하면서 콜라겐을 주체로 하는 전상아질을 만들어 순차적으로 석회화가 이루어져 상아질의 두께를 증가시킨다.

법랑질 형성에 대해서는 분화되어 길이가 길어진 법랑질 아세포는 상

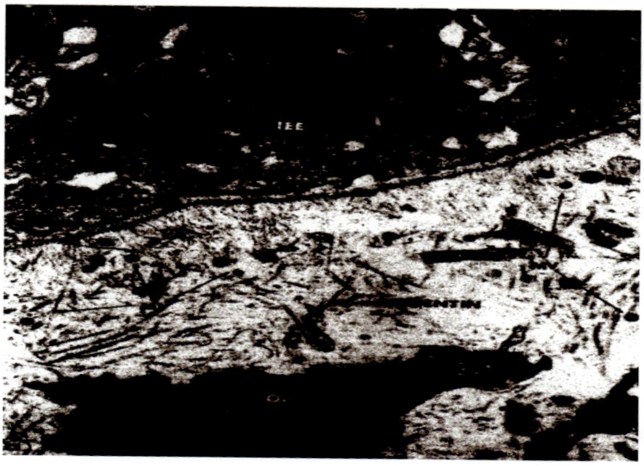

그림 38 쥐 치배의 상아질 형성시의 기질 소포(a), 상아 아세포(Od)와 법랑질 상피(IEE) 간의 전상아질 콜라겐 섬유와 그 사이에 볼 수 있는 다수의 기질 소포(MV). BL: 기저막

아질의 석회화가 시작되는 시기에는 소기관도 발달하여 분비형 세포가 된다. 기저층에 유기 기질을 분비하지만, 이 주체는 프롤린, 글리신이 많은 특수한 단백질이다. 법랑질의 석회화는 이 기질 내에 가는 리본상의 결정 형성으로 시작되지만, 이때 결정은 거의 평행하는 다발로 된 섬유기둥(trabecula)을 형성하며, 각각의 결정은 두께를 증가시키면서 육각주로서 발달한다. 이에 따라 유기 기질은 점점 소실되어 대부분이 결정만 남는다.

법랑질 형성은 다른 경조직의 경우와 비교하면 기질 소포가 보이지 않고, 유기질이 콜라겐이 아니라는 특징이 있는데 석회화에 이 두가지 인자가 필수라 할 수 없다는 점에서 중요하다.

2) 상아질 콜라겐 특징

상아질 콜라겐의 대부분은 I형이며, III형이 존재하는 경우도 있다. 상아질 콜라겐의 물리 화학적 성질에 대해서는 불용성이 강하고 팽윤하기 어려운 것으로 알려져 있다. 상아질에 가용성 콜라겐이 아주 적다는 것은 전상아질층을 통해 바로 "성숙한" 석회화 조직이 되고, 또한 일단 조직이 완성된 후에는 생리적인 대사회전이 없기 때문에 거의 모두 불용성 콜라겐으로 존재한다. 일반적으로 콜라겐은 알칼리성 또는 산성(pH 2 부근)에서 원래 용적의 4~8배로 팽화되지만 뼈나 상아질 콜라겐은 거의 변화되지 않는다. 한편 100℃로 가열시키거나 또는 구아니딘(guanidine), 티오시안염(thiocyanate) 등으로 처리하면 뼈 콜라겐은 연조직과 마찬가지로 동일한 변성으로 젤라틴화 되지만 상아질은 변성되어도 가용화되기 어렵다. 이들 성질에서 상아질 콜라겐 분자내 및 분자간 가교결합은 특수한 것으로 추정되고 있다.[62]

인단백질이 분리 동정되지 않았을 때는 콜라겐에 직접 인산이 결합되어 있다고 보았다. 상아질에서는 콜라겐이 인산디에스테르 결합(phosphodiester bond)으로 안정화되어 있어 팽윤화되기 어렵고 변성제에 저항한 것으로 보았다.

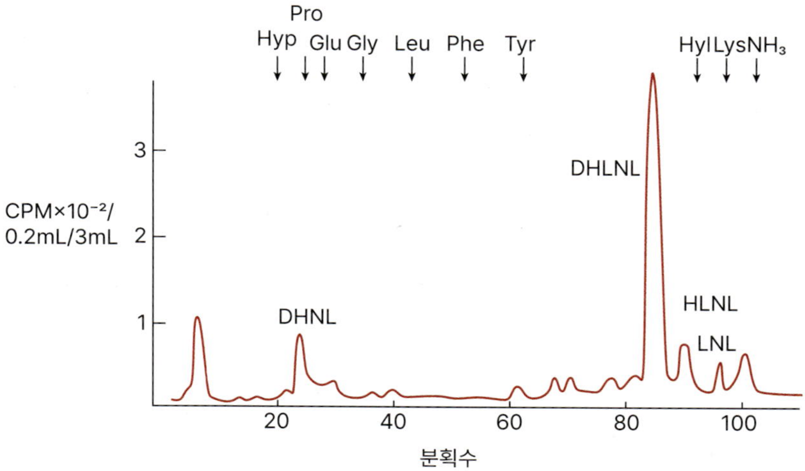

그림 39 상아질 콜라겐의 환원성 가교결합의 단백질(산가수분해) DHLNL: 디하이드록시리신노르류신, HLNL: 하이드록시리신노르류신, LNL: 리신노르류신, DHNL: 디하이드록시노르류신(전구체), CPM: 분당 회전수

베일리(Bailey)[63] 등에 의해 환원성 가교 분석법이 개발된 다음 상아질 콜라겐의 환원성 가교결합의 특징이 밝혀졌다.

그 분석 예를 그림 39에 나타냈는데[63], 디하이드록시리신노르류신(DHLNL)이 대부분을 차지하고 있어, 하이드록시리신노르류신(HLNL)보다 훨씬 많았다. 많은 조직에 대해 DHLNL/HLNL 값이 하나의 지표가 되어 **표 12**에 나타낸 바와 같이 경조직 콜라겐에서는 이 값이 높고, 특히 상아질에서는 5~6이라는 값을 나타낸다.[64]

표 12 각종 조직 콜라겐의 환원성 가교의 분포

	전구체		DHLNL	HLNL	LNL	DHLNL/HLNL
	DHNL	HNL				
피부	1.2	20.7	16.7	55.9	5.5	0.30
뼈	23.1	11.5	35.7	26.2	3.5	1.36
상아질	10.8	0.7	63.7	11.0	4.0	5.79

각종 환원성 가교의 생리적 역할의 차이는 아직 상세히 밝혀지지 않아 가교와 석회화와의 직접적인 관련성이 있는지는 보다 자세한 연구가 필요하다.

7 염증이 콜라겐 대사에 미치는 영향은?

알 기 쉬 운 요 약

염증과 콜라겐의 관계는?

인체가 외상, 화상, 세균 침입 등에 의하여 손상을 입으면, 면역세포 혈관염증 매개체 등이 관여하게 된다. 이때 몸의 일부에 발적(redness), 충혈, 부종, 발열, 통증 등이 생기는데 이런 증상을 염증반응이라 한다. 염증반응이 일어남으로써 세포의 손상이 억제된다. 상처 부분이 파괴되거나 괴사된 조직세포는 제거되고 동시에 조직은 재생된다. 염증은 손상을 입은 조직을 보호하려는 방어적 반응이다.

만약 외상, 화상, 세균 침입 등이 있는데도 발열, 발적, 부종 등과 같은 염증반응이 일어나지 않거나 염증반응이 지나치게 약한 경우는 세포 및 조직이 손상되고 심하면 오히려 생명에 영향을 줄 수 있다.

한편 염증이 과도한 경우 패혈증, 파종성 혈관내 응고(disseminated intro-vascular coagulation, DIC) 등을 일으킬 수 있고, 만성염증의 경우엔 동맥경화, 퇴행성 관절염, 치주염 등 다양한 질병을 유발하는 데 영향을 미칠 수 있다.

염증으로 인해 조직이 손상을 입거나 물리적으로 파괴된 경우, 완벽하게 재생될 수 없다. 이러한 손상을 입은 부위는 흉터 조직으로 변한다. 흉터는 주로 콜라겐으로 이루어져 있으며, 기능적으로는 유조직 세포(parenchyma cell)가 아니기 때문에 조직의 제 기능을 하지 못한다. 비후성 반흔이나 흉터로 인한 조직의 수축, 켈로이드(keloid) 등이 형성될 수 있다.

염증은 일반적으로 삼출물을 생성하거나 배출하는 삼출성 염증과 새로운 결합조직의 섬유 형성을 일으키는 증식성 염증으로 분류된다. 그러나 염증은 시간 경과와 더불어 각각 변화하는 과정이지 어느 정해진 하나의 병적 상태는 아니다.

따라서 섬유아세포에 의한 콜라겐 합성이 확인되는 증식성 염증은 삼출성 염증이 진전된 염증반응이라 할 수 있다. 이 증식성 염증에서 콜라겐 합성에 따른 육아조직 형성은 상처에 의한 염증에서는 파괴된 조직을 수복하여 조직에 기계적 강도를 주기 위한 필수 과정이다.

이 생체 방어 반응이 과잉 방어로 되어 육아조직의 과형성(hyporplasia)이 분화된 관절 기능을 방해하기 때문에 육아조직 형성은 경우에 따라 촉진 또는 반대로 억제할 필요가 있지만 이 육아조직 형성을 억제하기 위해서는 육아조직의 주요 구성성분인 콜라겐 대사를 제어하는 것이 중요하다.

염증조직에 존재하는 콜라겐 유형은?

염증조직에 존재하는 콜라겐은 주로 III형 콜라겐이지만 염증조직 콜라겐은 주위의 정상조직 콜라겐에 비해 콜라겐 유형이 다른 경우가 많다. 염증조직에서는 콜라겐 용해성이 낮은데도 불구하고 반감기가 수십일~수백일인 피부 콜라겐에 비해 콜라겐의 대사회전이 현저하게 빠르다. 육아조직에는 콜라겐분해효소로 전구체가 보존된 백혈구나 콜라겐분해효소를 생산하는 대식세포, 섬유화 세포가 존재하여 조직의 콜라겐 분해에 관여한다.

염증에서의 콜라겐의 중요성은 종래부터 인정된 염증조직의 형성, 조직의 강도 유지뿐만 아니라 삼출성 염증에서 세포의 주화성(chemotaxis) 인자로서 그리고 콜라겐 분자의 유형에 특유한 항원성에 의한 관절염 유발 등 더 폭넓은 염증반응에 관여하는 것으로 알려져 있다.

염증을 억제하는 약물에는 스테로이드성 항염증약과 비스테로이드성 항염증약이 있다. 일반적으로 비스테로이드성 항염증약은 침출성 염증에는 유효하지만, 증식성 염증에는 효과가 거의 없다. 육아조직 형성을 동반하는 증식성 염증에 대한 스테로이드성 항염증약의 효과는 육아조직의 콜라겐 대사에 영향을 미치는 것으로 밝혀졌다. 이것은 육아조직의 콜라겐 생합성에 특이적인 콜라겐 전구체의 수산화 과정을 저해하지 않고 콜라겐 전구체의 합성 자체를 저해시켜 육아조직 콜라겐 합성을 억제한다. 이에 따라 육아조직 세포 수의 감소를 일으킨다.

염증은 여러 조직이나 세포 상해에 대한 생체방어 기구의 하나이며, 일반적으로 삼출물 생성 및 배출을 주된 특징으로 하는 염증인 삼출성 염증(exudative inflammation)과 새로운 결합조직 섬유형성을 일으키는 염증인 증식성 염증(hyperplastic inflammation)으로 분류된다. 그러나 염증은 시간의 경과와 더불어 시시각각 변화하는 과정으로 하나로 특정된 병적 상태는 아니다.[65)]

따라서 섬유아세포에 의한 콜라겐 합성이 확인되는 증식성 염증은 삼출성 염증이 진전된 염증반응이라 할 수 있다. 이 증식성 염증에서 콜라겐 합성에 따른 육아조직의 형성은 상처에 의한 염증에서 파괴된 조직을 수복하여 조직에 기계적 강도를 주기 위한 필수과정이다. 염증성 질환이라고 할 수 있는 관절 류머티즘(rheumatism, 전신 결합조직, 특히 관절, 힘줄, 섬유조직 등의 염증을 일으키는 질환)은 이러한 생체의 방어반응이 과도하게 일어나면서 육아조직의 과형성(hyperplasia, 장기 또는 조직에 절대적인 세포수의 증가가 일어나는 상태)이 분화된 관절 기능을 장해하기 때문에 육아조직 형성을 억제시킬 필요가 있다. 이처럼 염증에서의 육아조직 형성은 경우에 따라 촉진 또는 반대로 억제시킬 필요가 있으며, 육아조직 형성을 억제하기 위해서는 그것의 주요 구성성분인 콜라겐 대사를 제어하는 것이 중요하다. 따라서 염증조직에 존재하는 콜라겐의 유형(type), 대사, 약물이 콜라겐 대사에 미치는 영향 및 삼출성 염증에서의 콜라겐 역할을 이해할 필요가 있다.

1) 염증조직 콜라겐 유형에 대하여

염증조직에 III형 콜라겐이 존재 하는지 관해서는 이견이 있으나 태아의 피부 콜라겐은 I형보다 III형 콜라겐이 많지만, 탄생 후 양자의 비율이 역전하기도 하며, 피부의 반흔에는 III형 콜라겐이 존재하는데, 염증이 생긴 후 24~48시간까지는 3~13세 소아에서 주로 III형 콜라겐이 존재하지만, 72시간 이후 I형 콜라겐이 급속히 증가하여 상처치유에서 육아조직 콜라겐 유형의 경시적인 변화가 일어난다.[65]

이 결과는 염증조직 콜라겐은 주위의 정상조직 콜라겐과 다른 유형이거나, 또는 I형과 III형 콜라겐의 존재 비율이 다른 것으로 밝혀져 있다.[65]

2) 염증조직에서의 콜라겐 분해

일반적으로 합성직후의 콜라겐 섬유는 중성염이나 산에 대한 용해성이 높은 것으로 알려진 반면, 합성된 또는 합성직후의 육아조직인 염증조직 콜라겐은 주위의 피부 콜라겐보다 용해성이 낮은 것으로 밝혀졌다. 콜라겐 분자의 가교결합 저해물질은 조직 콜라겐의 용해성을 높이는 것으로 알려졌지만[66] 임상실험에서 쥐의 염증조직에 베타 아미노프로피오니트릴이나 D-페니실라민을 투여해도 쥐의 육아조직 콜라겐 용해성은 같은 동물의 피부 콜라겐 용해성 만큼 상승하지 않는다.[67] 그 이유는 가교결합 성질의 차이만으로 설명하기 어렵지만, 피부 콜라겐의 가교결합과 차이가 있기 때문이다. 하이드록시리신 함량이 높은 염증조직 콜라겐의 가교결합은 주로 디하이드록시리시노노르류신(dehydroxylysinonorleucine, hydroxy lysino-5-keto norleucine으로 존재)으로 이루어져 있다. 이 육아조직 콜라겐의 가교결합 성질은 태아 피부 콜라겐의 가교결합과 유사하다. 염증조직에서는 콜라겐 용해성이 낮은데도 불구하고 반감기가 수십일에서 수백일에 이르는 피부 콜라겐에 비해 콜라겐의 대사회전이 현저하게 빠르다.[68]

육아조직에는 콜라겐분해효소 전구체(procollegenase)를 세포내 과립(specific granules)에 보존되어 있는 다핵형 백혈구(polymorph), 골수에서 생산되는 세포질 과립과 분엽상(lobulated margin)의 핵을 갖는 여러 종류의 백혈구나 콜라겐분해효소를 생산하는 대식세포, 섬유아 세포가 존재하여 조직의 콜라겐 분해에 관여한다.

중성염액에서 작용하는 콜라겐가수분해효소와 산성염액에서 작용하는 카텝신 중 어떤 것이 육아조직의 콜라겐 분해에 더 중요한 역할을 하는지는 조직 콜라겐이 주로 세포 밖에서 분해되는지 또는 콜라겐 섬유의 단편이 탐식되어 세포 내에서 분해되는지에 대한 문제와 관련이 있어 아직 충분히 밝혀지지 않았다.

3) 염증 조직의 콜라겐 대사에 대한 약물의 영향

염증을 억제하는 약물은 항염증약으로 사용되고 있고, 스테로이드성 항염증약과 비스테로이드성 항염증약으로 분류된다. 일반적으로 비스테로이드성 항염증약은 침출성 염증에는 유효하지만, 증식성 염증에는 효과가 거의 없다.[69] 따라서 육아조직 형성을 동반하는 증식성 염증에 대해 스테로이드성 항염증약의 사용이 권장되며, 이들이 육아조직의 콜라겐 대사에 대한 어떤 영향을 미치는지 밝혀지고 있다. 염증의 실험 모델로서 쥐의 등부위 피하에 하루전 7 mL의 공기를 주입해서 작성된 공기낭 안에 염증유발물질로 2% 카리기난(carrageenan) 용액 4 mL를 주입하여 염증을 유발시켜보니 육아조직의 콜라겐 생합성에 특이적인 콜라겐 전구체의 수산화 과정을 저해하지 않고 콜라겐 전구체 합성 자체를 저해시킴으로써 육아조직 콜라겐 합성을 억제시켰다.[70] 또한 스테로이드제는 카리기닌 육아조직의 DNA 분해에는 영향을 주지 않지만 강한 DNA 합성저해 작용을 나타내기 때문에 스테로이드제 작용의 하나는 육아조직 세포 수 감소를 일으키는데 있다.[71]

한편 스테로이드제를 연속투여로 인해 프로릴하이드록시라아제(prolylhydroxylase) 활성이 저하한다는 보고가 있는데, 이것은 스테로이드제를 연속투여로 인해 비특이적으로 단백질 합성이 억제된 결과로서 효소량이 저하되었기 때문이다.

기타 항류마티스 약으로서 주목받고 있는 D-페니실라민(penicillamine)은 쥐 육아조직이나 생체에 대량 투여하면 콜라겐 합성을 저해하는데 이것은 D-페니실라민의 철 이온(Fe^{2+})에 대한 킬레이트(chelate) 작용에 의해 프로릴하이드록시라제(prolylhydroxylase) 활성이 저해되

7 염증이 콜라겐 대사에 미치는 영향은?

는 것으로 밝혀졌다.[72)]

염증반응의 진전에 관여하는 물질로 프로스타글란딘(prostaglandin, PG)이 있다.

프로스타글란딘의 기본골격은 탄소 20개로 구성된 프로스탄산(prostanoic acid)이며, 오각형의 환구조의 치환기나 이중결합의 부가방식에 따라 여러 가지로 분류된다. 프로스타글란딘의 종류는 이중결합을 4개 가지고 있는 아라키돈산이 시클로옥시게나아제(cyclooxygenase) 작용을 받아 합성되며, 종류에 따라 어려 가지 약리작용을 나타낸다.[73)]

염증에서 프로스타글란딘 역할에 관한 연구는 활발하게 진행되었지만,[74)] 염증조직의 콜라겐 대사에 대한 프로스타글란딘의 영향에 대한 연구보고는 적다. 비스테로이드성 항염증약(indomethacin 등)은 아라키돈산(arachidunic acid)으로부터 프로스타글란딘을 합성하는 효소인 사이클로옥시게나제(cyclooxygenase)를 저해시킴으로써 프로스타글란딘 생합성을 억제한다. 이 비스테로이드성 항염증약은 생체 실험에서 육아조직 형성기에 조직형성의 억제에 따른 콜라겐 합성 저해를 나타내지만, 기존 육아조직의 콜라겐 합성에 대한 억제 작용은 거의 나타내지 않는 것으로 알려져 있다.[75)] 프로스타글란딘의 역할은 육아조직 세절편의 시험관 배양계에서 비스테로이드성 항염증약이 콜라겐 합성을 저해하며,[76)] 프로스타글란딘 $F_{2\alpha}$는 기존 카라기난 육아조직의 콜라겐 합성을 억제하지만 프로스타글란딘 E_1이나 프로스타글란딘 $F_{1\alpha}$는 콜라겐 합성을 촉진한다.[77)] 염증조직의 콜라겐 합성 및 분해를 억제하는 스테로이드제는 인산지방질가수분해효소 A2(phospholipase A2)를 저해함으로써 프로스타글란딘 합성을 지해하고 콜라겐분해효소 생성도 억제한다. 프로스타글란딘 E_1에는 세포내 환식 아데노신모노포스페이트(cyclic adenosinemonophosphate)량을 상승시키는 작용이 있고 섬유아세포의 증식을 억제하며, 콜라겐 합성도 억제한다. 기타 프로스타글란딘 E_1은 쥐의 항원 보강제(adjuvant, 보조약과 같이 어떤 약물의 효력을 도와주는 물질)로 관절염이나 육아조직 형성을 억제시키는 것으로 밝혀졌다.

4) 삼출성 염증에서의 콜라겐 역할

염증 초기에 나타나는 염증반응의 하나로 염증 국소에 백혈구, 림프구, 암세포 등의 유주세포가 조직 내에 침입하여 경계가 고정되어 있지 않은 병소(lesion)를 나타내는 병리적 현상인 세포 침윤(infiltration)이 일어난다. 일반적으로 다형 백혈구, 단구(monocyte), 대식세포의 순서로 염증 국소에 백혈구가 혈관벽을 통과하는 유주(emiqration)가 일어난다. 이들 세포의 유주에 관련해서 콜라겐 및 콜라겐 알파 사슬이나 분해 산물이 유효한 주화성 인자(chemotactic factor, 화학적인 농도기울기에 따라 개개의 세포가 이동하는 것)로 작용한다.

콜라겐 섬유는 생체조직과 장기의 세포간 기질의 주성분으로서 널리 분포하고 있다. 염증의 원인이 되는 조직 상해가 생기면 그전까지 뮤코다당으로 둘러싸였던 콜라겐 섬유가 노출되고 나아가서는 콜라겐분해효소에 의해 콜라겐 분자가 섬유에서 이탈하여 분해가 일어난다. 이 염증 국소에서 콜라겐은 내인성 응고계의 초기단계에 관여하여 혈장 트롬보플라스틴(thromboplastin) 전구인자를 활성화시키는 물질인 헤게만 인자(Hagman's factor)나 혈소판을 활성화시키는 것으로 알려져 있고, 그 외에 염증반응에 관여하는 세포에 대한 주화성 인자로서 콜라겐 분자나 콜라겐 펩타이드가 염증반응에 의해 직접적으로 관여한다.

염증에서 콜라겐 분자의 역할에 관련하여 염증성 질환인 관절 류머티즘의 병인에서 II형 콜라겐을 주목할 필요가 있다. 트렌탐(Trentham) 등은 연골에서 특유한 콜라겐인 II형 콜라겐을 프로인드 보강체(Fireund's adjuvant, 실험동물에게 강한 면역반응을 일으키게 할 목적으로 이용되는 면역 보조제)와 함께 유상액으로 만들어 쥐의 피부내로 주입시킨 결과, 쥐의 40~50%에서 관절염이 유발되었다고 보고했다.[78)]

이 콜라겐으로 유발된 관절염은 II형 콜라겐에 특이적이고, I형이나 III형 콜라겐에서는 관절염이 발생되지 않았다. 또한, II형 콜라겐의 알파 사슬에는 관절염을 유발시킨 작용이 없지만 펩신으로 한정 분해시킨 II형 콜라겐이 관절염을 유발시킨 것으로 밝혀져 II형 콜라겐 분자의 나선 부분이 관절염을 일으키는데 중요한 인자임이 확인되었다. 그리고 이들은 콜라겐 분자의 유형에 특이적인 세포성 및 체액성 면역학적 반응이 일어나며, 관절염 쥐의 비장 세포나 림프절 세포의 수동 이동(passive transfer)이 가능하다고 밝혔다.[79)]

이처럼 관절 류마티즘의 실험 모델의 병인은 연골에 특유한 II형 콜라겐에 대한 면역학적 과민증으로 자가면역 질환인 것으로 드러났다. 콜라겐 염증조직의 형성, 조직의 강도 유지뿐만 아니라 삼출성 염증에서 세포의 주화성 인자로서 그리고 콜라겐 분자의 유형에 특유한 항원성으로 관절염을 유발시키는 등 폭넓은 염증반응에 관여하기 때문에 염증에서 중요한 인자라 할 수 있다.

8 상처가 콜라겐 대사에 미치는 영향은?

알 기 쉬 운 요 약

상처와 콜라겐의 관계는?

상처란 피부나 점막이 외부의 어떤 힘으로 조직이 손상된 상태를 말한다. 가볍게 피부가 긁히는 정도에서 피부 전체는 물론 혈관, 신경, 근육까지 파괴되는 등 그 정도와 유형이 매우 다양하다. 상처 관리의 기본원칙은 첫째는 지혈 및 쇼크 예방이고, 둘째는 감염의 가능성을 최소화하는 것이다. 상처 치유 과정은 인장강도(항장력) 변화와 상처를 받은 후 1~4일째 잠복 상과 이어 4~10일째 섬유증식 상, 마지막으로 반흔 상으로 분류된다.

상처 치유 과정에서 자주 발증하는 비후성 반흔(상처 자국)과 켈로이드(keloid, 흉터종) 같은 이상반흔의 병태 해명의 일면으로서 콜라겐 대사이상의 특징을 이해할 필요가 있다. 상처를 입은 직후를 시작으로 약 5일간 지속되는 증식상 또는 기질상, 여러 세포의 침윤, 용해작용이나 식작용과 5일째쯤에 시작해서 상처 완료까지 이어지는 콜라겐 상(collagen phase, 정상적인 콜라겐 섬유가 출현)이다.

피부가 찢어지면서 생긴 상처(열상)에서 돋아나오는 생살(육아)에서는 콜라겐의 함량이 적고 가는 섬유 다발이 보이지만 육아가 표피화 되는 시기를 경계로 하여 초기 이상반흔에서는 콜라겐 함량이 증가하고 두꺼운 섬유 다발이 나타난다. 상처에 의한 의학적 문제는 반흔 형성이다. 동물의 상처는 반흔조직이 형성됨으로써 치유되는데 반흔 자체는 동물의 생존에 큰 영향을 주는 경우는 매우 드물다. 이에 비해 사람의 경우는 심장판막, 간, 식도, 복강 등에 생긴 반흔조직이 기능장애를 일으키거나 때로는 사망에 이르게 하는 원인이 되기도 한다.

예를 들어 동물의 피부 반흔은 거의 눈에 띄지 않고, 특히 비후성 반흔이나 켈로이드와 같은 이상 반흔은 체모를 가진 동물에서는 발증되지 않는다. 이에 반해 사람에게 특히 유색인종에서 왜 반흔이 생기기 쉬운지, 반흔 형성을 조절할 수 없는지에 대한 문제와 관련하여 콜라겐 및 그 대사 연구가 중요하다고 생각된다.

의학적으로 상처(wound)란 정상조직이 파탄되고 통합성의 상실이 유도되는 모든 병적 과정을 일컫지만, 일반적으로는 물리적인 힘으로 인해 생긴 손상 및 조직의 파괴를 의미한다.[80] 외부로부터 작동하는 힘의 종류, 손상의 해부학적 부위, 손상부위의 크기, 손상 발생원인 등의 차이에 따라 달라지므로 상처가 의미하는 것은 상당히 광범위하다. 그러나 현재까지 진행된 상처치유에 관한 생화학적 연구는 대부분 피부에 국한되어 상처 치유과정을 콜라겐 합성 과정을 해명하는데 하나의 모델로서 사용하는 것과 상처 치유과정에서 자주 발증하는 이상 반흔(비후성 반흔과 켈로이드)의 병태를 해명하는 관점에서 콜라겐 대사상의 특징을 밝히고 있다.

1) 상처 조직에서 콜라겐의 인장강도와 함량

상처 치유과정은 항장력(tensile strength)의 변화와 상처를 입은 후 1~4일째 잠복 상(lag phase), 4~10일째 섬유증식 상(fibroplasia phase), 그리고 반흔 상(cicatrization phase)으로 분류된다. 그러나 1950년대에 조직의 하이드록시프롤린의 화학적 정량을 통해 조직 중의 콜라겐 함량의 측정이 가능해지면서, 상처 치유과정에서 항장력의 회복과 조직의 콜라겐 함량 변화의 관계가 밝혀지기 시작하였다. 쥐의 개방성 육아창이나 모르모토(guinea pig)의 봉합된 상처에서 상처부의 항장력 회복과 콜라겐 함량증가 사이에 밀접한 연관성이 확인되었다.[81]

이를 근거로 하여 상처 치유과정을 상처를 입은 날로부터 5일 전후로 하여 두 시기로 구분하였다. 즉, 상처를 받은 직후부터 약 5일간 지속되는 증식 상(productive phase)과 5일째쯤에 시작해서 상처 완료까지 이어지는 조직화학적으로 정상인 콜라겐 섬유가 출현하는 콜라겐 상(collagen phase)이다. 쥐의 봉합 직후의 피부 절창에서 제1기 치유에서는 상처를 받은 후, 3일째까지 염 가용성 콜라겐은 감소하지만, 그 후 서서히 증가하여 21일 경에 최고에 도달한다. 이에 비해 제2기 치유에서는 항장력은 이미 3일째에 상당히 회복되었지만, 염 가용성 콜라겐 및 총 콜라겐 모두 제1기 치유보다 크게 감소하였다. 이 사실로부터 제2기 치유 초기에 볼 수 있는 항장력 회복은 새로운 콜라겐 생산에 의한 것이 아니라 기존 콜라겐 분자의 섬유화와 가교 형성에 의한 것이라고 볼 수 있다.[82)]

사람의 비후성 반흔의 염가용성 콜라겐은 정상 피부나 정상반흔에 비해 헥소오스(hexose), 헥소사민(hexosamine), 시알산(sialic acid), 우론산(uronic acid), 글리코겐 함량과 함께 유의적으로 높은 수치를 나타냈지만, 불용성 콜라겐에 대해서는 구연산과 함께 정상 피부, 정상 반흔 및 비후성 반흔의 3자간에 유의적인 차이는 나타나지 않았다.[72)] 또한, 타카마(Takama) 등[83)]은 열상 육아에서는 콜라겐의 함량이 적고, 가는 섬유다발이 보이지만 육아가 표피화되는 시기를 기점으로 초기 이상 반흔에서는 콜라겐의 함량이 증가하고 두꺼운 섬유다발이 나타났다고 밝혔다.

2) 상처 조직의 콜라겐 분자종

콜라겐 분자를 구성하는 폴리펩타이드 사슬에는 다른 유전자에 의해 지배되는 몇 종류의 알파 사슬과 이들이 구성하는 분자 종이 존재하는 것으로 알려져 있다. 열상 후에 자주 발생하는 이상 반흔이 I형과 III형 콜라겐을 함유한 것이 밝혀진 이후 이상 반흔 콜라겐의 분자종에 대한 특징이 밝혀졌다.[84)]

베일리(Bailey) 등[85)]은 식염 처리로 분획한 침전의 중량비로 III형 콜라겐이 차지하는 비율은 사람 비후성 반흔에서는 33%로 같은 연령의 정상 피부(22%)보다 높았지만 태아 피부(50%) 수준으로 높지는 않았다. 한편, 정상 피부에서는 III형이 20%인데 비해 3도 열상 비후성 반흔에서는 13%라는 낮은 수치를 나타낸 대조적인 결과도 있다.[86)]

하야카와(Hayakawa) 등은 상처를 입은 사람의 열상 육아 및 비후성 반흔의 펩신처리 추출액에 대해 22일에서 40년에 걸쳐 III형의 I형에 대한 비율 추이를 조사한 결과, 육아는 정상 피부의 평균값(0.17±0.04 S.D)에 비해 비정상적으로 높은 비율(0.37~0.73)로 나타났고, 이후 약 2년간에 서서히 정상 수준까지 감소했다. I형 및 III형에 대한 항체를 사용한 면역조직 화학적 방법에 의해 상처 치유과정에서 두 콜라겐의 출현과 상대 비율이 밝혀졌다. 상처를 받은 후 약 48시간에서 유아조직 중에 신생 혈관이 생성되면서 III형이 가는 섬유로 변한다. 이 III형 콜라겐 출현으로 인해 점진적으로 섬유아세포가 증가하고 이어서 I형의 두꺼운 횡문 구조로 된 콜라겐 섬유가 나타나기 시작했다.[87)]

이상의 결과를 종합하면, 일반적으로 상처 치유의 육아, 정상 및 이상 반흔 중에는 정상 피부와 마찬가지로 1형 콜라겐 외에 III형 콜라겐이 분명히 존재하지만, 그 비율은 가지각색이다. 그 원인은 동물 종의 차이, 상처의 차이, 추출방법, 분석방법 등에 기인한다고 볼 수 있다.

이처럼 피부의 상처 치유과정에서 콜라겐과 그 대사에 관한 연구결과를 살펴보면 넓은 의미에서 상처에 관한 의학적 문제는 반흔 형성에 있다. 동물의 상처는 반흔조직이 형성됨으로써 치유되는데 반흔 자체가 동물의 생존에 중요한 영향을 주는 경우는 매우 드물다. 이에 비해 사람의 경우에는 심장판막, 간, 식도, 복강내 등에 생긴 반흔조직이 큰 기능장해를 일으켜 사망에 이르게 하는 원인이 되기도 한다. 예를 들어 동물의 피부 반흔은 잘 눈에 띄지 않는다. 특히 비후성 반흔이나 켈로이드와 같은 이상 반흔은 체모를 가진 동물에서는 발증하지 않는다. 그러나 사람의 반흔은 눈에 잘 띄며 같은 사람 중에서도 유색 인종에서 더 발증이 잘 일어난다. 이러한 점이 이상 반흔에 관한 동물실험이 의미가 없어 철저한 연구가 진행되지 못하는 이유이기도 하다. 사람에게만 왜 반흔이 생기기 쉬운지 반흔 형성을 조절할 수 없는지에 대한 좀더 구체적인 연구가 이루어져야 할 것이다.

9 콜라겐 대사관련 질환

알기쉬운요약

생체의 각 세포에서 일어나는 물질 변화와 그에 따른 에너지 생산의 생화학적 과정을 대사(metabolism)라고 한다. 다시 말하면 외부와 밀접한 소통을 유지하면서 살아있는 생물이 외부에서 섭취한 무기물질이나 유기물질을 소재로 하여 자체 생명활동을 위해 필요한 물질을 합성하는 활동과 음식물 또는 체내의 당질, 지질, 단백질에 축적되어 있는 에너지를 생체내의 화학반응에 이용할 수 있는 형태로 변환시키는 활동을 뜻한다.

물질 측면에서 보면 대사는 합성반응인 동화(anabolism)와 분해반응인 이화(catabolism)로 대별된다. 핵산, 단백질, 다당, 지질과 같은 고분자 화합물을 보다 간단한 분자로부터 합성하는 반응이 동화이고, 반대로 지질과 같은 고분자물질을 화학적으로 보다 간단한 분자로 분해하는 반응이 이화이다.

우리 몸에서 생명 유지에 필요한 물질의 합성이 정상적으로 이루어져야 건강을 유지할 수 있다. 합성이나 분해가 문제가 발생할 경우는 질병이 발생되어 건강을 잃게 되는 것이다.

생체 내에서 단백질을 합성하기 위해서는 먼저 관련 유전자로부터 대사 과정에 필요한 효소가 만들어져야 하는데, 이때 유전자 변이나 다른 요인에 의해 정상적인 기능을 하지 못하는 효소가 만들어진다면 단백질 합성 대사반응은 제대로 이루어지지 않는다. 이로 인해 질환이 발생되는 경우가 있는데, 이를 분자병 또는 유전병이라고 한다.

생체에 필요한 콜라겐을 합성하기 위해서는 먼저 관련 유전자로부터 10단계 이상의 대사과정을 거쳐야 하는데 각 단계마다 서로 다른 효소가 작용을 한다. 이때 한가지 효소라도 정상적인 기능을 하지 못하면 콜라겐 합성은 완성되지 못하고 이로 인해 질환이 발생하게 된다. 예를 들어 콜라겐 관련 유전자(COL1A1)가 변이되면 뼈 변형이나 결합조직증상을 나타내는 선천성 질환이 나타난다.

콜라겐은 몸 전신에 존재하기 때문에 콜라겐 분자에 이상이 생기면 모든 조직이나 장기에 영향을 미치게 된다. 각종 콜라겐은 2종류 이상의 조직에서 발현하여 다른 세포외 기질과도 밀접한 관련이 있기 때문에 하나의 콜라겐 관련 유전자가 이상이 생기면 수많은 조직에서 중복된 임상증상을 야기시킨다. 콜라겐에 관련된 사람의 유전성 질환과 특정 콜라겐 대사관련 효소의 이상으로 발생되는 질환에 대하여 살펴본다.

1) 뼈, 연골의 이상

뼈 형성 부전증(Osteogenesis imperfecta, OI)은 전신에 존재하는 뼈의 취약성으로 인해 골절되기 쉽다. 뼈 변형과 결합조직 증상을 나타내는 선천성 질환이다. 뼈 형성 부전증의 90%가 유전자(COL1A1 또는 COL1A2) 변이에 의해 발생된다. 유아피질 과골증으로서 알려진 카피(Caffey) 병은 유아기에 과잉의 새로운 뼈 형성으로 생기는 질환이며, 이것도 유전자(COL1A1) 변이로 발생된다. II형 콜라겐은 주로 연골에 함유되어 있어 유전자(COL2A1)의 변이는 II형 콜라겐 이상증 관련 질환으로 밝혀져 있다(**표 13**).[88] IX형-IX형 콜라겐도 연골 형성에 관여하기 때문에 관련 유전자의 변이는 연골 이상을 유발한다.[89]

2) 피부 변화

피부 이상은 상당히 많은 원인 유전자를 가진 엘러스-단로스 증후군(Ehlers-Danlos syndrome, EDS)의 환자에게 나타나는 특징이 있다. EDS는 2017년에 13가지 병의 형태로 분류되었다.[90] 환자의 경우 이상하게 늘어진 우단(velvet)같은 피부를 갖거나 타박에 의한 상처를 받기 쉽다. 피부 수포증은 환자가 취약한 피부를 갖고 있어 피부에 약한 힘이 가해져도 표피가 벗겨져 수포나 궤양이 발생한다. 이것은 유전자(COL7A1 또는 COL17A1)가 변이되어 발생된다. 손, 발, 무릎이나 팔꿈

표 13 콜라겐 관련 질환

유전자 또는 효소	병명, 증상
COL1A1, COL1A2	뼈 형성 부전증, 골다공증, 에러스-단로스(Ehlers-Danlos) 증후군(다발관절 이완증), 유아피질 과골증
COL2A1	선천성 척추 골단 이형성증, 연골 무형성증, 변형성 관절증, 스티클러(Stickler) 증후군
COL3A1	엘러스-단러스(Ehlers-Danlos) 증후군(혈관형)
COL4A3-COL4A5	알포트(Alport) 증후군, 뇌소 혈관병, 양성 가족성 혈뇨
COL5A1-3	엘러스-단러스 증후군, 근섬유성 이형성(Fibro muscular dysplasia)
COL6A1-3	지대형 근위축증(dystrophy), 울리히 병(Ullrich disease)
COL7A1	표피 수포증
COL9A1-3	스티클러 증후군, 골단 이형성(Epiphy seal dysplasia)
COL10A1	쉬미드(Schimid)형 골간단 연골형성 부전증
COL11A1	상염색체 우성 난청, 섬유 연골 형성, 마샬(marshall) 증후군, 스티클로 증후군
COL12A1	엘러스-단러스 증후군
COL17A1	표피 수포증, 상피 재발성 미란(erosion), 영양이상(dystrophy)
리실 하이드록시라제(Lysyl hydroxylase)	엘러스-단러스 증후군(후측만형)
프로콜라겐 1 N-말단 펩티다아제(Procollagen 1 N-terminal peptidase)	엘러스-단러스 증후군(피부 이완형)
리실옥시다제(Lysyl oxidase)	멘키스 병(Menkes syndrome)

치 등에 수포가 생긴다. 또한 임상 증례에서는 손가락의 반흔유착이 진행되어 성인 후에 반흔암을 유발할 수 있다고 한다.[89)]

3) 난청과 시각 장애

콜라겐 관련 질환의 특징으로서 여러 증례에서 감응성 난청을 일으키는 경우가 있다. 원인 유전자(COL2A1, COL9A1, COL11A1)의 변이로 발생되는 스티클러 증후군(Stickler syndrome)에서는 초자체(vitreous, 유리체)의 장해로 인해 강한 근시나 백내장 때로는 망막 박리를 동반하는 시각적 장해를 가져온다.

사구체 기저막에 있는 IV형 콜라겐의 유전자 변이에 의해 발생되는 사구체 신염의 알포트 증후군(Alport syndrome)에서는 자주 난청이나 시각 장해가 발생될 수 있다. 골형성 부전증이나 엘러스-단로스 증후군에서도 난청을 일으키는 경우도 있다.[89)]

4) 근력 저하

VI형 콜라겐은 골격근의 유지와 재생에 중요한 역할을 하고 있다. 유전자(COL6A)의 돌연변이는 베들렘 근병증(Bethlem myopathy)이나 울리히 병(Ullrich disease)이 진행하는 팔이나 넓적다리를 중심으로 근력저하와 손가락이나 팔꿈치, 발관절이 구부러진 상태로 굳어 버리는 굴곡구축이 발생된다.

5) 작은 혈관 이상과 신장병

COL1A4 및 COL2A4 유전자의 돌연변이는 혈관 기저막의 손상을 주어 뇌내출혈, 유전성 혈관 질환뿐만 아니라 뇌의 작은 혈관이 막히거나 손상되는 질환인 뇌소 혈관병(cerebral small vessel disease) 등을 유발한다. 망막 동맥이 꼬불꼬불한 것은 유전자(COL1A3) 변이에 의해 나타난다. IV형 콜라겐의 유전자(COL4A) 변이는 신장기능에 영향을 미치는 사구체 기저막의 결함이 지속적으로 재발성의 혈뇨가 관찰된다.

콜라겐 관련 질환의 대부분은 유아기에 영향이 큰 경우가 많다. 일부는 성인기에 가벼운 증상으로 나타날 수 있다. 반대로 증상이 심한 콜라겐 이상을 가져오는 경우 대부분이 태아기 또는 출생 직후에 사망한다. 장해의 중증도는 영향을 받는 조직에서의 콜라겐 분포와 그 주요한 기능에 의존한다는 것을 고려하면 콜라겐의 생물학적 역할의 중요성을 알 수 있다.

콜라겐은 상당히 엄밀한 생합성과 분해과정을 거친다. 관련 유전자의 돌연변이에 의해 콜라겐 관련 질환이 조직에서 다양하게 나타난다. 콜라겐 대사는 폭넓은 단백질 군이 관련되어 있고, 단순한 세포외 기질이라는 조직의 구조적인 기능뿐만 아니라 조직의 항상성을 유지하는 조절 역할을 담당하고 있다. 콜라겐 대사과정의 이해는 콜라겐의 생리학적 기능뿐만 아니라 많은 질환의 치료법을 개발하는 발판이 될 수 있을 것이다.

10 콜라겐의 의학적 응용

알 기 쉬 운 요 약

재생의료와 콜라겐

콜라겐은 젤라틴으로 변화되어 식품으로 활용될 뿐만 아니라,보습성이 높아 화장품 소재로 사용되기도 하며, 상처의 치료나 뼈와 연골의 재생의료에 응용되는 등 다양한 기능을 발휘하는 생체 친화성 물질이다. 이러한 특성으로 인해 기능성 재료, 화장품 소재, 분자생물학, 세포공학, 재생의료 등의 다양한 분야에서 활발한 연구가 진행되고 있으며, 특히 최근에 재생의료 분야에서 콜라겐의 활용가능성에 대한 관심이 고조되고 있다.

재생의학(Regenerative medicine)은 인간의 세포와 조직이나 장기를 대체하거나 재생하여 본래의 기능을 복원하도록 돕는 의학 분야이다. 재생의학의 주요 방법 중 하나는 생체 조직 공학이다. 조직공학은 세포가 부착하여 자랄 수 있도록 다양한 인자를 활용하여 여러 조직의 재생을 목표로 하며, 나아가 장기 복원을 위한 연구를 수행하는 학문이다.

조직공학에서는 의료목적으로 새로운 생체조직의 형성을 위한 의료용 발판소재(scaffold)가 개발되어 활용된다.

발판재료로서의 콜라겐

발판재료에 세포를 접착시키면 세포는 세포외 기질(extracellular matrix)의 구멍을 통해 발판재료 전체로 퍼져 구멍 벽에 접착한다. 세포 접착 인자의 작용으로 세포는 증식하면서 콜라겐과 프로테오글리칸(proteoglycan) 등으로 구성된 세포외 기질을 만들어 낸다. 이렇게 증식된 세포와 생성된 세포외 기질이 조직화됨에 따라 조직이 재생된다. 발판재료는 세포에서 일시적인 역할을 수행한 후, 조직 재생과정에서 서서히 분해되어 제거된다.

발판재료는 생체 흡수성이 뛰어난 원재료로 만들어야 하며, 만약 원재료가 비흡수성이라면 조직 재생과정에서 방해 요소로 작용할 수 있다. 기존에 생체 흡수성이 좋은 합성고분자가 원재료로 주로 사용되었지만, 생체 친화성이 부족하다는 한계로 인해 최근에는 천연 생체 고분자인 콜라겐, 젤라틴, 키토산, 히알루론산(hyaluronic acid) 등의 활용이 점차 확대되고 있다.

일례로 콜라겐을 발판재료로 사용하여 소의 연골 세포를 배양할 경우, 연골 세포가 발판재료 전체로 분포하면서 증식하여 연골 재생이 촉진하는 효과를 얻을 수 있다.

최근 조직공학기술의 발전으로 정맥 이식과 유사하게 침습을 저감시키기 위한 생체 재료나 세포 배양 제품이 개발되었으며, 이러한 제품은 구강 점막 재생 등 다양한 의료 분야에 활용되고 있다. 예컨대, 콜라겐과 수산화인회석을 결합한 복합체는 뼈 조직 재생에 효과적으로 이용되고 있다.

또한, 최근 재생의료 분야에서는 암 치료와 재생의료를 통합하여 암 치료뿐만 아니라 암 조직 제거 후 손상 부위의 기능을 복원하려는 새로운 발판재료 개발이 활발히 이루어지고 있다. 이 기술은 근본적인 암 치료를 목표로 하며, 암 세포를 제거함과 동시에 조직 재생을 촉진하는 혁신적 접근법으로 주목받고 있다.

생체 의료란 기능이 손상되었거나 불완전하여 제거된 생체조직이나 장기에 세포나 인공재료를 적극적으로 활용하여 손상된 기능을 재생시키는 의료 분야를 말한다. 재생의학의 궁극적인 목표는 회복이 불가능한 조직이나 장기에 신체 고유의 회복 메커니즘을 활성화하거나 손상된 조직을 대체함으로써 손상된 부위를 재생시키는 것이다. 또한, 재생의학은 신체가 스스로 치유할 수 없는 조직이나 장기의 이식이 필요한 사람들에 비해 턱없이 부족한 장기 기증의 문제를 해결하려는 데 초점을 맞춘다. 이와 함께, 환자 자가 세포를 이용한 장기배양을 통해 장기 이식 시 발생하는 면역 거부반응을 최소화하는 데에도 기여한다. 재생 의료 방법 중 하나인 생체조직 공학은 세포, 발판재료(scaffold)와 같은 인공재료와 세포 증식 인자를 교묘하게 조합하여 세포의 접착, 증식, 분화를 제어함으로써 조직 재생을 유도하는 기술이다.[91)]

조직공학 설계에서 가장 핵심적인 요소는 다공질 발판재료를 만드는 것이다. 세포를 발판재료에 처리하면, 세포는 발판재료 구멍을 통해 이동하며 구멍의 벽에 접착한다. 세포 접착 인자의 작용으로 세포는 증식하면서 콜라겐과 프로테오글리칸(proteoglycan) 등으로 구성된 세포외기질(extracellular matrix)을 만들어 낸다. 이렇게 증식된 세포와 생산된 세포외 기질이 조직화됨에 따라 조직의 재생이 이루어진다. 발판재료는 세포의 일시적인 지지 구조로 역할을 수행한 후, 조직 재생과정에서 서서히 분해되어 제거된다.

조직공학은 광범위한 응용 분야를 다루며, 실제로 뼈, 연골, 혈관, 방광, 피부, 근육 등 특정 조직의 재생과 개선을 목표로 연구와 개발이 진행되고 있다. 특히 오늘날에는 생체 친화성 물질인 콜라겐이 발판 소재로 활발히 활용되고 있다.

발판재료의 성공적인 활용을 위해서는 원재료 선택, 다공질화 방법, 다공률, 구멍 크기, 그리고 공간 연결성(vacancy trapping) 등 주요 요소(parameter)를 조절하는 것이 매우 중요하다. 이러한 요소들은 조직공학의 효과적 구현과 조직 재생 효율성 향상에 필수적인 핵심 요인으로 간주된다.

1) 조직 재생에 콜라겐 발판재료의 활용

발판재료의 제작에는 생체 흡수성이 우수한 원재료를 사용해야 한다. 원재료가 흡수성이 부족하면 재료가 조직 재생 과정을 방해할 수 있기 때문이다. 기존에는 생체 흡수성이 있는 합성 고분자가 상용되었지만, 생체 친화성의 한계로 인해 최근에는 콜라겐, 젤라틴, 키토산, 히알루론산(hyaluronic acid) 등과 같은 천연 생체 고분자가 점차 널리 활용되고 있다.

콜라겐 발판재료는 주로 I형 콜라겐 수용액을 동결건조하여 만든다.[92] 콜라겐 다공질 발판재료를 사용하여 소 연골 세포를 배양할 경우, 연골 세포는 발판재료의 구멍을 통해 침투하여 전체적으로 분포되고 증식한다. 이러한 과정을 통해 6주간 배양 하면 연골 조직 재생이 활발히 진행되는 효과를 얻을 수 있다.

가와조에(kawazoe) 등은 암 치료와 재생 의료를 통합하여, 암세포를 제거함과 동시에 수술로 제거된 부위의 기능을 회복시킬 수 있는 새로운 발판재료의 개념을 제안하였다.[93] 암 조직을 제거하는 수술을 받아도 암이 빈번하게 재발하는 주요 원인은 현재의 영상진단 기술로는 검출되지 않는 소수의 암세포가 체내에 남아 있기 때문이다. 이 방법은 먼저 수술로 암 조직을 떼어낸 부위에 발판재료를 채우는 것으로 시작된다. 이후 발판재료로 침입한 잔존 암세포는 살상시키고 동시에 발판재료에 침입한 정상세포는 증식시켜 조직화함으로써 정상 조직으로 재생시키는 방식을 취한다. 이를 위해 가와조에(Kawazoe) 등은 발판재료에 암 세포를 살상시키는 기능을 부여해야 한다고 제안하였다. 암세포가 정상 세포에 비해 열에 약하다는 점에 착안하여, 온도를 높여 암세포를 사멸시키는 온열요법을 활용하였다. 온열요법에서는 근적외선 광을 흡수하여 발열하는 성질을 가진 광열 변환 나노물질을 이용한다. 이러한 나노물질을 암세포에 주입하면 열이 발생하여 암세포가 사멸하게 된다. 광열 변환 나노물질로는 세포 독성이 낮고 생체에 악영향을 미치지 않는 금속 나노입자와 흑린 나노시트(black phosphorus nanosheet)가 사용된다.

실제로 젤라틴과 흑린나노시트 복합 다공질 발판재료를 이용하여 유방암 세포를 배양한 실험에서, 근적외선 광을 조사한 결과 유방암 세포가 완전히 사멸되었다는 보고가 있다.[94]

2) 콜라겐을 이용한 잇몸뼈 재생

치아가 빠지면 잇몸뼈가 흡수되고 변형되어 주저앉는 현상이 발생한다. 발치 후 시간이 경과할수록 잇몸뼈의 폭과 높이는 점차 감소하며, 음식물을 씹는 것과 같은 적당한 자극이 계속 주어지지 않으면 내려앉는 잇몸 퇴축현상(gingival recession)이 진행된다. 발치한 직후 뼈이식을 진행하면 뼈와 잇몸이 무너지는 것을 막고 유지하는 데 도움이 된다.

치근 주위에 있는 잇몸뼈나 턱뼈의 조직 재생에 있어서 뼈이식에 대한 유효성은 잘 알려져 있다. 이는 이식된 골편 속에 뼈 재생을 촉진하는 세포 성분과 성장 인자가 포함되어 있어, 이식 후 기계적 강도에 기여하기 때문이다. 그렇지만 이식 뼈를 채취하려면 외과적 수술을 피할 수 없고 뼈 결손 부위가 광범위한 경우는 다량의 이식뼈가 필요하다.[95]

최근 뼈 재생력이 우수한 이식재료로 수산화인회석(hydroxyapatite, HA)과 베타-인산 삼칼슘(β-Tricalcium phosphate, β-TCP) 등이 뼈 재생력이 우수한 이식재료가 개발되고 있다. 이 중에 베타-인산 삼칼슘은 블록(block) 상 및 과립상의 인공 뼈로써 큰 구멍(100~400 μm)과 작은 구멍을 갖고 있어 혈류를 흡수하는 성질이 우수하여 알맞게 조정이 가능하다.[96]

한편, 대부분의 수산화인회석은 비흡수성이지만 최근에는 흡수성을 개선한 제품이 개발되고 있다. 그중 하나가 콜라겐 배합 수산화인회석인데 이는 수산화인회석과 콜라겐을 혼합하여 종래 인공 뼈에 없는 탄력성을 부여한 것이 특징이다. 생체내의 뼈 조직은 유기물인 콜라겐과 무기물인 수산화인회석이 층상구조를 이루고 있으며, 뼈 형성을 담당하는 골아세포는 뼈 표면에 콜라겐을 분비하여 수산화인회석을 침착시킨다.[97] 뼈 형성을 담당하는 골아세포는 뼈 표면에 콜라겐을 분비하여 수산화인회석에 침착시킨다. 개발된 콜라겐 배합 인공 뼈는 천연 뼈와 유사한 조성과 구조로 되어 있다.

이 기술은 잇몸뼈 재생에 처음 적용된 사례로, 호야(Hoya Techno-surgical)에서 개발한 레피트(ReFit, $Ca_{10}(PO_4)_6(OH)_2$)가 있다. 레피트는 무기성분으로서 수산화인회석 80%와 I형 콜라겐 20%로 천연 뼈와 유사하게 만들어졌고, 기공 지름은 100~150 μm이며, 기공률이 95%로 매우 높은 인공 뼈이다(그림 40).[98]

레피트를 사용한 임상사례에서 발치 후 잇몸뼈의 개조(remodelling)로 인해 치근골의 순설폭(bone housing)과 높이가 감소하였다. 일반적으로 위턱에서는 0.1 mm, 아래턱에서는 0.4 mm의 잇몸뼈 흡수가 일어난 것으로 보고되었다.[99]

이를 뽑은 후, 치아 결손을 보충하기 위해 임플란트(implant)로 보철처리를 하지만 잇몸뼈 흡수를 최소한으로 감소시키는 것이 바람직하다. 따라서 이를 뽑은 후, 생긴 구멍에 뼈 재생을 촉진하고자 레피트를 넣는

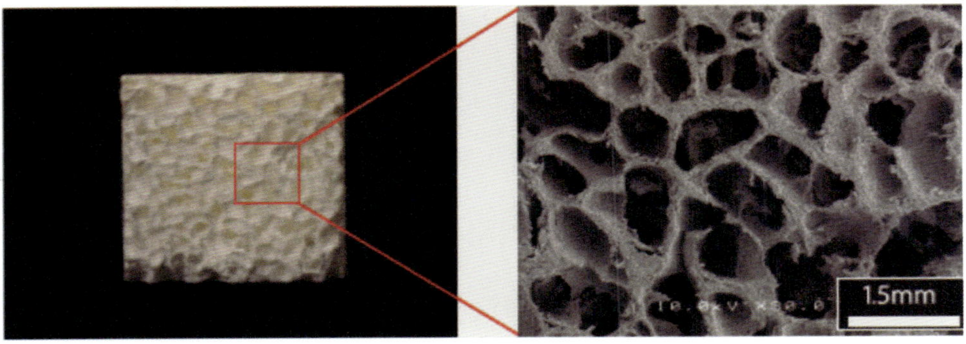

스펀지 구조 다공성

그림 40 스펀지 모양의 레피트

방식이 사용되었다. 임상 결과, 발치 후 잇몸뼈의 흡수가 두드러졌지만, 아래 치아의 경우 발치 후 매립 3개월 시점부터 잇몸뼈가 재생되기 시작했으며, 매립 6개월 후에는 임플란트 보철이 가능하였다(그림 41).

이는 레피트가 잇몸뼈 재생을 촉진하는 데 효과적임을 보여주며, 발치 후 잇몸뼈의 구조와 높이를 유지하기 위한 유용한 재료로 평가된다.

한편 콜라겐을 배합시킨 인산 옥타칼슘(octacalcium phosphate, 뼈와 치아에서 발견되는 수산화인회석의 전구체) 복합체는 뼈 재생 유도제로서 효과가 입증된 재료로, 특히 구순구개열의 악간열부나 치과용 임플란트체 매립을 위한 뼈 조성 및 뼈 결손 치료에 활용되고 있다.[100] 옥타칼슘 인산염 복합체는 뼈와 치아에서 발견되는 수산화인회석(hydroxyapatite)의 전구체로서, 생체 흡수성과 생체 적합성이 우수하며 다양한 형태의 뼈 결손 부위에 이식될 수 있도록 원형 및 원통형 스펀지

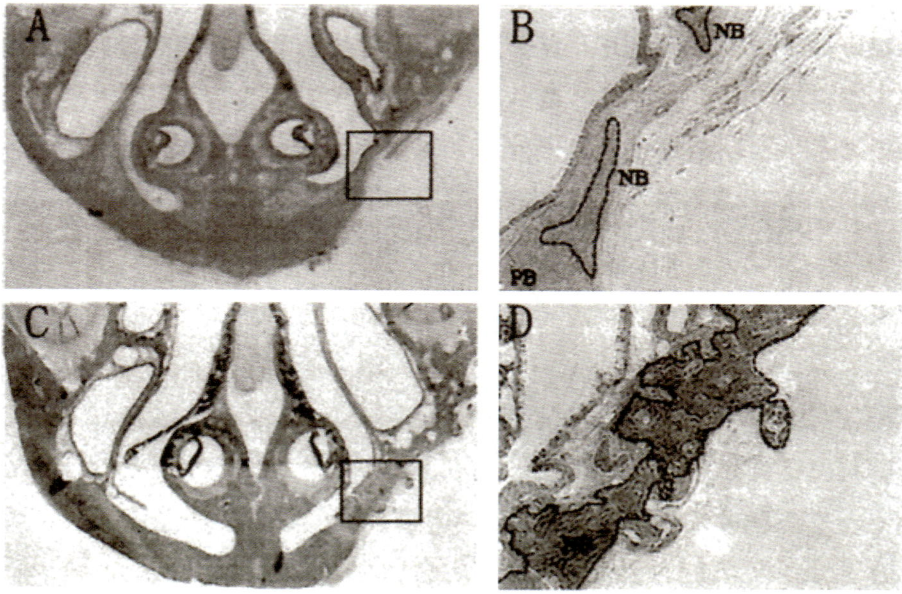

그림 41 쥐 뼈에 레피트의 매립 효과.
뼈 결손 수술 8주 후의 뼈 재생, A: 이식 없음, B: A의 직사각형으로 둘러싼 영역을 확대한 것, C: 레피트 삽입, D: C의 직사각형으로 둘러싼 영역을 확대한 것. NB : 신생 뼈, PB: 기존 뼈, 점선: 신생 뼈의 경계

형태로 제작되었다.

이를 활용한 임상 결과가 2014년에 처음 보고되었는데,[101] 37세 남성과 23세 여성의 치근낭 절체 후 뼈 결손된 부위에 옥타칼슘 인산염과 콜라겐 복합체를 매립시킨 결과, 23세 여성의 CT(computed tomograpy) 영상에서 상악 좌측 중절치 근단 부위에서 5 × 5 × 10 mm 크기의 X-선 투과 영상이 관찰되었다. 낭포는 제거되었고, 수술 후 감염이나 알레르기 반응 없이 양호한 치료 경과를 보였으며, 낭종 제거 후 뼈 결손 부위는 시간이 지남에 따라 축소되었고, 이 과정에서 투과상의 축소는 결손 부위의 가장자리뿐만 아니라 중앙 부위에서도 진행되었다(그림 42).

또한 언청이(cleft of lip) 어린이(7세 10개월)에게 옥타칼슘 인산염과 콜라겐의 복합체를 매립시킨 결과, 매립 6개월 후 악렬 가장자리에서 뼈 형성이 나타났으며, 감염은 발생하지 않았다(그림 43).[102]

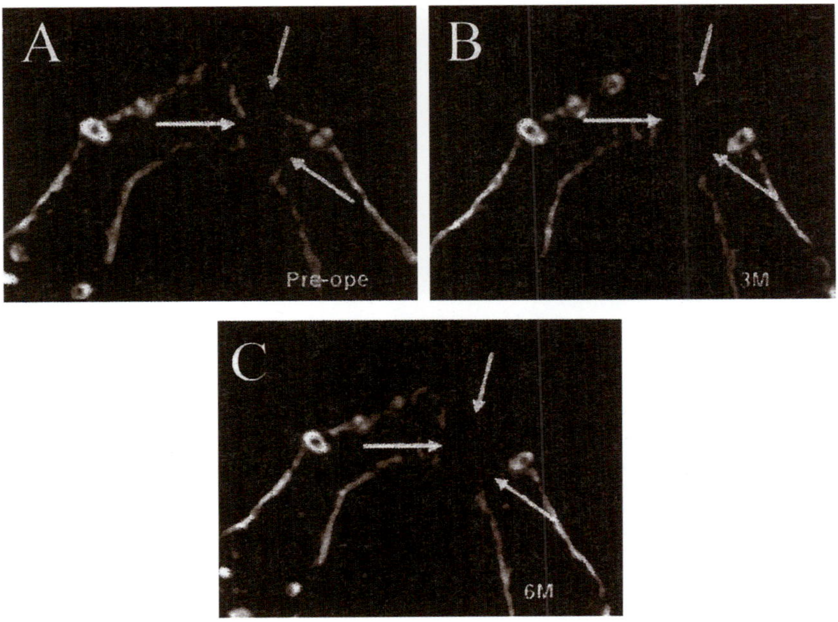

그림 42 23세 여성의 최근 낭포 적출 후 뼈에 인산 옥타칼슘 콜라겐 복합체 매립 효과[11]
A: 낭포 적출 전, B: 적출 3개월 후, C: 적출 6개월 후

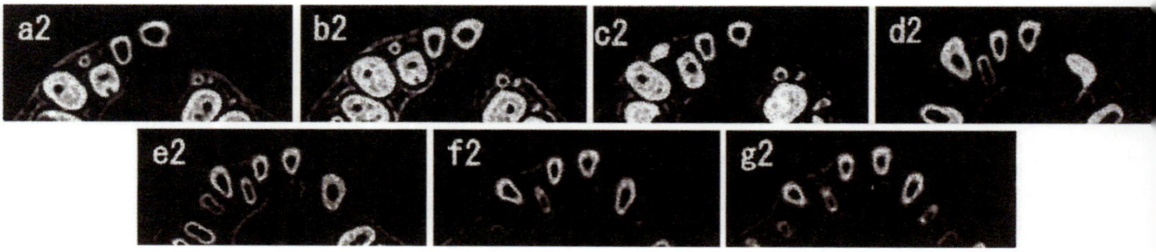

그림 43 좌측 악렬에 인산 옥타칼슘 콜라겐 복합체 매립 후 뼈 가교 형성[12)]

a2 : 수술 전(7세 10개월), b2 : 매립 6개월 후, c2 : 매립 1년 후, d2 : 매립 2년 후, e2 : 매립 3년 후, f2 : 매립 4년 후, g2: 매립 5년 후

그러나, 1년 후에는 턱 균열 사이에 뚜렷한 가교가 관찰되었고, 매립 2년 후부터는 정상인에 비해 설소대 직경은 작지만 일정량의 뼈가교가 나타났다. 구순구개열 환자의 교합과 씹는 기능의 개선이 치료목적이었는데, 옥타칼슘 인산염과 콜라겐 복합체 매립 후 구강내에서 출현한 송곳니는 매립 4년 후에 교합면에 도달하여 송곳니의 봉출을 유도할 수 있었다. 이처럼 매립 부위에서 송곳니가 봉출된 것으로 보아, 해당 부위의 뼈 리모델링이 진행되면서 복합체의 흡수를 동반한 새로운 뼈 생성이 진행된 것으로 판단된다.

3) 생선 콜라겐을 이용한 뼈와 연골 재생 효과

관절을 구성하는 뼈와 연골 조직은 다량의 기질(matrix)이 각각 조직 기능을 맡고 있다. 그중에서 비교적 소수의 세포들이 기질을 유지하는 특수한 역할을 한다.

뼈 기질은 유기물(35%)과 무기물(65%)로 된 복합체이며, 유기물 성분의 90%가 콜라겐이고, 무기성분은 주로 수산화인회석이다. 한편, 관절 연골 기질은 습중량당 20%의 콜라겐과 5%의 프로테오글리칸, 그리고 75%의 물로 구성된 복합체이다. 이처럼 뼈와 연골 조직의 기질은 콜라겐이 주요 성분으로 기질의 기능에 중요한 역할을 한다.[103)]

뼈와 연골 조직은 자주 손상되어 관절 기능에 큰 장해를 받는 경우가 있는데, 사소한 뼈 결손은 스스로 재생되지만, 그 재생속도는 매우 느리다. 뼈가 크게 손상된 경우는 뼈 재생에 한계가 있다. 특히, 연골 조직은 한번 손상되면 재생되기가 매우 어렵기 때문에 현재 의학으로 치료하기가 쉽지 않다.

최근 손상된 뼈와 연골 조직을 조직공학적 방법으로 재생시키려는 연구가 세계적으로 널리 진행되고 있다. 손상된 뼈와 연골 조직의 재생은 그 기질이 재생되지 않으면 기능의 재생은 일어나지 않는다. 지금까지 의료용 콜라겐 원료로는 주로 소의 진피에서 추출된 것이 널리 이용되었으나 광우병으로 인해 동물에서 추출한 콜라겐의 사용이 제한되면서 생선 콜라겐이 의료용 소재로서 검토되고 있다.[104)]

수기우라(Sugiura) 등은 열대 양식어인 틸라피아 비늘 콜라겐(변성 온도 35℃)으로 고밀도 콜라겐 스펀지를 만들어 수산화인회석이 배합된 다공성 복합체를 개발하였다.[105)] 이것을 토끼 대퇴골의 결손 부위에 충진시킨 결과, 복합체 주위 및 내부에서 새로운 뼈가 왕성하게 성장하는 것을 확인하였다(그림 44A). 콜라겐의 밀도가 높을수록 복합체의 흡수가 지연되었으며, 저밀도 콜라겐 복합체는 이식 3주 후에 완전히 흡수되어 정상적인 조직의 외층 부위에 있는 피질골(cortical bone)과 골수가 재생되었다(그림 44B).

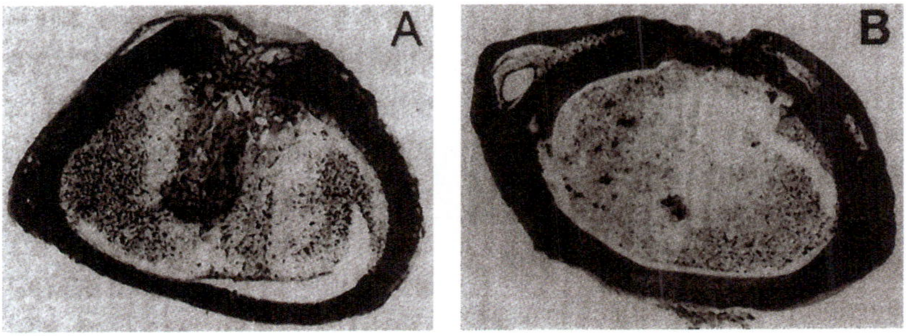

그림 44 콜라겐/ 수산화인회석 다공 복합체에 의한 뼈 재생
A: 고밀도 콜라겐/ 수산화인회석 다공 복합체를 매립시킨 주위 및 내부에 왕성한 뼈 신생을 나타냄
B: 저밀도 콜라겐 복합체는 3주 후 완전히 흡수되어 정상적인 피질 뼈와 골수가 재생됨

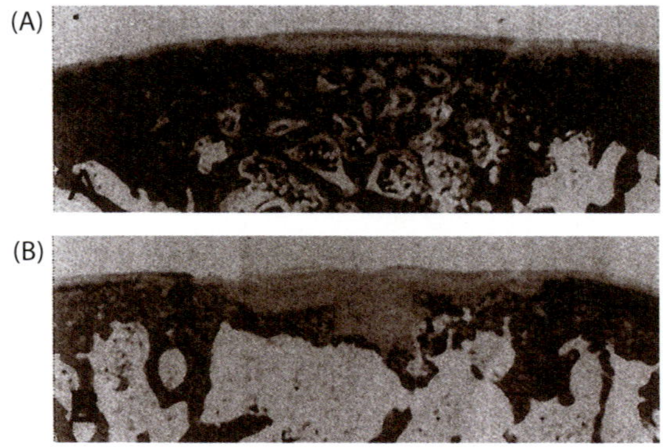

그림 45 복어 껍질 유래의 가교 콜라겐 스펀지 충진에 의한 연골 재생
A: 수술 후 12주에 결손부에 프로테오글리칸이 풍부한 조직이 재생됨. B: 무처리 대조구

관절 연골의 결손에 대한 현재의 치료전략은 정상인의 연골을 병변 부위에 이식하는 뼈 연골 이식수술이나 연골세포 또는 줄기세포 이식을 이용하는 조직공학적 재생 연골 이식이지만, 이 전략에는 발판재료가 중요한 역할을 한다. 따라서 복어 껍질 유래의 가교 아텔로콜라겐 스펀지를 만들어 연골 재생을 위한 발판재료로 활용하였다(그림 45).[106)]

토끼 양쪽 무릎 대퇴관절의 대퇴골 측 뼈 연골을 결손시키고, 여기에 가교 아텔로콜라겐 스펀지를 충진시킨 결과, 수술 12주까지 관절 내 염증이나 병적 소견이 나타나지 않았으며, 프로테오글리칸이 풍부한 조직이 생성되었고 II형 콜라겐의 발현도 확인되었다.[107)]

이와 같이 콜라겐은 다른 소재와 복합체를 이룬 발판재료가 잇몸뼈 재생, 뼈와 연골의 재생, 인공 피부, 인공 기관 등 다양한 임상에 활용되고 있다. 콜라겐은 생체 적합성이 높고, 이종 동물에서도 항원성이 비교적 낮으며, 안전성이 우수하기 때문에 다른 소재와 결합된 복합체는 발판재료로서 재생 의료에서 다양하게 활용될 것으로 기대된다.

4) 콜라겐의 기타 의약적 응용

콜라겐의 의료용 활용에 있어 가장 높은 부가가치를 창출하는 분야는 의료용 소재 개발이다. 대표적인 예로, 깊은 주름, 여드름 흉터, 상처 자국 등 피부 함몰 부위에 콜라겐을 주입하여 피부 표면을 정상적으로 회복시키는 시술이 있다. 현재 미국과 일본에서는 이러한 콜라겐 피부 주입술이 광범위하게 시행되고 있다.

피부 함몰의 크기와 깊이가 다양하므로, 사용되는 콜라겐의 농도 역시 차등적으로 적용된다. 미세 주름 개선에는 저농도 콜라겐을, 깊은 함몰에는 고농도 콜라겐을 사용한다. 주입된 콜라겐은 체내에서 서서히 분해되어 흡수되는데, 이는 백혈구와 같은 식세포에 의해 이루어진다. 주입된 콜라겐의 분해 속도가 체내 콜라겐 합성 속도보다 빠른 경우가 많아 반복적인 시술이 필요하다. 이러한 문제를 해결하기 위해 인공적 가교 형성을 통해 분해를 억제하는 방법이 연구되고 있으나, 가교된 콜라겐은 세포 적합성에 문제가 있는 것으로 보고되고 있다.

콜라겐 주입 시술 시 부작용 발생 가능성이 존재한다. 소 유래 콜라겐은 인체 콜라겐과 구조적 차이가 있어 면역반응을 유발할 수 있다. 다만 콜라겐 단백질은 본질적으로 항원성이 낮아 면역반응을 유발하기 어려운 것으로 알려져 있다. 이는 강한 항원성을 지닌 텔로펩타이드가 펩신 처리 과정에서 제거되기 때문이다. 그럼에도 소수의 환자에게서 부작용이 발생할 수 있어, 본 시술 전 팔 부위에 소량의 콜라겐을 투여하는 피부 반응 검사를 실시한다. 검사 결과 홍반이나 부종이 발생하는 환자는 시술 대상에서 제외된다.[108)]

콜라겐의 의료용 소재 활용 사례는 더욱 다양하다. 인공 혈관, 화상 치료용 피복제, 유착 방지막, 인공 심장 판막, 소프트 콘택트렌즈, 지혈제 등이 연구 개발되어 일부 실용화 단계에 있다. 특히 지혈제의 경우, 콜라겐의 혈액 응고 촉진 특성을 활용하여 분말 형태로 제조되어 사용되고 있다.[109)]

콜라겐 기반 피복 재료는 특히 우수한 치료 효과를 보이는 것으로 입증되었다. 화상이나 외상으로 인한 피부 손실 시 체액 손실과 세균 감염을 방지하기 위해 손상 부위를 피복 재료로 보호할 필요가 있는데, 콜라겐 소재가 이상적인 대안이 되고 있다. 의료 기술의 발전으로 인공 판막과 인공 혈관 제작 시 체내 콜라겐 조직의 보존이 가능해졌다. 또한 중년 여성의 요실금 치료에 있어 요도 주변 콜라겐 주입요법이 승인되어 임상적으로 활용되고 있다.

현재 콜라겐 응용 기술의 주요 성과 중 하나는 인공 장기 개발이다. 대표적으로 인공 신장과 인공 심장이 있다. 인공 신장은 선택적 투과성을 가진 투석막을 통해 요소와 같은 저분자 물질은 통과시키되 단백질과 같은 거대분자는 차단하는 방식으로 작동한다. 심장 수술이나 심장 질환 치료 시에는 일시적인 심장 기능 대체를 위한 보조 인공 심장이 필요하다. 기존의 금속, 세라믹, 합성 고분자 소재는 실제 심장 기능을 완벽히 대체하지 못하는 한계가 있었다. 이에 물리적 기능과 생물학적 기능을 동시에 수행할 수 있는 새로운 인공 심장 개발에 콜라겐이 활용되고 있다.

장기의 생물학적 기능은 근본적으로 세포에 의해 수행된다. 따라서 효과적인 인공 장기 개발을 위해서는 자가 세포와 콜라겐을 중심으로 하는 세포외 기질의 조화로운 구성이 필수적이다.

인공 피부는 세포와 세포외 기질을 결합한 가장 기본적인 형태의 인공장기다. 제작 과정은 동물 유래 콜라겐에 표피 세포를 배양하는 방식으로 이루어진다. 중증 화상 환자의 경우, 정상 피부에서 채취한 표피 세포를 콜라겐 스펀지 기질에서 배양한다. 표피 세포는 증식하여 스펀지 표면을 완전히 덮게 되며, 이를 손상 부위에 이식하면 약 일주일 내에 완전한 접착이 이루어져 자연 피부에 근접한 상태로 회복된다. 이 과정에서 주변 세포들이 진피 대용 콜라겐으로 침투하여 자가 콜라겐을 형성함으로써 자연스러운 조직 재생이 이루어진다.[110)]

더욱 진보된 형태로, 진피층은 콜라겐과 세포를 혼합하고 그 위에 표피 세포를 배양하여 실제 피부와 거의 유사한 구조를 구현할 수 있다. 향후에는 모낭, 피지선, 땀샘 등을 포함한 완전한 형태의 인공 피부 개발이 기대된다. 비록 인공 간장이나 신장 등은 피부보다 훨씬 복잡한 구조를 가지고 있으나, 세포와 콜라겐 기반 세포외 기질을 활용한 유사한 접근 방식으로 개발이 진행될 것으로 전망된다.

III

콜라겐 펩타이드의 생산 및 그 기능성

1 콜라겐 펩타이드를 대량 생산하는 방법은?

알 기 쉬운 요 약

기능성 펩타이드는 어떻게 만들 수 있는가?

펩타이드는 아미노산이 2~100개 정도가 연결된 물질이다. 기능성을 나타내는 펩타이드가 단백질 내에 존재해 있을 때는 활성이 없지만, 소화관에서 소화과정을 통해 생성된 펩타이드는 독자적인 생리기능을 발휘하는 경우가 있는데 이를 기능성 펩타이드라고 한다. 펩타이드가 나타내는 생리기능으로는 혈압조절, 미네랄 흡수 촉진, 콜레스테롤 조절, 면역조절, 황노화 등 다양한 기능을 나타낸다.

대부분의 펩타이드는 20종류의 아미노산에서 탈수 축합반응(펩타이드 결합)에 의해 연결되어 생성된다. 아미노산의 종류가 20종류이기 때문에 2개의 아미노산이 결합된 디펩타이드(depeptide)는 20 x 20 = 400종류, 3개의 아미노산이 결합된 트리펩타이드(tripeptide)는 20 x 20 x 20 = 8,000종류가 만들어질 수 있다.

생체 내에서 단백질은 DNA로부터 유전 정보가 전령 RNA로 전사되어 아미노산 배열을 하는 단백질이 만들어진다. 그러나 3개의 아미노산이 결합된 글루타티온(glutathione) 같은 생체 내에 존재하는 작은 펩타이드의 경우는 펩타이드합성효소 작용으로 아미노산끼리 결합하여 합성이 이루어진다. 생체에는 이런 방식으로 만들어진 여러 종의 내인성 생리활성 펩타이드가 존재한다. 예를 들면 알라닌과 히스티딘이 결합된 카르노신(carnosine; β-Ala-methylHis)은 근육에 많이 존재하는 항산화 펩타이드이다. 식육과 생선 육에도 많이 들어있어 기능성 성분으로 주목받아 기능성 식품에 이용되고 있다.

생체 내에서 중요한 역할을 하는 대부분의 호르몬도 펩타이드이다. 인슐린은 아미노산 30잔기와 21잔기의 두가닥 펩타이드 사슬이 연결되어 혈당조절에 관여하는 중요한 호르몬이다. 기타 옥시토신(oxytocin: 아미노산 잔기 9개), 글루카곤(glucagon: 아미노산 잔기 29개), 부신 피질 자극 호르몬(아미노산 잔기 9개) 등 많은 펩타이드성 호르몬이 생체에서 중요한 대사조절 기능을 하고 있다.

호르몬 같은 내인성 펩타이드 이외에 의약품 제조와 같은 방법으로 만들어진 펩타이드가 경구적으로 투여되어 기능을 하는 것도 있다. 이러한 외인성 펩타이드는 매우 의의가 크다고 할 수 있다.

미생물이 생산하는 펩타이드는 많지만 잘 알려진 것으로 펩타이드계 항생물질이 있다. 의약품으로 사용되는 펩타이드계 항생물질은 미생물이 생산하는 항생물질 본래의 구조를 개선한 것이 많다.

기능성 펩타이드의 대량 생산방법은?

산업적 생산을 위한 펩타이드를 만드는 방법으로는 합성법, 효소법, 발효법, 추출법 등이 있다. 연구목적으로 펩타이드를 얻기 위해 펩타이드 자동 합성 장치를 사용하여 아미노산 30개 이하의 펩타이드를 합성하는 방법이 있다. 그러나 식품이나 화장품의 원료로서 대량이 필요한 경우에는 비싼 방법으로 펩타이드를 생산하는 데는 한계가 있다.

효소법을 이용하여 우유, 식육, 생선 육, 대두 등에 들어 있는 단백질을 분해하면 펩타이드가 생성되는데 이 중에는 여러 가지 생리활성을 나타내는 펩타이드들이 존재한다. 분해 전 단백질의 아미노산 배열 중에 생리활성 펩타이드에 해당하는 부분이 존재하지만, 단백질 상태로 존재하는 펩타이드 부분으로서 생리활성은 발현되지 않는다. 단백질이 분해되어 펩타이드 형으로 되어야 비로소 생리기능을 나타나게 된다. 이 같은 펩타이드도 다시 분해되어 아미노산으로 되면 펩타이드의 기능을 잃게 된다.

현재, 원료 단백질을 단백질분해효소로 처리하여 펩타이드를 추출하는 방법은 실용적인 수단으로 자리잡고 있다. 그러나 추출물에는 여러 종류의 아미노산과 펩타이드들이 혼재되어 있어 순도 면에서 문제가 되고 있다.

이 같은 문제를 해결하고자 단백질을 한외여과막 장치와 효소 반응기를 조합시킨 재순환 막효소 반응기가 개발되었다. 이 장치는 일정량의 효소를 반복하여 이용할 수 있고, 분자량 크기에 따라 한외여과막을 통해 서로 다른 기능성을 나타내는 펩타이드를 연속적으로 분리할 수 있다. 이 장치를 활용하여 콜라겐으로부터 기능성 펩타이드가 상업적으로 생산될 수 있다.

펩타이드는 단백질의 구성 성분인 아미노산이 여러 개가 펩타이드 결합으로 연결된 물질로서 아미노산이나 단백질과는 성질이 전혀 달라 생체 내에서의 역할이나 산업적인 이용면에서 의의가 매우 큰 물질이다. 펩타이드와 단백질의 경계를 명확하지 않다. 그러나 보통 아미노산이 100개 이하로 결합한 것을 펩타이드라고 하고, 그 이상이면 단백질이라 한다.[111)]

기능성 펩타이드에 대하여 엄밀한 정의는 존재하지 않지만, 일반적으로 인간의 질병을 예방하거나 진행을 느리게 하여 몸의 건강을 증진하는 보건상 기능성을 가진 펩타이드를 의미하며, 주로 기능성 식품에 이용된다. 그러나 펩타이드에는 우수한 기호성이나 물성을 나타내는 것도 많아 기능성 식품, 화장품, 애완동물 사료 등 다양하게 이용되고 있다.[112)]

그러면 기능성 펩타이드는 어떻게 만들 수 있을까? 생물체 내에 특이하게 존재하는 생리 기능성 펩타이드가 발견되기도 하지만 단백질을 인위적으로 가수분해시켜 얻어지는 새로운 기능성 펩타이드들을 대량으로 만들 수 있다. 생리 기능성 펩타이드는 단백질을 산이나 알칼리로 가수분해, 용매추출, 효소 가수분해, 미생물 발효 등으로 생산할 수 있다.

단백질을 산이나 알칼리로 가수분해할 경우, 여러 가지 문제가 야기되는데 산으로 분해할 경우, 트립토판 같은 필수 아미노산이나 시스테인이 분해 소실된다. 알칼리로 분해할 경우는 리시노알라닌(lysinoalanine)과 같은 독성 물질이 생성되는 문제가 있어 식품위생법에서 식품으로 사용하는 것을 제한하고 있다. 따라서 단백질을 효소로 가수분해하려는 연구가 활발히 이루어졌다.[31)]

단백질을 효소로 가수분해시켜 펩타이드를 만들 경우, 반응기에 단백질과 효소를 넣어 가수분해시키는 회분식 공정(batch process)은 장치가 간단하고, 조작이 단순하며, 고농도의 기질(단백질)을 사용할 수 있지만, 고가인 효소가 많은 양이 필요하며, 높은 에너지와 노동력이 요구

된다. 그리고 가수분해된 최종 생성물의 저해 작용으로 인하여 수율이 낮고, 기능적 성질을 조절할 수 없는 단점이 있다.

이러한 단점을 해결하고자 효소를 지지체에 고정시킨 고정화 효소(immobilized enzyme)를 이용한 단백질의 연속적 가수분해에 관한 연구가 활발히 이루어졌다. 그러나 고정화 방법이 까다롭고, 고정화로 인한 효소의 입체 장해로 효소활성이 저하되어 실제로 산업화 공정에 활용하는데는 한계가 있다. 이와 같은 문제를 해결하고자 필자는 콜라겐 단백질을 한외여과막 장치와 효소 반응기를 조합시킨 순환식 3단계 막 효소 반응기를 이용하여 효소를 고정화시키지 않고 첨가된 일정량의 효소를 반복하여 이용함으로써 분자량 크기에 따라 서로 다른 기능성을 나타내는 펩타이드를 연속적으로 분획할 수 있는 자동화 공정 장치를 개발하였다.[80)]

효소의 특징 중 하나는 특정한 반응만을 선택적으로 촉매하는 기질 특이성이 강하다는 것이다. 어떤 정해진 기질(효소작용을 받는 물질) 외에는 작용하지 않는다. 예를 들면 작은 창자에서 단백질을 분해하는 작용을 가진 트립신은 펩타이드 중 염기성 아미노산인 리신과 아르기닌의 카르복실기 쪽을 절단하고, 키모트립신(chymotrypsin)은 방향족 아미노산인 트립토판, 티로신, 페닐알라닌의 카르복실기 쪽을 절단한다. 이와 같이 효소가 반응을 촉매하는데는 특이성이 있어 우리가 섭취한 단백질을 분해시켜 흡수시키는데는 여러 가지 단백질분해효소가 필요한 것이다.

부가가치가 낮은 단백질 이용을 극대화하기 위하여 3단계 막 효소 반응기 장치를 이용하면 분자량 크기에 따라 기능성이 서로 다른 펩타이드를 연속적으로 대량 생산할 수 있다.

연속식 3단계 한외여과막 반응기 장치는 그림 46에서와 같이 기질 공급장치, 1단계 막 반응기, 2단계 막 반응기 및 3단계 막 반응기 장치로 구성되었으며, 기질 공급장치를 제외한 각각의 막 반응기 장치는 반응기, 한외여과막, 열판 교반기, pH 자동 조절기, 유량계, 압력 조절 밸브, 순환 펌프로 구성되어 있다.

1 콜라겐 펩타이드를 대량 생산하는 방법은?

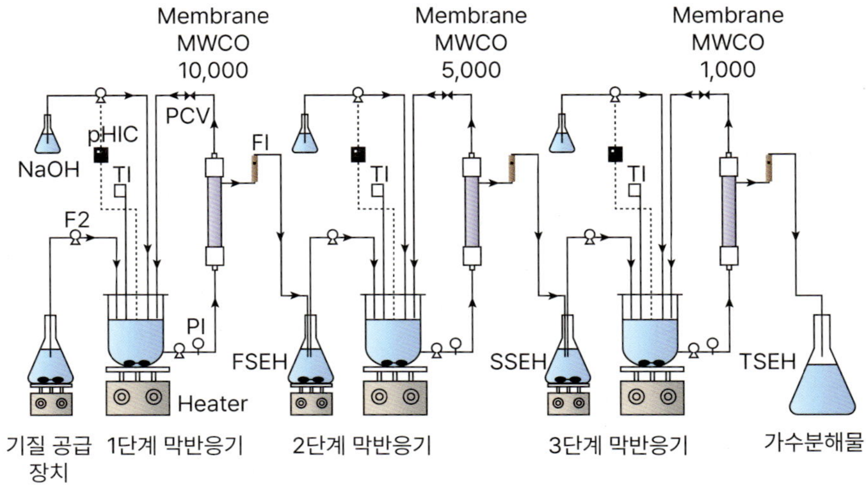

그림 46 연속식 3단계 막 반응기 장치

1단계 막 반응기에 사용된 한외여과막은 가수분해물의 분자량이 10,000달톤 이하만 유출시키고, 2단계 막 반응기에서는 분자량 5,000달톤 이하만 유출되며, 3단계 막 반응기에서는 가수분해물의 분자량이 1,000달톤 이하만 유출된다.

연속식 3단계 막 반응기 장치에서 콜라겐의 가수분해물을 생산하기 위하여 3단계 반응기에서 콜라겐분해효소(collagenase), 알칼라아제(Alcalase) 및 프로나아제 E(pronase E)를 각각 사용하여 저분자 펩타이드를 생산할 수 있었다.[80)]

수산가공 공장에서 원료어를 처리할 때 배출되는 가공 부산물에는 단백질이 다량 함유되어 있어 단백질 가수분해물 및 펩타이드의 생산 원료로서 확보가 쉽고 저가이기 때문에 좋은 콜라겐 생산 원료가 될 수 있다.

일반적으로 수산가공공장에서 원료어를 처리할 때 어육을 채취한 다음 부산물(잔사)로 얻어지는 어체의 머리부, 껍질, 비늘, 내장. 뼈 등이 어체의 절반을 차지한다.

우리나라 수산물의 총 생산량은 2015년 기준으로 3백34만 톤이고 여기에 수입량을 합한 총량은 3백70만 톤이다. 이 중 가공원료로 사용된 것은 총 공급량의 82.4%이다. 생선 껍질 함량은 어종에 따라 차이가 있지만, 어체 중량의 7~12% 정도이므로 우리나라 수산가공공장에서 연간 수십만 톤의 생선 껍질이 부산물로 생겨나고 있다.

생선 껍질의 주된 단백질은 콜라겐과 엘라스틴으로 그 조성은 콜라겐이 약 90%, 엘라스틴이 1.5%, 기타 당단백질이 소량 함유되어 있다. 어체 중 콜라겐이 가장 많이 분포된 부위는 생선 껍질, 비늘, 지느러미, 뼈 등이다. 이들 부위는 대부분 식용화되지 않고 있지만, 일부는 지갑이나 가방 등 정교한 제품을 만드는데 이용된다.

이처럼 콜라겐은 생선 껍질의 주성분이며 근육에서는 결합조직의 교원섬유를 이루고 있기 때문에 근육의 물리적 강도, 가열 요리 식품의 보수력과 겔 형성에 영향을 미친다.

콜라겐을 산성용액에서 가열하면 37℃ 부근에서 점성이 급격히 감소하면서 콜라겐 분자의 세 가닥이 풀어져서 완전히 다른 형태인 젤라틴으로 변한다. 공업적으로 젤라틴을 추출하는 경우는 원료인 불용성 콜라겐을 포화 수산화칼슘 용액에 1~2일간 침지하면 불순물 제거와 동시에 폴리펩타이드 사슬이 적당히 가수분해되어 젤라틴 추출이 쉽게 진행된다.[113)]

콜라겐은 콜라겐가수분해효소(collagenase) 이외의 단백질가수분해효소에 의해서는 가수분해가 쉽지 않아 저분자 펩타이드나 아미노산을 생성하는데는 한계가 있다. 따라서 콜라겐을 여러 효소를 사용하여 생성된 펩타이드는 섭취되었을 때 비교적 안정한 펩타이드 상태를 유지하는 장점을 갖고 있다.

과거에는 기능성 식품, 화장품 및 의약품에 사용된 콜라겐은 소나 돼지껍질에서 추출한 소재였다. 그러나 광우병과 구제역 발생으로 해양유래 콜라겐에 대한 소비자의 관심이 고조됨에 따라 최근에는 해양생물 유래 콜라겐과 젤라틴이 광범위하게 활용되고 있다.

1 콜라겐 펩타이드를 대량 생산하는 방법은?

2 항고혈압 활성

알기쉬운요약

고혈압에 미치는 저분자 콜라겐 펩타이드의 영향은?

고혈압은 여러 원인으로 인해 혈압이 높아진 상태를 말한다. 혈압이 높아지면 심장이 혈압을 공급하기 위해 더 열심히 일해야 하고, 이렇게 되면 시간이 지남에 따라 심장은 물론 다른 장기와 혈관에 과도한 부담이 된다. 고혈압은 심장 및 신장 질환, 뇌졸중, 심부전, 심장마비 등 여러 질환의 원인이 되기도 한다.

무엇보다도 고혈압이 무서운 이유는 목숨을 위협하는 심뇌혈관 질환의 주요 원인이기 때문이다. 특히, 뇌졸증 환자의 약 70%는 고혈압을 앓고 있었던 것으로 알려져 있다. 한해에 뇌혈관 질환으로 사망에 이르는 경우는 660만 명에 달한다.

뇌혈관 질환 중 가장 큰 비중을 차지하는 뇌졸중은 뇌혈관이 막히거나 터져서 뇌가 손상되고, 이로인해 신경학적 이상이 나타나거나 사망에까지 이를 수 있는 질환이다. 우리나라에선 단일 질환 사망률 1위인 질환이다. 매년 전 세계에서 1,200만 명의 뇌졸중 환자가 발생한다. 3초마다 한명씩 뇌졸중 환자가 발병하고, 6초마다 1명씩 뇌졸중으로 목숨을 잃는다.

혈압을 높이는 주원인 중 하나는 콜레스테롤이다. 혈관 내막에 콜레스테롤이 쌓여 플라크가 형성되면 혈관이 좁아지면서 혈압이 높아진다. 실제로 고혈압 환자 중 약 70%는 콜레스테롤이나 중성지방이 높은 고지혈증(hyperlipidemia)을 갖고 있었다.

콜레스테롤이 혈관에 쌓여 좁아지게 하는 주범은 저밀도 지방단백질(LDL)이다. 저밀도 지방단백질은 원래 콜레스테롤을 실어 날라주는 운반체 역할을 하는데, 문제는 저밀도 지방단백질이 산화되거나 너무 많아지면 혈관내막에 콜레스테롤이 쌓이고, 혈관이 좁아져 혈압을 높이게 된다. 반대로, 고밀도 지방단백질(HDL)은 쓰고 남은 콜레스테롤이나 혈관내막에 쌓인 플라크를 몸 밖으로 배출하는 혈관 청소부 역할을 한다. 따라서 혈중 고밀도 지방단백질 수치가 높아지면 혈관을 건강하고 깨끗하게 유지할 수 있다.

필자는 명태껍질로부터 추출한 콜라겐을 가열하여 젤라틴으로 만든 다음 여러 가지 효소로 분해하여 생체 흡수가 가능한 저분자 펩타이드를 만들었다. 이들 펩타이드 중에서 글리신-프롤린-글리신으로 구성된 트리펩타이드를 선천성 고혈압 쥐에게 투여한 결과, 시판되고 있는 혈압약(captopril)과 유사한 혈압 억제 효과가 나타난 결과를 발표한 바 있다.

고혈압은 생활 습관병의 대표적인 질환이자 현대인의 주요 사망원인 중 하나이다. 고혈압이 문제가 되는 이유는 심각한 합병증을 유발하기 때문이다. 이것으로 인해 매년 약 7백 10만 명의 사람들이 사망하는 것으로 보고되어 있으며. 전 세계적으로 수명증가 추세를 고려할 때 2025년에 이르면 20세 이상의 고혈압 환자가 10억 6천 명에 이를 것으로 추정된다.[114)]

인체의 심장은 전신에 산소와 영양분이 풍부한 혈액을 보급하기 위하여 규칙적인 수축과 이완을 계속하는데 매번 수축할 때마다 혈액은 동맥으로 내뿜어지고 결과적으로 동맥혈관 내의 압력을 증가시킨다. 물론 심장이 이완되는 동안에는 혈액을 배출하지 않고 동맥 내의 압력도 감소하게 된다.

동맥의 압력은 심장이 수축할 때마다 내뿜어지는 혈액량과 혈관에 혈액이 흐르는 것을 방해하는 소위 동맥 혈관의 저항에 비례하여 우리 몸의 혈압이 결정된다.

본태성 고혈압은 가장 흔히 발생하는 만성 질환으로 심장 혈관병, 뇌졸증, 심부전의 위험 인자로 꼽힌다. 폐, 혈관벽, 뇌, 심장 등에 존재하는 엔지오텐신 전환효소(angiotensin converting enzyme, ACE)는 디펩티딜카르복시말단 펩타이드가수분해효소(dipeptidyl carboxypeptidase)이며. C말단에서 디펩타이드 단위로 펩타이드를 절단하는 효소이다.

그림 47에 ACE가 혈압을 상승시키는 메커니즘을 나타내었다. ACE는 불활성형의 엔지오텐신-I이 동맥 수축을, 혈압의 상승작용을 나타내는 엔지오텐신-II로 변환시키는 방식으로 동맥을 이완시켜 혈압강하작용을 나타내는 브레디키닌을 분해하여 그 작용을 불활성화시킴으로서 혈압 상승을 초래한다. 따라서 ACE 저해제는 이들 반응을 저해하여 혈관확장 작용을 통해 혈압상승을 저해시키므로 고혈압 치료제로 사용되고 있다.[83)]

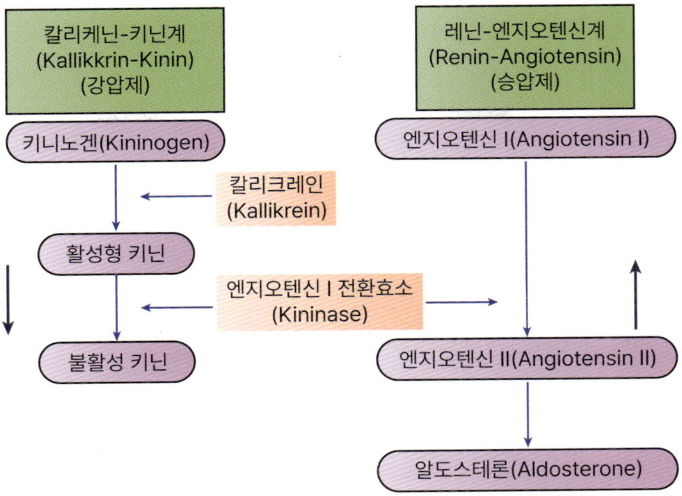

그림 47 혈압의 조절 기구

ACE 저해 펩타이드의 효과는 IC_{50}값으로 나타내며, 이는 ACE 활성을 50%까지 저해하는 펩타이드의 농도를 말한다. 의약품인 캡토프릴(captopril) 같은 대조구에 대한 IC_{50}값 측정은 물론 다른 실험에서 보고된 ACE 저해값과 비교하기 위해 필요하다.

생체내에서 ACE 저해 펩타이드의 항고혈압 작용의 가능성을 조사하는데 있어서 첫 단계는 자연 발생 고혈압 쥐(SHR)를 이용한 동물실험이다. 필자는 명태 껍질로부터 콜라겐 단백질을 추출한 다음 이를 효소로 분해하여 생체내 흡수될 수 있는 저분자 가수분해물을 만들었다. 이들 가수분해물에서 분리한 펩타이드들의 혈압조절에 중요한 역할을 하는 ACE의 저해 효과를 측정한 결과, 글리신-프롤린-글리신으로 구성된 트리펩타이드의 IC_{50}값이 가장 낮았는데, 이것은 ACE를 50% 저해시킬 수 있는 펩타이드 농도가 2.65 mg/mL라는 것이다. 즉, ACE 저해 효과가 펩타이드들 중에서 가장 효과가 좋다는 것을 의미한다.

따라서 그 펩타이드를 선천성 고혈압 쥐에게 투여한 후 고혈압을 측정한 결과, 수축기 혈압이 투여 2시간 후, 30 mmHg 이상 강하하였고, 시판

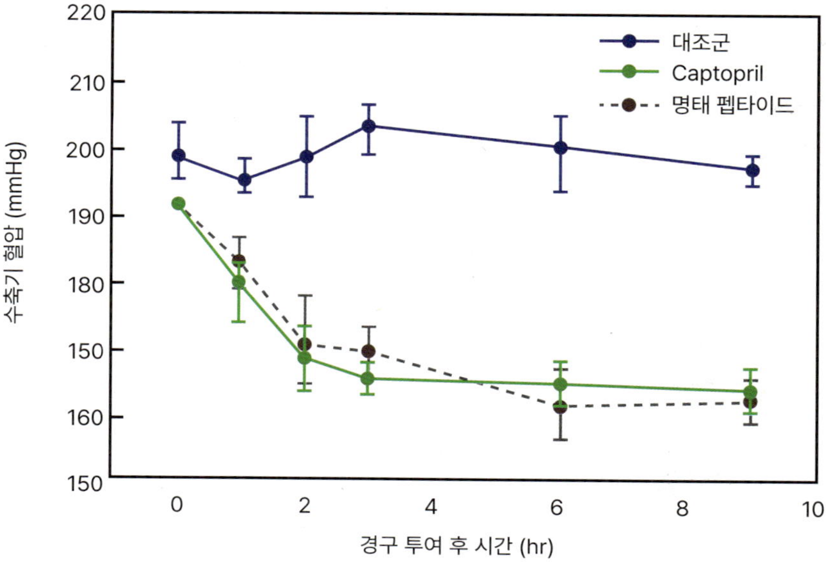

그림 48 명태껍질 젤라틴 가수분해 펩타이드의 고혈압 억제 효과

되고 있는 고혈압 약인 캡토프릴과 비슷한 혈압억제 효과가 나타났다(그림 48).[115)]

명태껍질에서 추출한 콜라겐을 3단계 막 반응기 장치에서 가수분해시켜 분리된 이 펩타이드는 시판 혈압약과 비슷한 혈압 강하 효과를 보여 천연 혈압약으로 활용이 기대된다.

3 항산화 활성

알 기 쉬 운 요 약

콜라겐 펩타이드가 노화의 주범인 활성산소 제거

활성산소는 동물의 대사 과정에서 생성될 수 있으며, 오존, 산화질소, 자외선, 흡연 등 외부의 환경오염에 의해서도 생성될 수 있다.

일반적으로 호흡하는 생물들은 호흡 과정에서 95% 정도의 산소는 정상적으로 에너지 대사에 이용하나 나머지 5% 정도는 안정한 산소와는 달리 반응성이 강한 에너지 상태의 활성산소가 발생한다.

지나친 활성산소는 우리 몸에 질병을 일으키는 원인으로 작용하며, 노화의 주범이 되기도 한다. 그러나 우리 몸에 침투한 세균이나 바이러스를 죽이는 역할을 하기도 한다.

따라서 적당한 활성산소는 면역기능을 강화해 주는 역할을 하지만 너무 많이 생기게 되면, 정상적인 세포를 공격하여 손상을 입히기도 하고, 핵산(DNA)을 돌연변이시켜 암을 유발하는 등 여러 가지 질환과 노화의 주범이 되기도 한다.

나이가 들수록 활성산소가 더 많이 만들어져 체내의 항산화 능력은 점점 떨어지게 되므로 노화가 더 촉진되어 질환 발병에 크게 영향을 미치게 된다.

따라서 활성산소의 발생으로 인한 질환을 예방하기 위해서는 무엇보다도 평소에 항산화 성분이 들어있는 식품을 자주 섭취하거나 항산화제의 복용이 필요하다.

필자는 민태 껍질 콜라겐을 효소로 가수분해시켜 정제된 항산화 펩타이드인 히스티딘-글루탐산-프롤린-류신-글리신-프롤린-류신(His-Glu-Pro-

Leu-Gly-Pro-Leu)를 간 종양세포에 처리했을 때 항산화 작용에 관여하는 효소(SOD)의 함량이 현저하게 증가하는 것을 확인하였고, 또한 가자미 껍질에서 추출한 콜라겐을 효소로 가수분해하여 얻은 펩타이드가 천연 항산화제인 토코페롤보다도 10% 정도 더 높은 항산화력을 나타냈다.

지구상 생명체 대부분은 공기 중의 산소를 호흡해 에너지원을 산화시켜 얻어지는 에너지로 생명을 유지한다. 그런데 이런 산소가 필요한 대사 과정에서 불가피하게 세포를 손상시키는 독성 물질들이 부산물로 만들어진다. 이것을 활성산소라고 한다. 활성산소는 생체조직을 공격하여 세포를 산화시켜 훼손하는 주범이며, 유해 산소라고도 한다.

한편 병원체나 이물질을 제거하기 위한 생체방어 과정에서도 초산화물(hyperoxide), 과산화수소 같은 활성산소가 대량 발생하여 이들의 강한 살균작용을 통해 병원체로부터 인체를 보호하기도 한다.

항산화는 산화의 억제를 뜻한다. 세포의 노화 과정과 그에 대한 예방을 설명할 때 주로 등장하는 개념이다. 세포의 노화는 곧 세포의 산화를 의미한다. 호흡을 통해 몸에 들어온 산소는 몸에 이로운 작용을 하지만 이 과정에서 활성산소가 만들어진다. 활성산소는 산소가 불안정한 상태에 있을 때를 뜻하는데 이는 사람의 몸에 나쁜 영향을 미친다. 즉 활성산소를 제거하는 것이 세포의 산화, 세포의 노화를 막는 핵심이다.

활성산소는 세포나 세포 소기관을 손상하기도 하며 생체 내에서 여러 단백질의 아미노산을 산화시켜 단백질의 기능 저하를 초래하기도 한다. 이것은 핵산에도 손상을 입혀 염기의 변형, 핵산 염기의 유리, 결합의 절단, 당의 산화분해 등을 초래하여 돌연변이를 일으켜 암의 원인이 되기도 한다.[116)]

따라서 활성산소의 생성을 최소화해야 한다. 활성산소를 다량 생산하는 흡연은 반드시 피해야 하며, 공해, 자외선, 스트레스 등 각종 유해 환경에 노출되는 것을 최소화해야 한다. 스트레스가 쌓이지 않도록 그때그때 적절히 해소해야 하며, 적당한 운동도 필요하다. 음식을 많이 섭취할수록 그만큼 많은 양의 활성산소가 만들어지므로 소식을 하는 것도 좋다. 항산화제를 섭취하는 것도 활성산소의 생산을 막는 방법이다.

나이가 들수록 활성산소가 더 많이 만들어지고 체내의 항산화 능력은 점점 떨어지게 되므로 채소나 과일 섭취만으로 충분히 활성산소를 제거하기 어렵게 된다. 이러한 경우에는 항산화 성분이 풍부한 비타민 E(tocopherol), 비타민 C, 베타-카로틴을 정제로 복용하는 것도 한 방법이다.

필자는 생선껍질 콜라겐으로부터 새로운 항산화제를 개발하기 위해 새꼬리 민태 껍질의 콜라겐을 트립신으로 가수분해시킨 가수분해물에서 정제된 항산화 펩타이드인 His-Glu-Pro-Leu-Gly-Pro-Leu을 간종양세포(human hepatoma cell)에 처리했을 때 세포에서 항산화 작용에 관여하는 효소인 초과산화물 불균등효소(SOD), 카탈라아제(catalase), 글루타티온 과산화효소(glutathione peroxidase)의 함량이 현저하게 증가했다. 이들 효소는 생체에서 발생된 초과산화 음이온 라디칼이나 과산화수소가 형성된 경우, 즉시 제거하는 역할을 한다(그림 49).[117)]

또한, 가자미 껍질 콜라겐을 연속식 3단계 효소 막 반응기(분자량 10,000달톤 이하, 5,000달톤 이하, 1,000달톤 이하를 통과시키는 분리막

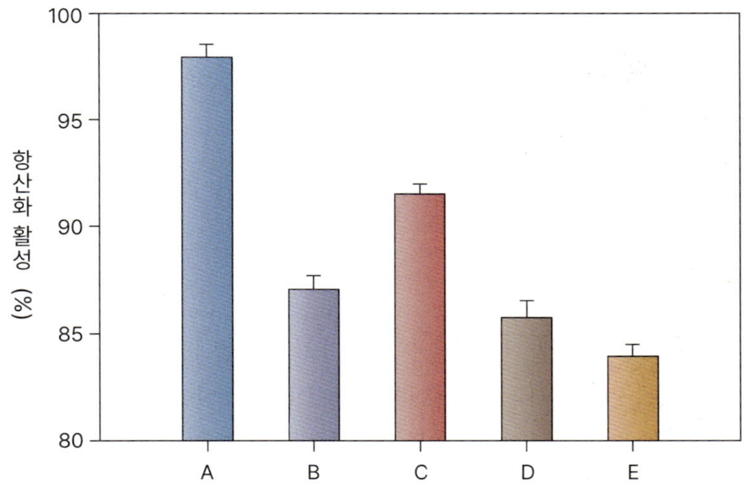

그림 49 새꼬리 민태 껍질의 콜라겐 가수분해물의 항산화 활성
(A) 부틸화 하이드록시톨루엔(butylated hydroxytoluene), (B) 알파-토코페롤(α-Tocopherol), (C) 트립신(trypsin), (D) 알파-키모트립신(α-chymotrypsin), (E) 펩신(pepsin)

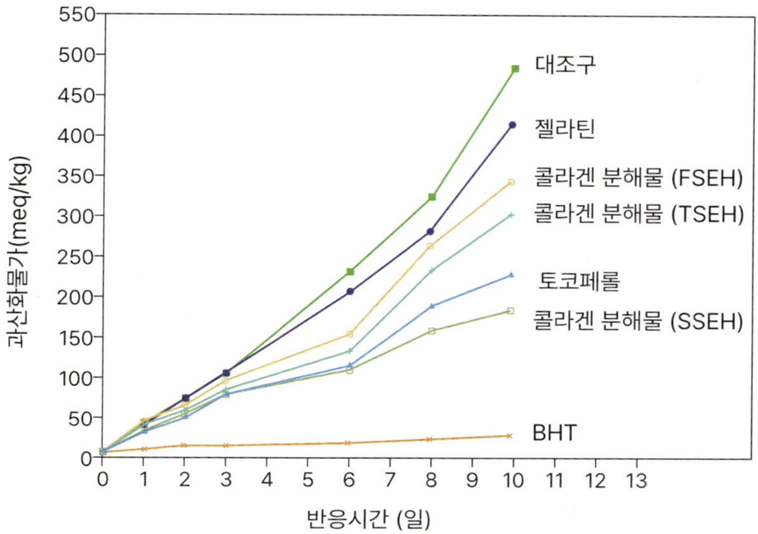

그림 50 3단계 효소 막 반응기로 분리된 가자미 껍질 콜라겐 가수분해물의 항산화 활성 비교

BHT: 부틸화 하이드록시톨루엔(butylated hydroxytoluene), FESH: 분자량 10,000달톤 이하의 1단계 효소 가수분해물, SSEH: 분자량 5,000달톤 이하의 2단계 효소 가수분해물, TSEH: 분자량 1,000달톤 이하의 3단계 효소 가수분해물

을 사용)에서 3가지 서로 다른 효소를 이용하여 단계별로 가수분해하여 얻은 펩타이드의 지질 과산화물 값으로 항산화 활성을 측정한 결과, 2단계 반응기에서 얻은 펩타이드의 항산화력이 가장 뛰어났으며, 천연 항산화제인 알파-토코페롤보다도 10% 정도 높은 항산화력을 나타냈다. 반면 1단계 및 3단계에서 얻은 펩타이드는 알파-토코페롤보다 항산화력이 10~15% 정도 낮아, 펩타이드 분자량의 크기가 항산화 효과에 영향을 미친다는 사실을 밝혔다(그림 50).[118]

4 피부장벽 기능개선 효과

알 기 쉬 운 요 약

콜라겐 펩타이드의 피부장벽 강화

피부장벽은 피부의 가장 바깥쪽에 존재하는 각질층의 표피를 말하며, 그 기능은 피부가 우리 몸을 유해물질과 감염으로부터 보호하는 중요한 역할을 한다. 피부장벽이 손상되면 피부 건조, 가려움, 염증 등의 증상이 발생할 수 있다. 따라서 피부장벽을 강화하는 것은 피부 건강에 매우 중요하다.

필자는 대구껍질에서 추출한 콜라겐을 효소로 분해해 얻은 펩타이드가 활성산소 및 유리기(free radical) 소거 효능이 있었으며, 수분 손실도 억제했다. 또한 사람의 피부에 보습과 탄력을 유지하는데 필수인자인 히알루론산 생성효소의 유전자 발현을 증가시켰을 뿐만 아니라 콜라겐과 엘라스틴 같은 피부 탄력에 관여하는 인자들의 발현도 증가시켰다는 연구 결과를 발표한 바 있다.

유리기(free radical)란?

지구상의 모든 물질을 이루는 분자는 구조적으로 양자와 그 주위를 싸고 있는 전자들로 구성되어 있다. 분자에 존재하는 전자는 제각기 짝을 이루고 있을 때 안정을 취하게 된다. 하지만 어떤 원인으로 전자가 짝을 이루지 못할 때 매우 반응성이 커지기 때문에 그 분자는 안정상태를 유지하기 위해 다른 분자로부터 전자를 찾으려고 한다. 이때 불안정한 상태의 분자를 유리기(자유기)라고 한다.

생체에서 대사과정 중 발생되는 활성산소도 유리기이므로 반응성이 매우 커서 자신의 안정성을 찾기 위해 세포막 지질을 공격하여 과산화에 의한 세포장애를 유발시킨다. 뿐만 아니라 활성산소는 핵산, 단백질, 지질 등 생체성분을 손상시켜 암을 포함한 여러 질병을 유발하는 것으로 밝혀졌다.

예전부터 각층은 피부의 때로써 쓸모없는 것으로 여겨져 왔지만, 최근에는 전문가뿐만 아니라 화장품의 일반 소비자까지도 때로 벗겨지기 전까지 각층이 피부에 존재하여 중요한 역할을 하는 것으로 인식되고 있다.

피부는 신체의 가장 바깥쪽에 위치하여 외계와의 계면을 형성하고 있다. 각층은 약 20미크론 정도로 얇은데도 불구하고 여러 가지 외적 자극에 대한 생체의 보호기능 및 피부 내측의 수분 증발을 막고 장벽 기능을 담당하고 있다.

장벽 기능이란 생체에서 수분 증발을 제어하여 약 70%에 달하는 생체 내의 수분을 유지함과 더불어 미생물이나 화학물질 등의 외부로부터 이물질의 침입을 막는 작용을 한다.[119)]

각층의 형성이 불완전하면 피부의 장벽 기능. 수분 유지 기능이 저하하여 건조, 낙설(피부 표피 각질층의 위층이 각질 조각으로 되어 떨어지는 현상), 인비늘 등의 증상이 나타난다. 즉 윤기가 흐르는 촉촉하고 아름다운 건강한 피부는 각층이 정상으로 형성되어 있어야 한다. 이 의미는 각층의 평가는 피부의 건조 상태나 장벽 기능을 평가하는 데 있어서 중요한 지표로서 고려되고 있다는 뜻이다.

각층의 구조는 자주 벽돌(block)과 모르타르(mortar, 시멘트와 모래를 섞어 물에 갠 것)에 비유하듯이 벽돌에 상당한 편평한 각층 세포와 그 사이를 메우는 모르타르에 상당한 각층 세포 사이에 지질로 구성되어 있다(그림 51, 그림 52).[88)]

각층 세포에는 젤라틴 섬유가 채워져 있고 보습 기능에 중요한 역할을 하는 아미노산을 주체로 한 소위 천연 보습 인자(NMF)도 함유되어 있다. 한편, 세포사이의 지질은 천연에 존재하는 스핑고지질의 공통 구조 단위인 세라미드(ceramide), 콜레스테롤, 유리 지방산 등으로 조성된 결정이 세포내의 얇은 막상 구조인 라멜라(lamella) 구조를 이루고 있다. 이들 지질의 양적 또는 질적인 변화나 배향의 흐트러짐에 의해 장벽 기

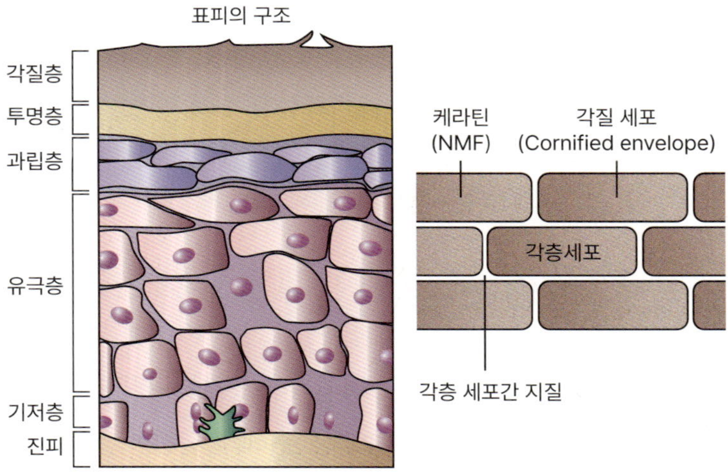

그림 51 각층의 구조

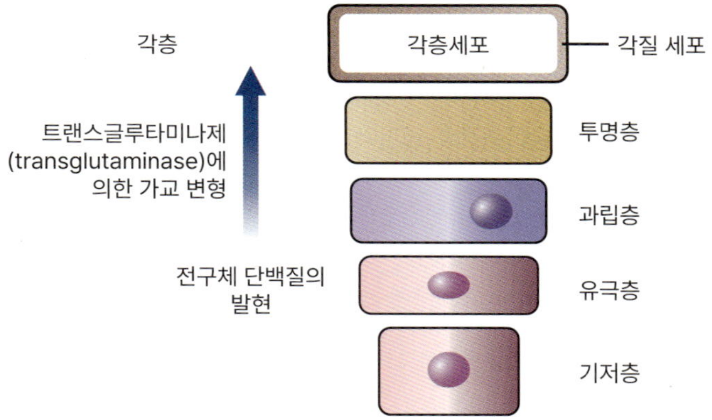

그림 52 각층 세포의 형성과정

능이 크게 변동하기 때문에 세포 사이의 지질이 각층의 장벽 기능에 중요한 역할을 한다.[119)]

최근 육상 유래 소재의 고갈로 인해 해양생물 유래의 소재를 피부 미용에 적용하려는 시도가 이루어지고 있다. 콜라겐은 피부를 구성하는 가장 중요한 단백질이며, 피부의 탄력 유지에 중요한 역할을 한다. 따라서 콜라겐 자체를 피부 탄력이나 보습을 위해 오래전부터 화장품 소재로 널리 이용하고 있다.

필자는 대구껍질(cod skin)의 콜라겐 단백질을 효소로 분해하여 체내 흡수가 가능한 저분자 펩타이드로 만들어 피부장벽 개선 및 보습에 활용할 수 있는 기능성 소재를 개발했다.[119)]

대구껍질(콜라겐이 90% 이상 함유)로부터 얻어진 콜라겐을 효소로 분해시킨 가수분해물은 활성산소 및 라디칼(radical, 부대전자를 갖는 원자 또는 분자로서 화학 반응 시 자신은 변하지 않고 다른 화합물로 이동하는 원자 집단) 소거 효능이 있었다(그림 53).

한편, 사람의 피부에 보습과 탄력을 유지하는데 필수 인자인 히알루론산 생성효소(hyaluronate synthase)의 유전자 발현을 증가시켰을 뿐만 아니라 콜라겐과 엘라스틴 같은 피부 탄력에 관여하는 인자들의 발현도 증가시키는 것으로 볼 때 피부 탄력에도 도움을 줄 것으로 판단된다.

여성을 대상으로 6시간 동안 대구껍질 콜라겐의 효소 가수분해물

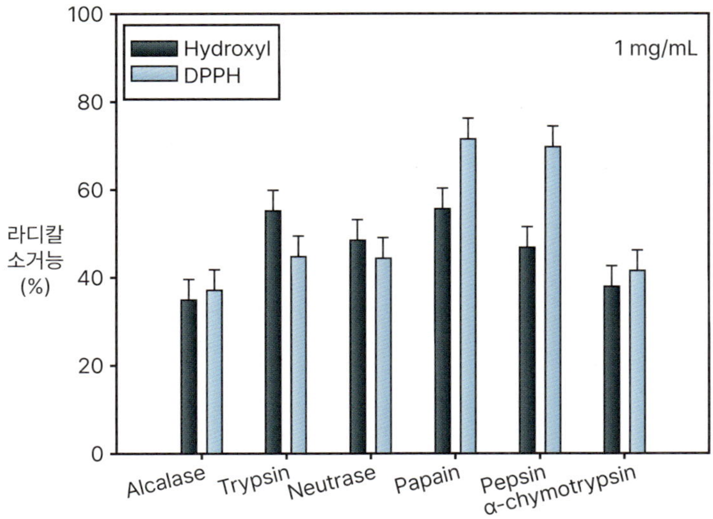

그림 53 대구껍질 콜라겐 효소 가수분해물의 라디칼 소거능
Hydroxyl: 수산기, DPPH: 2,2-디페닐-1-피크릴히드라질

의 보습효과를 측정한 결과, 시료를 도포한 후 피부수분 함유량이 약 9.53% 증가하였다(그림 54).

대부분 여성(피험자)에서 사용 2주차에 경피 수분 손실을 막아 피부 장벽을 보호하고 개선하는 효과가 있었다. 피부 보습 효과에 있어서 시료 도포 후 2주 후, 사용 전에 비해 피부 수분 함유량이 현저히 증가하였다. 아울러 피부 탄력 증진 효과에서도 사용 1주 후부터 피부 탄력도 점차 증가하였다(그림 55).

이와 같이 수산가공 부산물인 대구껍질에서 얻어진 콜라겐의 효소에 의한 가수분해물은 생산공정이 매우 간단하고, 원료가격이 부산물이어

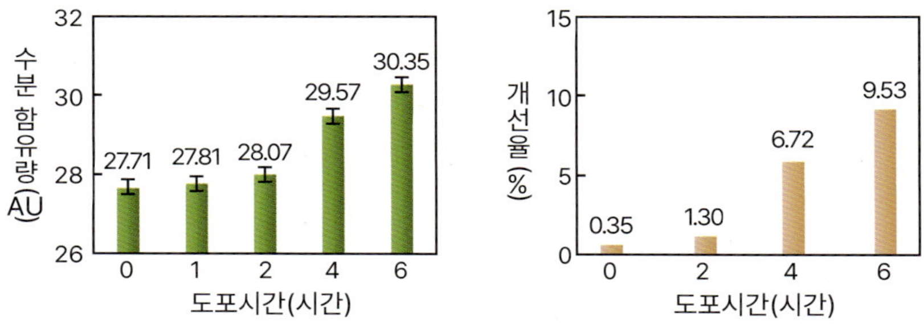

그림 54 대구껍질 효소분해물의 보습 효과

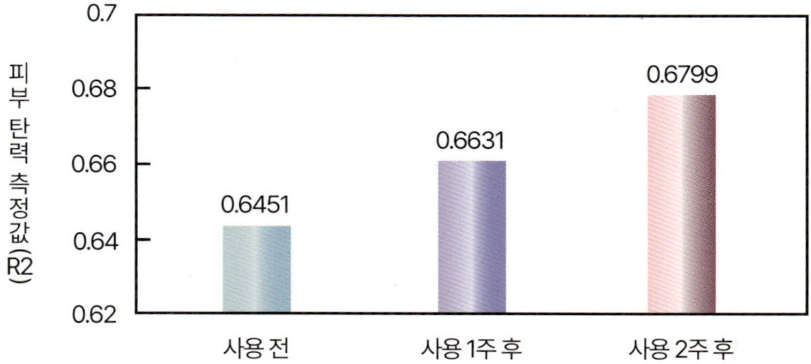

그림 55 대구껍질 효소 가수 분해물의 피부탄력 개선 효과

서 저렴하다는 장점이 있다. 또한, 보습과 탄력을 유지하는데 가장 중요한 역할을 하는 인자들의 발현을 증가시켰으며. 임상시험 결과에서 탄력도 및 피부 수분 함량이 증가한 것으로 나타나 피부 보습에 도움을 주는 부가가치가 높은 기능성 화장품 소재로써 활용 가능성이 기대된다.

5 골다공증 예방효과

알 기 쉬 운 요 약

콜라겐 펩타이드를 이용한 골다공증 예방

뼈는 성장이 멈춰 있는 조직이 아니고 평생 계속해서 생성, 성장, 흡수 과정을 반복해서 변하는 장기이다. 1년마다 10%의 뼈가 교체되고, 10년이 지나면 우리 신체의 뼈는 전부 새로운 뼈로 교체된다. 청소년기에 골량의 90%가 형성되고, 35세부터 골량이 서서히 감소하다가 여자의 경우 50세 전후에 폐경이 되면서 아주 빠른 속도로 감소하는데 폐경 뒤 3~5년 동안 골밀도의 소실이 가장 빠르게 일어난다.

골다공증은 뼛속이 구멍이 많이 생겨 뼈의 강도가 약해져 쉽게 부러지는 질병이다. 뼈의 강도는 뼈의 질과 양에 의해 결정된다. 뼈의 질에 영향을 주는 요인으로는 뼈의 구조, 무기질 교체율, 미세 손상 정도 등이 있다.

골다공증을 예방하기 위해서는 무엇보다도 뼈를 튼튼하게 할 수 있는 칼슘을 제대로 섭취해야 한다. 칼슘은 뼈 형성에 관여할 뿐만 아니라 성장 발육에도 중요하다. 칼슘은 99%가 뼈와 치아에 존재하고 있지만 나머지 1%는 근육이나 혈액에 존재하여 아주 미량으로 함유된 세포 내의 칼슘은 신경전달, 근수축, 에너지 생성, 혈액 응고, 대사에 관여하는 효소 활성화 등의 생체조직 시스템에 관여한다.

음식물 형태로 체내에 유입된 칼슘은 위에서 위산에 의해 가용화된 후 소장에서 흡수가 일어나는데 소장의 pH가 중성이므로 무엇보다도 중성에서 수용액 상태로 존재해야 흡수가 잘된다. 예를 들면, 우유의 경우 pH가 중성에서 칼슘이 수용액 상태로 존재하기 때문에 흡수가 잘된다. 그러나 대부분의 시판 칼슘제는 물에 녹지 않는 무기칼슘이므로 흡수가 매우 제한적이다.

필자는 칼슘 흡수율을 높일 수 있는 수용성 칼슘을 개발하기 위해, 큰 물고기가 작은 물고기를 씹지 않고 삼키면 작은 물고기의 뼈가 내장 효소에 의해 분해되어 수용성 칼슘으로 변하는 사실을 참고하였다. 이를 바탕으로 명태 가공부산물인 생선프레임(뼈에 육이 붙어 있는 부분)에서 유래된 인산화 펩타이드 칼슘(수용성 칼슘)을 골다공증 모델 쥐에게 먹여 칼슘 흡수 촉진 실험을 진행한 결과, 총 칼슘 함량, 뼈 밀도, 그리고 뼈 강도가 대조군인 우유 칼슘 흡수 촉진제(CPP)와 유사한 결과를 나타내었다. 이를 통해 어뼈로부터 새로운 칼슘 흡수 촉진제를 개발할 가능성이 제시되었다.

최근 우리나라도 고령화 사회로 접어들면서 당뇨병, 고혈압, 동맥경화 등 다양한 생활 습관병 중에서도 골다공증 환자의 증가가 문제되고 있다. 골다공증은 뼈에 미네랄(mineral)과 뼈 조직에서 뼈 세포를 둘러싸고 있는 물질인 뼈 기질이 감소하여 골양(caries)의 미세구조가 변화하여 골절 또는 그 위험성이 높아진 상태를 말한다.

골다공증의 원인으로서는 칼슘같은 미네랄이나 비타민 D의 섭취 부족, 여성에서는 몸의 상태 조절이 불량하거나 폐경에 의한 난포호르몬인 에스트로겐의 분비 저하, 운동 부족 등을 들 수 있다.[120)]

골다공증을 예방하기 위해서는 최대 골량을 높이기 위해 성장기부터 충분한 칼슘을 섭취해야 한다. 골다공증 예방책에 있어서 칼슘 섭취 부족이 문제로 지적되고 있고, 현재 수행하고 있는 영양 소요량(칼슘 섭취량) 이상으로 섭취할 것을 장려하여 칼슘 보조식품의 개발도 이루어지고 있다.

최근 들어 중학생 때부터 살이 찌면 안 된다며 극심한 다이어트를 하는 경우가 있는데 이로 말미암아 이들이 중년에 접어들 때 골다공증 환자가 급증할 것으로 전망된다. 골다공증 검사는 뼈가 약해지는 것이 나이 탓이라고 여기기 때문에 대부분 노년이 되어서야 시작한다. 하지만 사실 뼈 건강은 청소년 시기에 결정된다. 우리나라에서 골다공증으로 병원을 찾는 환자는 2021년 112만 6,861명으로 2017년 90만 6,631명에 비해 4년 사이 24.2% 늘었다(국민건강 심사평가원). 매일 3,000명 넘는 환자가 골다공증으로 병원을 찾는 셈이다. 특히 여성은 106만 1,874명(2021년 기준)으로 남성 6만4,987명보다 16배 이상 많았다.

미국 소아과 학회는 이미 "노년기의 뼈 건강은 성장기에 뼈가 얼마나 밀도있게 형성되는지에 달렸다"라고 발표한 바 있다. 뼈 건강을 위협하는 가장 큰 요인은 다이어트이다. 교육부가 2015년 2월에 발표한 "학교건강검사표본조사"에 따르면 중고등학교 여학생 100명 중 5명이 저체중이다. 저체중은 체중을 신장의 제곱으로 나눈 체질량 지수(BMI)가

18.5이하인 사람을 말한다. 체중부하가 뼈에 잘 실리지 않는 저체중은 정상 체중보다 골다공증 발병 위험이 5~6배 높다고 한다.

청소년기에 뼈가 약하더라도 특별히 나타나는 증상은 없지만, 중년 후에는 상당히 달라진다. 최대 뼈 양을 100으로 봤을 때 청소년 시기에 50까지만 채워 놓은 사람은 중년이 된 이후 노력해도 50을 넘지 못한다. 뼈는 50대부터 급격히 약해지며, 매년 1~2% 정도의 뼈 밀도가 감소한다. 뼈 기질을 합성 분비하며 기질에 칼슘, 마그네슘 이온 등의 무기염을 침착시켜 뼈 조직을 석회화하는 세포인 조골세포(odontoblast)의 활동이 뼈 조직을 흡수하는 기능을 가진 대형 세포인 파골세포(osteoblast)의 속도를 따라가지 못하기 때문이다. 조골세포가 풍부하게 활동하는 청소년기에 뼈 건강이 중요한 이유이다. 청소년기에는 뼈 밀도가 가파르게 채워진다. 남성은 21세, 여성은 19세 때 최대 골 함량의 85%까지 도달된다. 이때 필요한 연료가 비타민 D와 칼슘, 성장 호르몬, 뼈를 자극하는 운동이다.

국제 골다공증 재단에 따르면 뼈 밀도를 10% 높이면 골다공증 발병을 13년 늦출 수 있다고 한다. 노년기에 이르면 뼈의 생리적인 노화현상이 일어나서 영양분, 호르몬 활동의 감소 등 여러 가지 변화가 생기기 때문에 질병으로 보기보다는 하나의 증후군으로 볼 수도 있다. 노년기에는 1년에 약 2~3%의 골 함량의 감소를 가져온다고 하는데, 어느 정도는 예방이나 치료가 가능한 경우도 있다.

본래 뼈 조직은 뼈 기질(bone matrix)과 교원질을 함유한 교원섬유의 뼈 기질 내의 작은 결정인 골염(bone salt)으로 이루어져 있는데, 그 비율은 일정하여 거의 변하지 않는다. 뼈 기질과 골염을 합하여 골 함량이라고 한다.

골다공증은 골 함량 전체가 감소하는 상태이고, 이에 대한 뼈의 석회화 장해로 골염만이 감소하여 뼈 연하가 일어나는 것을 뼈연화증(osteomalacia)이라고 한다. 뼈연화증이 있는 경우, 무기질이 지속적으로 감소하여 연골은 얇아지고 뼈 조직을 지지하는 막대 모양의 작은 지지대인 뼈 소주(trabecula)의 수량과 크기가 감소하여 뼈는 약해진다.

칼슘은 최근 국민영양보고서에서도 유일하게 소요량이 충분하지 않은 영양소로 언급되고 있다. 칼슘 부족을 개선하기 위해서는 섭취량을 증가시켜야 하며, 흡수가 잘 될 수 있도록 해야 할 뿐만 아니라 뼈로의 이용률을 높이는 것이 중요하다. 칼슘의 흡수와 체내이용을 촉진하는 것에는 구연산(citric acid), 말산(malic acid) 등의 유기산, 비타민 D, 유당, 카제인 인산펩타이드(casein phosphopeptide, CPP)가 있다.

반대로 칼슘 흡수를 저해하는 인자로서는 코코아에 많은 옥살산(oxalic acid), 피트산(phytic acid, 곡류, 두유), 동물성 단백질에 들어있는 함황아미노산(시스테인, 메티오닌), 식물 섬유, 알코올, 카페인, 식염과잉섭취 등이 있다.[90)]

음식물 형태로 체내에 유입된 칼슘은 위에서 위산에 의해 가용화된 후 소장에서 흡수가 일어나는데 소장의 pH가 중성이므로, 무엇보다도 중성에서 수용액 상태로 존재해야 흡수가 잘된다. 예를 들면, 우유의 경우 pH가 중성에서 칼슘이 수용액 상태로 존재하여 흡수가 잘되는 것으로 알려져 있다.

칼슘은 뼈 형성에 관여할 뿐만 아니라 성장발육에도 중요하다. 칼슘은 99%가 뼈와 치아에 존재하고 있지만, 나머지 1%는 근육이나 혈액에 존재하며 아주 미량으로 함유된 세포내의 칼슘은 신경 전달, 근수축, 에너지 생성, 혈액 응고, 대사에 관여하는 효소의 활성화 등의 생체 조절 시스템에 관여한다.

필자는 명태 가공 부산물인 생선 프레임(기계로 어육을 체취 후 뼈와 육이 붙어 있는 잔사)에서 유래된 인산화 펩타이드(콜라겐 펩타이드)를 첨가한 사료를 골다공증 모델 쥐에게 먹였을 때 칼슘 이용률이 상업용 칼슘 흡수 촉진제인 카제인 인산화 펩타이드(CPP)와 동일하게 증가된 것을 확인하였다(그림 56, 그림 57, 그림 58). 따라서 명태껍질 콜라겐 펩타이드는 골다공증의 방지 및 관리뿐만 아니라 젖당을 함유한 우유를 섭취하면 설사나 복통을 일으키는 질환인 젖당 불내증(lactose intolerance)인 사람을 위해 유제품에 첨가할 수 있는 기능성 성분으로 응용될 수 있다.

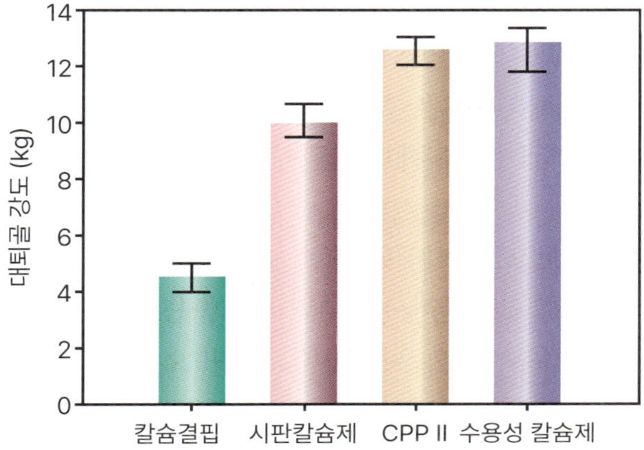

그림 56 실험쥐의 대퇴골 강도 측정

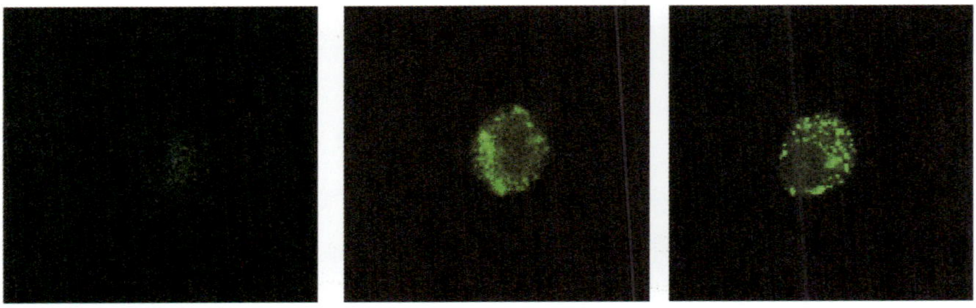

시판칼슘 첨가군　　CPP III(CPP+Ca) 첨가군　　수용성칼슘 첨가군

그림 57 수용성 칼슘 처리 후 조골세포 내 칼슘 흡수효과

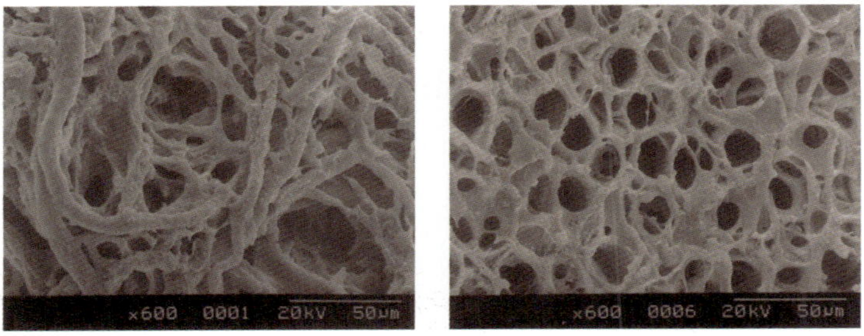

칼슘 결핍　　수용성 칼슘제

그림 58 전자현미경에 의한 실험쥐 대퇴골 단면(골밀도) 확인

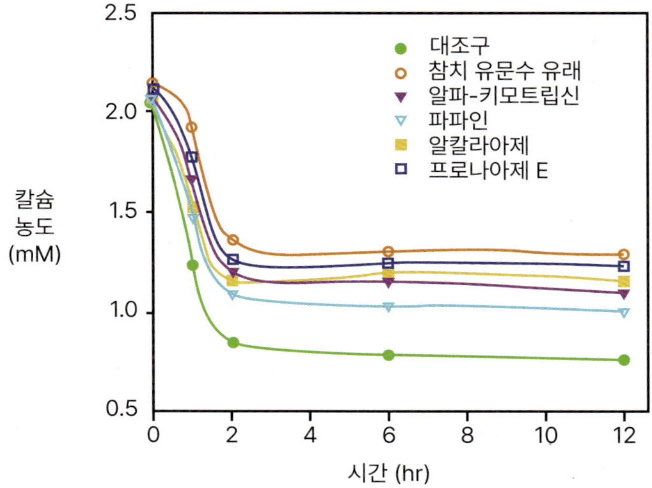

그림 59 굴 껍질 유래의 칼슘화합물에 대한 생선 껍질 콜라겐 가수분해물의 인산화칼슘 침전 억제 효과

또한, 굴 껍질로 만든 산화칼슘을 염화칼슘 및 인산화칼슘으로 만들어 여기에 생선껍질 콜라겐을 효소로 가수분해시켜 얻은 펩타이드가 인산칼슘의 침전율을 70% 정도 억제하는 효과가 나타났다(그림 59).[121]

이상의 결과를 바탕으로 칼슘을 결핍시킨 수컷 흰쥐(Sprague-Dawley male rats)를 이용하여 칼슘 흡수 촉진 실험을 한 결과, 생선 껍질 콜라겐 유래 펩타이드가 첨가된 굴껍질 유래 칼슘 화합물을 섭취한 군들은 대조군보다 유의적으로 칼슘 및 회분량이 높게 나타났다. 또한, 명태 가공 부산물인 생선 프레임을 펩신으로 분해시킨 가수분해물에서 분리된 새로운 펩타이드(Val-Leu-Ser-Gly-Gly-Thr-Thr-Met -Ala-Met-Tyr-Thr-Leu-Val)가 하이드록시아파타이트 결정 표면의 칼륨이온에 높은 친화성을 나타내었으며, CPP와 유사한 칼슘 가용화 효과를 나타냈다. 또한, 이 펩타이드가 중성 pH에서의 칼슘이 불용성으로 변하는 것을 저해하여 칼슘 이용률에 대한 생체실험에서 총 칼슘함량, 뼈 밀도 및 강도가 CPP와 유사한 결과를 보여 칼슘 흡수 촉진제로 활용이 가능할 것으로 생각된다(그림 60).[122]

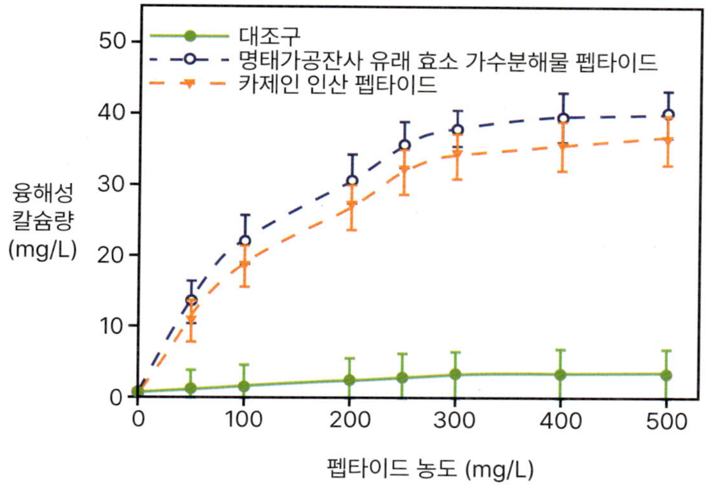

그림 60 명태 가공 부산물 유래 효소 가수분해물의 펩타이드 농도에 따른 칼슘 가용화 효과

6 항암 효과

알 기 쉬 운 요 약

오징어 콜라겐 펩타이드의 항암작용

암이 난치병이 된 주원인의 하나가 전이 때문이다. 암전이란 어느 장기에서 생긴 암세포의 집단이 조직내로 침윤해 가는 동안 혈관이나 임파선 속으로 들어가 혈액과 임파액을 타고 몸안의 각 부위로 퍼져 다른 장기나 조직에 뿌리를 내려 새로운 증식을 시작하는 것을 말한다.

암은 초기에 발견되면 그 암의 발생지를 제거함으로써 암 전이를 방지할 수 있으나 그렇지 못한 경우는 방사선 조사나 항암제를 투여하여 생명을 연장할 수밖에 없다. 현재 항암제는 대부분이 화학물질로 부작용이 심하다.

그 이유는 암세포만을 선택적으로 손상시키지 않고 정상 세포까지 파괴함으로써 부작용이 발생하기 때문이다. 그래서 가능한 한 화학물질에 의한 치료보다는 천연 물질을 이용한 면역요법에 따른 치료가 바람직하다.

면역요법은 우리 몸에서 면역체계를 담당하는 세포를 직접 활성화해 암을 치료하거나 암 치료에 있어서 다른 치료 효과를 증진시켜 환자의 면역체계를 강화하는 방법이다.

스페인의 알리반은 오징어에서 추출한 콜라겐을 7가지 상업용 단백질 가수분해 효소로 분해한 분자량 500~1,400 달톤의 펩타이드들이 유방암 세포와 뇌신경교세포에서 발생하는 종양인 신경교종(neurofibruma)에 대한 항암효과를 나타냈다고 발표하였고, 해양 메기의 껍질에서 추출한 콜라겐 가수분해물에서 분리한 펩타이드가 대장암 세포의 사멸 효과가 있다는 사실을 밝혔다.

동식물을 막론하고 생체를 구성하고 있는 기본단위는 세포이다. 세포가 모여 조직을 이루고, 조직이 모여 장기가 되며, 장기가 모여 하나의 생명체를 이루고 있다. 이러한 세포의 중요한 임무 중 하나는 항상 분열·증식하며, 자기와 같은 자손을 만들어 내고 수명이 다하면 죽는 것이다.

정상 세포의 경우에는 이러한 분열·증식이 일사불란하게 이루어지며, 세포 스스로 분열·증식을 조절할 수 있는 능력이 있는데. 이를 자동능(automatism)이라고 부른다. 그러나 어떤 원인에 의해 이런 질서가 깨지면 세포는 무한히 분열을 계속하게 되며, 이렇게 끝없이 늘어가는 "비정상 세포"를 암세포라고 한다. 암세포는 정상 세포가 변화해서 생겨난 것이지만 정상 세포와는 달리 왕성한 발육 때문에 영양분을 섭취하여 분해·이용하는 대사과정이 정상 세포보다 훨씬 왕성하다. 또한, 암세포는 전이하는 성질(침윤)이 있다. 침윤(invasion)이란 우리 몸의 어느 한 곳에서 생겨난 암세포의 수가 점점 불어나면서 주위에 있는 정상 세포 내로 들어가는 상태를 말한다. 정상 세포들 사이로 들어간 암세포는 정상 세포를 파괴하면서 계속 전이가 일어난다. 그 파괴행동은 지속적으로 진행되기 때문에 환자가 아무리 쇠진해도 멈추어지거나 되돌려지지 않는다.

암이 난치병이 된 원인의 하나가 전이 때문이다. 암 전이(cancer metastasis)란 어느 장기에 생긴 암세포의 집단이 조직내로 침윤해가는 동안 혈관이나 임파관 속으로 들어가 혈액과 임파액을 타고 몸 안의 각 부위에 퍼져 다른 장기나 조직 속에 뿌리를 내려 새로운 증식을 시작하게 되는 것이다.[123)]

암의 원인 그 자체에 관해서는 여러 연구가 추진되고 있지만 어떠한 생활을 하는 사람이 암에 더 많이 걸리는지 또는 어떤 방향으로 생활이 바뀌었을 때 암 발병이 줄어드는지에 대하여 짐작이 가능할 것이다. 이에 알고 있는 암에 대한 지식을 활용해서 조금이라도 암의 발병과 거리가 먼 생활을 하는 것이 현명한 방법이다. 중앙 암 등록 본부의 자료에 의하면 국내 암 환자의 5년 생존율이 1993~1995년 41.2%에서 2009~2013년 69.4%로 20년 사이에 크게 늘었다. 그만큼 암을 완치한 이후의 삶을 관리하는 법이 중요해졌지만 이에 소홀한 사람들도 많다.

전문가들은 특히 또다시 환자의 생명을 위협하는 2차 암(처음 생긴 암이 재발하거나 전이된 곳이 아닌 새로운 장기에서 발생하는 암)을 주의하지 않는 게 문제라고 경고하고 있다.

암을 한번 겪은 사람에게 다른 암이 발생할 위험은 암에 걸리지 않은 사람보다 많게는 4배 이상 높다. 여러 암을 부르는 좋지 않은 생활습관을 가지고 있거나 처음 생긴 암을 치료하는 과정에서 방사선, 항암제에 의해 정상 세포의 유전자가 변형될 수 있기 때문이다.

어떤 암을 경험했느냐에 따라 2차 암종류는 어느 정도 예측할 수 있다. 위암을 겪은 사람은 그렇지 않은 사람에 비해 대장암 위험이 1.4배 높고, 폐암을 겪은 사람은 그렇지 않은 사람에 비해 두경부암(head and neck cancer)이 4배 높다고 한다.[92)]

암은 초기에 발견되면 그 암의 발생지를 제거함으로써 암 전이를 방지할 수 있으나 그렇지 못한 경우에는 항암제를 투여하여 생명을 연장시킬 수밖에 없다. 현재 개발된 항암제는 대부분 화학물질로 부작용이 심하다. 그 이유는 암세포만을 선택적으로 손상시키지 않고 정상 세포까지 파괴함으로써 부작용이 발생하기 때문이다. 그렇기 때문에 가능한 한 화학물질에 의한 치료보다는 천연물질을 이용한 면역요법에 의한 치료가 바람직하다.

면역요법은 우리 몸에서 면역체계를 담당하는 세포를 직접 활성화시켜 암을 치료하거나 또는 암을 치료하는데 있어 다른 치료 효과를 증진시켜 환자의 면역체계를 강화시키는 방법이다.

스페인의 알리만(Aleman)은 오징어에서 추출한 콜라겐을 7가지 상업용 단백질 가수분해효소로 분해시킨 분자량 500~1,400달톤의 펩타이드들이 유방암 세포와 신경교종(Meuroglioma, 신경교 조직으로 된 암)에 대해 항암효과를 나타냈는데, 그 효과는 사용한 효소 종류에 따

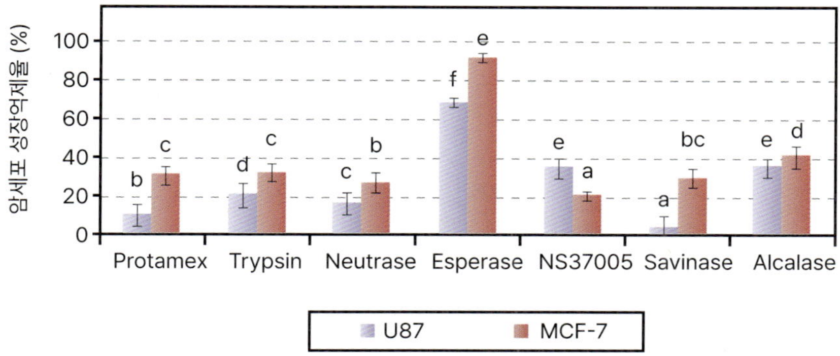

그림 61 오징어 콜라겐 효소가수분해물의 유방암 세포(MCF-7)와 신경교종(U87) 세포에 대한 성장억제 효과

라 활성 차이를 보였으며(그림 61)[124], 인도의 라자(Raja)도 해양 메기(Tachysurus dussumieri)의 껍질 추출물인 콜라겐 분해물이 대장암 세포의 사멸효과가 있다고 보고한 바 있다.[125]

이와 같이 생선에서 추출된 콜라겐 가수분해물 중 일부 펩타이드들이 항암효과가 있다는 여러 연구보고가 있어 많은 사람들의 관심을 끌고 있다.

7 치매 예방효과

알기쉬운요약

생선 콜라겐 펩타이드의 치매예방

우리나라는 이미 고령화 사회로 진입하면서 노령인구와 급격한 증가와 더불어 치매 환자 또한 늘어나고 있다. 노인성 질환인 치매로 인한 사회적 비용은 2050년에는 107조 원까지 증가할 것으로 예측된다.

치매란 정상적으로 활동하고 있던 사람이 다양한 원인으로 뇌가 손상되어 인지 기능이 상실하고, 기억장애, 언어장애, 시공간 능력의 저하, 성격 및 감정의 변화, 추상적 사고 장애, 계산력 저하 등 뇌의 여러 기능이 떨어지면서 일상생활에 지장을 받는 상태를 말한다.

치매는 원인 질병에 따라 뇌 속의 물질이 변형되어 뇌에 손상을 일으키는 알츠하이머성 치매, 뇌혈관의 경색이나 출혈로 인한 혈관성 치매, 파킨슨병과 같은 퇴행성 뇌 질환 치매 등 여러 가지로 나뉘는데 발병 비율을 보면 알츠하이머성 치매가 50% 정도를 차지하며, 그 다음으로 뇌혈관 질환에 의한 혈관성 치매가 30%, 퇴행성 뇌 질환과 그 외의 치매가 각각 10% 정도다. 알츠하이머성 치매의 특징은 베타-아밀로이드(β-amyloid)라는 단백질의 플라크(plaques) 축적과 타우(tau) 단백질의 신경섬유매듭(tangles) 형성이다.

지질 이중층으로 구성된 신경 세포막을 관통하는 형태로 존재하는 "아밀로이드 전구체 단백질(amyloid precursor protein, APP)을 제거하기 위해 정상적인 뇌에서는 "알파-세크리테이즈(α-secretase)와 감마-세크리테이즈(γ-secretase)가 작용하게 된다. 알파-세크리테이즈는 APP의 일부를 자르는데 베타-아밀로이드라는 펩타이드를 형성하지 못하도록 자른다. 이때 잘려진 부분은 신경세포 표면으로부터 유리되며, 나머지 부분을 감마-세크리테이즈가 잘라내어 신경세포 외부로 방출시킨다. 이렇게 방출된 APP 조각들은 신경세포에 영향을 주지 않는다.

그러나 알츠하이머성 치매에 걸린 뇌에서는 알파-세크리테이즈 대신 베타-세크리테이즈가 APP를 절단하게 되며, 이때 알파-세크리테이즈가 자른 부위와 다른 부위를 절단하게 된다. 그 후, 감마-세크리테이즈가 남아 있는 APP를 절단하고, 이때 세포막 외부로 유리되는 펩타이드가 베타-아밀로이드이다. 베타-아밀로이드는 신경세포 간의 신호를 전달하는 부위인 시냅스를 차단하여 신호 전달을 방해하고, 이로 인해 치매가 발현된다고 알려져 있다.

따라서 최근에는 치매 유발 물질인 베타-아밀로이드 생성을 촉진하는 효소인 베타-세크리테이즈의 활성을 저해하는 물질이 치매 예방에 도움이 될 수 있다는 연구가 진행되고 있다. 이에 따라 베타-세크리테이즈 저해작용을 나타내는 저해제 탐색이 활발히 이루어지고 있다.

홍어껍질 콜라겐을 효소로 분해시켜 얻은 펩타이드가 베타-세크리테이즈의 저해작용을 나타냈으며, 또한 연어껍질에서 추출한 콜라겐 펩타이드도 고령쥐의 뇌에서 산화적 손상을 감소시키고, 뇌 유도 신경 친화성 인지 및 연접부 후부 밀도 단백질 95의 발현을 증가시켜 학습 및 기억력을 촉진하는 효과가 있는 것으로 밝혀졌다.

치매(Dementia)라는 어원은 라틴어에서 유래된 것으로 "정신이 나간 상태"라는 뜻을 내포하고 있다. 태어날 때부터 비정상적인 뇌 기능을 가지고 태어나는 "정신지체(mental retardation)"와는 달리 치매는 정상적인 뇌에서 다양한 원인에 의해 뇌 기능이 손상을 입고 이로 인해 서서히 인지능력이 저하되어 결국에는 정상적인 생활을 영위하는 것을 어렵게 만드는 질병을 말한다.

치매는 원인 질병에 따라 뇌 속의 물질이 변형되어 뇌에 손상을 일으키는 알츠하이머 치매, 뇌혈관의 경색(infarct, 혈전이나 색전에 의해 동맥이 막힌 어떤 부위가 허혈로 생기는 응고 괴사)이나 출혈로 인한 혈관성 치매, 파킨슨병과 같은 퇴행성 뇌질환 치매 등으로 나뉜다. 발병 비율을 보면 알츠하이머병이 50% 정도를 차지하며, 그 다음으로 뇌혈관 질환에 의한 혈관성 치매가 30%, 알츠하이머 병 외의 퇴행성 뇌질환과 그 외의 치매가 각각 10%씩 그 뒤를 따른다.

치매란 다양한 원인으로 뇌가 손상되어 기억력, 언어능력, 판단력, 시공간 파악능력 등 여러 영역의 기능이 떨어지면서 일상생활에 지장을 받는 상태를 포괄적으로 가르키는 말이다. 치매 여부는 증상만 보고 특별한 검사 없이도 전문의사의 판단만으로 할 수 있다. 다만 신경 심리 검사를 통해 어떤 종류의 인지 기능이 어느 단계에서 얼마나 심하게 어떤 형태로 저해되었는가를 확인하면 된다.[126)]

더 중요한 다음 단계는 치매 원인을 확인하는 것이다. 치매는 약 70여 가지 다양한 뇌질환 및 내과 질환으로 인하여 발생하는 질환이다. 이 중에서 가장 흔한 원인은 알츠하이머 병에 의한 치매이며, 진단하기 위해서는 뇌 MRI를 찍어봐야 한다. 역설적으로 알츠하이머 병은 뇌 MRI에 뚜렷한 이상이 없다. 알츠하이머 병에 합당한 증상을 보이고, 뇌 MRI에서 뇌경색, 뇌출혈, 뇌 손상, 뇌종양과 같은 다른 뇌 질환이 안보이면 일차적으로 알츠하이머 병으로 진단하는 것이다.

알츠하이머 병은 노인 인구에서 치매를 유발하는 가장 흔한 질환이다.

보통 65세 이상의 연령대에서 많이 발생하지만, 간혹 40, 50대에서도 발병하기도 한다. 알츠하이머 병은 1907년 독일의 정신과의사인 알츠하이머(Alois Alzheimer) 박사가 당시에 매우 희귀하다고 여겨지던 뇌 신경 질환을 앓다가 사망한 여성의 뇌 조직을 관찰하면서 알려졌다. 그는 뇌 조직을 관찰하는 도중에 어떤 비정상적인 물질들이 뭉쳐 있는 것과 신경세포인 뉴런(neuron) 안에 신경 섬유들이 엉켜있다는 사실을 최초로 발견했다.[93)]

알츠하이머 병의 증상은 발병 초기에는 병의 진행속도가 낮다가 점차 진행이 이루어진다. 주로 최근 일에 대한 기억력이 감소하다가 점차 언어기능 및 판단력과 같은 다른 인지기능에 이상을 동반하게 된다. 또한, 발병 진행과정 중 혼동, 의심, 우울, 두려움이나 불안함, 공격성 증가, 수면 장애 등의 정신 행동 증상이 수반되며, 말기에는 경직, 보행 이상과 같은 신경 장애 및 욕창, 감염과 같은 신체적 합병증이 나타난다.[94)]

전 세계적으로 65세 이상 노인에게 알츠하이머 병의 유병률은 약 5% 이상으로 알려져 있으며. 65세 기준으로 나이가 5세 증가할 때마다 유병률이 약 2배씩 높아져 85세 이상 노인에서는 무려 30~50%를 차지한다. 따라서 치매로 인하여 고통받는 환자와 가족들의 수가 증폭할 것으로 예상된다.

보건복지부가 발표한 치매 현황에 따르면 60세 이상 치매환자는 86만 3,542명, 2021년 91만 726명, 2022년 95만 351명으로 매년 증가하고 있다. 치매 유병률은 연령증가에 비례하여 60~64세 유병률은 0.61%, 65~69세 1.38%, 70~74세 3.85%, 75~79세 11.81%, 80~84세 20.91%, 85세 이상은 38.61%였다.

앞으로 평균 수명 증가로 인해 노인 인구의 비중이 점차 증가함에 따라 치매 환자 수도 급격하게 늘어 날 것으로 예상된다. 치매가 우리나라 사회의 심각한 문제가 된 것은 최근의 일이다.

낮은 출산율과 더불어 노인 인구의 급격한 증가는 훗날 다음 세대들이 1인당 부담해야 할 치매 환자 수가 늘어난다는 뜻이고, 이는 치매 환자들에 대한 시설이나 제도가 잘 갖추어야 함을 의미한다.

치매는 단순히 환자 본인만의 문제가 아니다. 시간이 지날수록 어린아이와 같이 변해가는 치매 환자를 돌보기 위해 가족 구성원들 역시 정상적인 사회적 활동을 포기해야 한다. 통계청 가계동향 조사에 따르면 치매 환자 1명을 돌보는데 국가 지원을 제외한 개인부담만 연 2,061만원이 들어 가족들의 경제적 부담도 크다.

여기서 알츠하이머 치매는 어떻게 발병되는지 메커니즘을 살펴보자.

알츠하이머 박사가 보았던 것처럼 알츠하이머 치매의 특징은 베타-아밀로이드(β-amyloid) 펩타이드가 축적된 반점(plaques)과 타우(tau) 단백질의 신경섬유 매듭(tangles)의 형성이다. 이러한 현상은 어떻게 일어나는 것일까? 이를 알아보기 전에 뇌의 구조를 설명하고자 한다(그림 62, 그림 63).[93)]

인간의 뇌는 엄청난 수의 신경세포(neuron)가 마치 거미줄과 같은 네트워크를 이루면서 신경을 구성하고 있다. 신경세포의 주요 구성 요소를 간단히 살펴보면, 핵을 포함하고 있는 세포체(soma), 세포체 주위에 나뭇가지처럼 뻗어 있어 여러 인접 신경세포가 보내준 신호를 받아들이는 수상돌기(dendrite, 다른 신경세포로부터 들어오는 정보를 받아 세포체로 전달하는 기능을 담당하는 세포체로부터 뻗어 나온 짧은 섬유), 그리고 이렇게 받아들인 전기적 신호를 다음 신경세포로 전달하기 위한 부분인 축삭돌기(axon, 신경충동을 세포체로부터 다른 신경세포에 전달하는 신경세포의 돌기)로 이루어졌다. 신경세포는 전기적인 신호를 통해서 서로 신호를 주고받는데 이때 한 신경세포의 축색돌기의 말단과 다른 신경세포의 수상돌기가 접합부(synapse)에 연결되어 있다.

실제로 연결이라기 보다는 인접해 있다고 볼 수 있다. 왜냐하면, 접합부 부분은 아주 미세하게 축삭돌기 말단과 수상돌기가 떨어져 있는데 이 부분에서는 전기적 신호가 신경세포에 의해 합성되어 축삭돌기 말단에 저장되어 있다가 흥분하면 방출되어 신경계 정보전달에 관여하는 물질인 신경전달물질(neurotransmitter)로 바뀌어 이를 한 신경세포의 축색돌기의 말단에서 다음 신경세포의 수상돌기로 전달하기 때문이다.

건강한 뇌에서는 이러한 신호 전달 과정이 원활하게 이루어지지만, 알

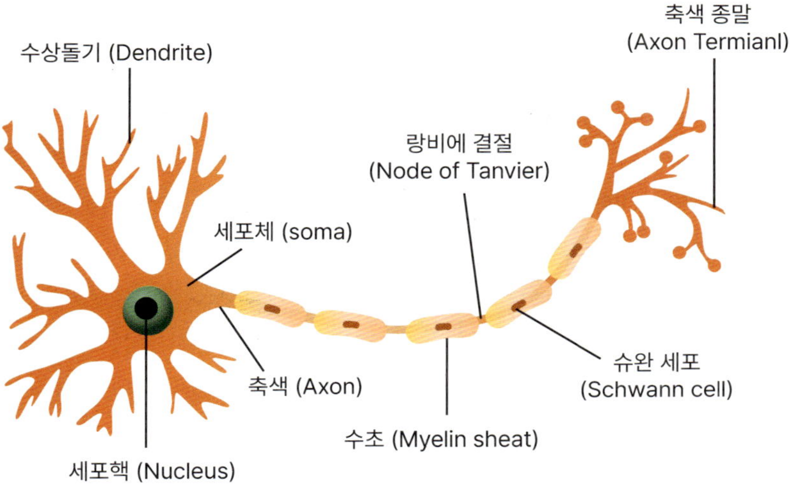

그림 62 뇌에 존재하는 신경세포인 뉴런과 그 구조

*아밀로이드(Amyloid): 만성 염증 질환으로 뇌, 신장, 췌장 등에 형성되는 당단백질의 일종.

*타우 단백질(Tau protein): 50~60 kDa의 몇 개의 동형으로 구성된 미세소관 관련 단백질의 일종. 중추 신경에 다량 존재하며 특히, 축삭에 많은 것으로 알려져 있는데 신경 세포체, 수상 돌기에도 분포하고 있음.

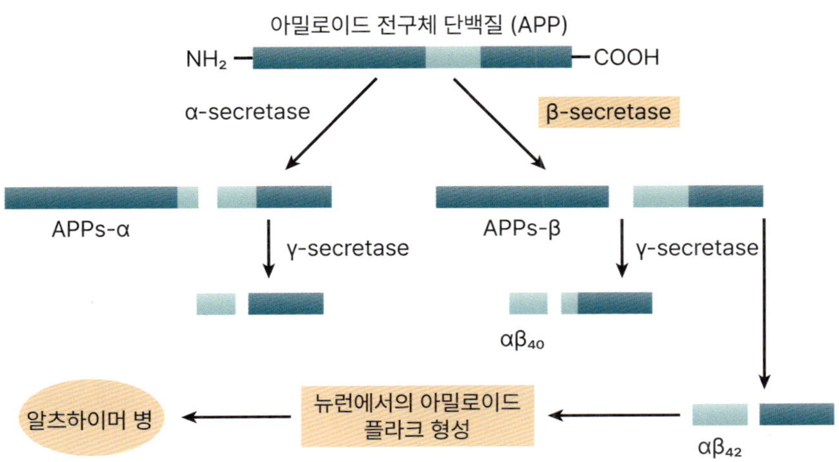

그림 63 정상적인 뇌에서의 아밀로이드 전구체 단백질(APP)의 제거과정(좌)과 알츠하이머 병에 걸린 뇌에서의 아밀로이드 전구체 단백질(APP)의 제거과정(우)

츠하이머 병에 걸린 환자의 뇌에서는 신경세포의 외부와 내부의 변화로 인해 이 과정이 원활하게 이루어지지 못한다.

먼저 신경세포 외부의 측면에서 보면 다음과 같다. 지질 이중층으로 구성된 신경세포의 세포막을 관통하는 형태로 존재하는 "아밀로이드 전구체 단백질(amyloid precursor protein, APP)"을 제거하기 위해 정상적인 뇌에서는 알파-세크리테아제(α-secretase)와 감마-세크리테아제(γ-secretase)가 작용하게 된다. 알파-세크레테아제는 APP의 일부를 자르는데, 베타-아밀로이드(β-amyloid)라는 단백질을 형성하지 않게 자른다. 이때 잘려진 부분은 신경세포 표면에서 유리되며 나머지 APP 부분을 감마-세크리테아제가 잘라내어 신경세포 외부로 방출시킨다. 이렇게 방출된 APP 조직들은 신경세포에 어떤 영향도 주지 않는다.

정상적인 뇌와는 달리 알츠하이머 병에 걸린 뇌의 경우에는 알파-세크리테아제 대신 베타-세크리테아제(β-secretase)가 작용하게 된다. 베타-세크리테아제 역시 APP를 절단하게 되는데 알파-세크리테아제가 자른 부분과는 다른 부분을 절단한다. 곧이어 감마-세크레테아제가 남아있는 APP를 자르게 되는데, 이때 세포막 외부로 유리되는 단백질이 베타-아밀로이드라는 단백질이다. 베타-아밀로이드는 서로 뭉쳐 신경세포 외부에서 작은 중합체를 형성하며 신경세포 사이의 신호를 전달하는 부위인 접합부를 막아 신호를 전달하지 못하게 한다. 이들 작은 중간체들이 모여 베타-아밀로이드 플라크를 형성하여 축적된다. 그러면 신경세포 내부에서는 어떤 일이 벌어질까?

건강한 뇌의 신경세포 내부를 들여다보면 미세소관(microtubule)이라는 작은 관이 신경세포의 수상돌기 및 축삭돌기 내부에 존재하여 구조적인 지지대의 역할을 하는데 이 관을 통해서 영양분이나 신경 전달물질을 담고 있는 소포체(neurotransmitter vesicle, 세포 내에 있는 막으로 둘러싸인 작은 자루 모양의 구조) 등이 이동하게 된다. 미세소관의 구성 성분은 접착제 역할을 하는 "타우 단백질"이라는 물질에 의해 그 형태가 유지된다. 하지만 알츠하이머성 치매환자의 뇌신경세포 내부에서는 타우 단백질이 미세소관으로부터 떨어져 나오면서 미세소관은 분해되기 시작한다. 그리고 유리된 타우 단백질이 과인산화(hyperphosphorylation) 과정을 거치면서 서로 점점 뭉쳐 신경섬유를 형성하고 이들이 다시 뭉쳐 신경섬유 다발을 이루게 된다. 결과적으로 신경세포의 축삭돌기와 수상돌기는 축소되며 이로 인해 인접한 신경세포끼리 연결이 끊어져 신호전달이 제대로 이루어지지 않게 된다.

베타-아밀로이드 플라크가 뇌세포 외부에서 먼저 축적이 된 다음 신경섬유 다발이 생성되는 이유를 조사한 연구결과에 의하면 뇌세포 밖의 플라크 축적이 뇌세포 내의 단백질 용해를 억제하는 것으로 밝혀졌다. 타우 단백질이 정상적으로 미세소관에 붙어 있지 못하고 다른 타우 단백질과 엉키면서 신경섬유 다발이 형성된다는 것이다.

신경세포에서 아밀로이드 플라크를 형성하지 않도록 베타-세크리테아제의 발현 억제 또는 활성을 저해시키면 알츠하이머 치매의 발병을 억제시킬 수 있다는 것이다. 따라서 치매 예방을 위해 베타-세크리데아제의 저해제를 찾으려는 연구들이 활발히 진행되고 있다.[127)]

강릉원주대학교 변희국 교수는 홍어껍질을 6종의 효소로 가수분해하였을 때 효소(Neutrase)로 분해시켜 얻은 가수분해물에서 베타-세크리타아제의 저해 활성이 가장 높았다고 보고한 바 있다(그림 64).[128)]

그 가수분해물에서 12개의 아미노산으로 구성된 펩타이드(Gln-Gly-Try-Arg-Pro -Leu-Arg-Gly-Pro-Gln-Phe-Leu)를 분리·정제하여 베타-세크리테아제의 저해효과가 가장 높은 것을 밝혀 이를 활용한 치매예방을 위한 제품개발이 가능할 것이라고 시사한 바 있다.

또한, 페이(Pei) 등은 연어껍질에서 추출한 콜라겐을 분해시킨 펩타이드가 고령 쥐의 뇌에서 산화적 손상을 감소시키고, 뇌 유도신경 친화성 인자(neuro-tropic factor, 신경조직에 선택적 친화성을 가진 또는 신경계에 주요한 효과를 미치는 인자) 및 연접부 후부 밀도 단백질 95(postsynaptic density protein 95)의 발현을 증가시켜 학습 및 기억력을 촉진시키는 효과가 있음을 밝혔다.[129)]

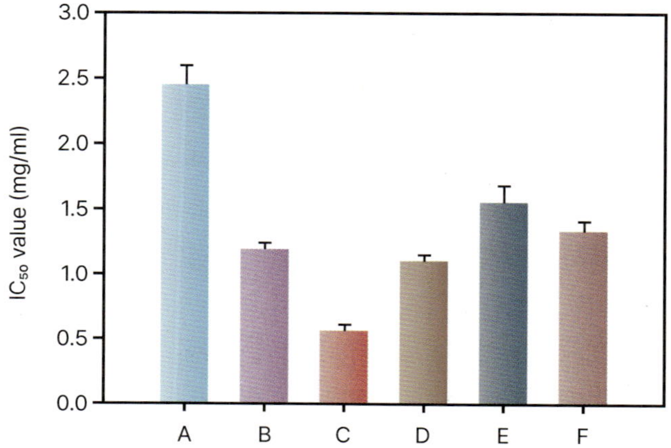

그림 64 다양한 효소로 얻어진 홍어 껍질 가수분해물의 베타-세크리테아제 저해 활성.
A: 알카라아제(alcalase), B: 알파-키모트립신(α-chymotrypsin), C: 뉴트라제(neutrase), D: 파파인(papain), E: 펩신(pepsin), F: 트립신(trypsin)
* IC_{50} 값(mg/ml): 베타-세크리테아제 활성을 50% 저해활성을 나타내는 가수분해물의 농도

이들은 노화로 인한 기억력 저하를 완화시킬 수 있는 기능성 식품으로 활용할 수 있다고 시사한 바가 있다. 머지않아 생선 콜라겐의 가수분해물에서 분리된 펩타이드가 치매예방을 위한 상품으로 활용될 것으로 기대된다.

8 항균 효과

알 기 쉬 운 요 약

생선 콜라겐 펩타이드의 항균작용

대부분 생명체는 외부 미생물의 침입을 막고 이를 방지하기 위해 항균 펩타이드를 만들어 분비하는 것으로 알려져 있다. 이는 고등생물에 있어서 병원균에 의한 면역 반응이 일어나기 전에 일차적으로 여러 형태의 박테리아의 침입을 막아주는 역할을 한다.

지금까지 밝혀진 항균 펩타이드의 공통적인 특징은 대략 20개 내외의 아미노산으로 구성되어 있으며, 이들 아미노산 중 절반의 아미노산이 양전하를 띠는 아미노산인 리신, 아르기닌, 히스티딘 등으로 구성되어 있다. 이들 항균 펩타이드들이 양전하를 가진 아미노산을 다량 포함하고 있는 것은 음전하를 띤 박테리아 세포막과 상호 작용시 중요한 역할을 하기 때문이다.

콜라겐을 효소로 가수분해시킬 때 효소의 종류에 따라 서로 다른 크기의 펩타이드들이 생성되는데, 이들의 종류와 분자량 크기에 따라 항균력도 다르게 나타난다.

생선 콜라겐으로 얻어진 펩타이드들의 항균 효과에 관한 연구 보고가 있는데, 고등어껍질 콜라겐의 효소 가수분해물에서 얻은 3,000달톤 이하의 펩타이드가 항균 효과가 높은 것으로 나타났으며, 가다랑어 껍질 추출물에서 정제한 펩타이드(분자량 3,400 달톤)가 그람양성 세균뿐만 아니라 그람음성 세균에 대하여 강력한 항균 효과를 나타내 천연 항산화제로서 활동이 기대된다.

지구상에 사는 대부분의 생명체들은 외부 미생물로부터의 침입을 막고, 이를 방지하기 위하여 항균 펩타이드를 만들어 분비하는 것으로 알려져 있다. 이는 고등생물에 있어서 병원균에 의한 면역 반응이 일어나기 전에 일차적으로 여러 형태의 박테리아로부터의 침입을 막아주는 역할을 하는 것으로, 생명체들이 일차적으로 다양한 항균 펩타이드를 만들어 내고 있다. 특히 최근 기존 항생제들의 과도한 남용과 새로운 형태의 항생제 개발이 상대적으로 저조하여 항생제 내성균의 출현이 빠르게 증가하고 있고, 이에 대한 대안으로 자연계에 존재하는 생명체들의 방어기작 중 하나인 항균 펩타이드에 대한 관심과 탐색에 많은 관심을 보이고 있다.

항균 펩타이드는 1962년에 개구리의 표피 분비액에서 처음으로 그 존재성이 발견되었고, 이후 24개의 아미노산으로 구성된 봄비닌(bombinin)이란 항균 펩타이드가 최초로 분리되었다. 그 이후 벌의 독소(bee renom)로부터 멜리틴(melittin)이란 펩타이드가 분리되는 등 여러 생물로부터 다양한 항균 펩타이드들이 분리되기 시작했다.[130)]

그러나 이제까지 발견된 많은 항균 펩타이드들에 대한 연구들을 보았을 때 구조나 활성측면에서 일반적 경향성을 가지고 있기는 하지만 아미노산의 서열상에서는 거의 유사성을 보이지 않고 있다. 이는 각각의 생물체가 자신이 사는 환경에 적합하도록 자신의 펩타이드 구조와 서열을 각기 다르게 진화시켜 왔기 때문이라 생각된다.

지금까지 밝혀진 항균 펩타이드들의 공통적인 특징으로 일반적으로 대략 20개 내외의 아미노산으로 구성되어 있으며 이들 아미노산 중 9~10개의 아미노산이 양전하를 띠는 아미노산인 리신, 아르기닌, 히스티딘 등으로 구성되어 있다. 이들 항균 펩타이드들이 이런 양전하를 가진 아미노산을 다량 포함하고 있는 것은 이 아미노산들이 이들의 항균 활성에 직접적으로 영향을 주기 때문이다. 즉 항균 펩타이드의 작용기

작에서 양전하를 띤 아미노산이 음전하를 띤 박테리아 세포막과 상호작용시 중요한 역할을 하는 것으로 판단된다.

또한, 항균 펩타이드는 양전하를 띤 부분뿐만 아니라 소수성 부분이 역시 공존하는 양쪽성의 성질을 띠고 있는데 이 역시 이들의 작용 메커니즘에 관여하기 때문이다. 지금까지 항균 펩타이드의 작용기작 가설 중 가장 타당성 있게 제시되고 있는 것은 세이-마츠자키 황(Shai-Matsuzaki Huang, SMH) 모델로 일단 발현된 펩타이드는 소수성과 친수성의 부분으로 적당한 구조를 이루게 되고 양전하를 띤 친수성 부분이 음전하를 띤 박테리아의 세포막과 결합하게 된다. 그런 후 세포막과 결합한 펩타이드의 소수성 부분이 세포막 인지질의 소수성 부분과 상호작용하여 세포막의 통로(투과도)를 변화시켜 결국 세포가 파괴되어 박테리아가 죽게 된다는 것이다.[131)]

기존의 항생제가 세포막 구성 성분의 합성이나 세포의 활성을 화학적으로 저해하는 반면 항균 펩타이드는 화학적인 방법이 아니라 물리적인 방법으로 세포막의 파괴를 유도한다는 차이가 있다. 따라서 기존 항생제에 대하여 세포는 자체의 화학적 활성 내지는 화학적 구조를 변화시킴으로써 항생제에 내성이 생기도록 하지만, 항균 펩타이드의 경우는 기존의 내성 균주에 대하여 강한 활성을 갖고 있다.

항균 펩타이드는 자연계의 생명체에서 사용되는 방어기작 중 하나로 이에 관한 연구는 자연계에서 환경친화적으로 일어나는 생명현상을 이해하는데 기여할 뿐만 아니라 실용적 측면에서 기존의 항생제 내성 문제를 극복할 수 있는 하나의 대안으로, 최근 더욱 삶의 질 향상과 건강을 지향하는 인류의 욕구에 부응하는 천연 소재로서 각종 유제품을 비롯한 가공식품의 저장성 증진을 위한 식품 보존제, 기존 항생제의 활성을 촉진해 주는 보조제, 식품 첨가제, 농약, 항균성을 필요로 하는 다양한 소재 등에 이르기까지 다양하게 활용될 수 있다.

최근 스크리닝 기법의 발달로 빠르게 탐색되어 확보된 항균성이 높은 새로운 항균 펩타이드는 향후 항암제, 항바이러스제, 생체기능을 모방

한 의료용 소재 개발에도 적용될 가능성이 있다. 특히 해양 생명체의 경우 육상 생물과는 달리 해양에 존재하는 수많은 미생물에 직접적으로 노출되어 있어 해양생물로부터 지금까지 알려지지 않은 새로운 해양생물 유래의 항균성이 높은 펩타이드를 탐색 및 확보하자는데 점점 관심이 높아지고 있다.[132)]

콜라겐을 효소로 가수분해시킬 때 효소의 종류에 따라 서로 다른 크기의 펩타이드들이 생성되는데 펩타이드의 종류와 분자량 크기에 따라 항균력도 다르게 나타난다.

쿠드다쉬트(Koudhdasht) 등(2021)은 고등어(barred mackerel)의 껍질, 비늘, 지느러미 등을 가열하여 젤라틴으로 만든 다음, 이를 상업용 효소로 가수분해시킨 후, 한외여과막으로 30 kDa 이하의 펩타이드를 분리하여, 이를 다시 분자량 10 kDa, 이어 분자량 3 kDa 이하의 펩타이드를 분리할 수 있는 한외여과막을 사용하여 세 그룹의 펩타이드를 만들었다. 이들 펩타이드의 항균효과를 대장균(*E. coli* ATCC 8739)에 대하여 조사한 결과, 3 kDa 이하의 펩타이드의 최저 저지 농도(minimum inhibitory concentration, MIC, 시험균의 발육이 완전히 저지 될 때의 약재의 최소농도)는 mL당 0.50 mg로 10 kDa 이하 4.00 mg 및 30 kDa 이하 8.66 mg에 비해 매우 낮아 항균활성이 가장 높은 것으로 나타났다.[133)]

서(Seo) 등은 가다랑어(Skjpjack tuna)의 껍질 추출물에서 정제한 펩타이드(3.4 kDa)가 고초균(*Bacillus subtilus*), 구균(*Micrococcus luteas*), 황색포도상 구균(*Staphylococcus aureus*) 및 연쇄상 구균(*Streptococcus iniae*) 같은 그램 양성 세균 뿐만 아니라 수서균(*Aeromonas hydrophila*), 대상균(*Escherichia coli D31*), 및 장염 비브리오균(*Vibrio parahaemolticus*) 같은 그램 음성 세균에 대해서 강력한 항균활성을 나타낸다고 보고한 바 있다.[134)]

새로운 항균물질이 전통적인 항생물질보다 병원성 미생물에 의한 내성을 능가할 수 있는 향상된 항균 펩타이드의 개발이 필요하다. 해양 콜라겐 유래 펩타이드는 폭넓은 스펙트럼의 항균 활성을 가진 유망한 후보로 주목받고 있다. 그러나 현재까지 이들 펩타이드가 항생물질로 사용된 사례는 드물다. 이에 따라 항균성이 뛰어난 펩타이드가 새로운 항균제로서 의약품뿐만 아니라 식품 산업에서도 활용될 가능성이 매우 크기 때문에, 새롭고 강력한 효능을 가진 천연 항생제의 개발이 필요하다고 생각된다.

9 비만 예방효과

알 기 쉬 운 요 약

홍어껍질 콜라겐 펩타이드의 항비만 효과

비만은 몸 안에 지방이 필요한 이상으로 쌓여 체질량지수(BMI)가 25 이상인 경우를 말한다. 반면 과체중은 체질량지수가 23~24 정도이다. 단, 운동을 해서 근육이 많으면 과체중도 문제가 되지 않는다.

비만인의 지방세포에서는 지방의 합성과 분해가 모두 상승하지만 분해되는 양보다 합성되는 양이 더 많기에 결과적으로 지방이 증가하여 비만으로 이어진다. 이렇게 보면 비만을 예방하기 위해서는 먼저 지방세포에서 지방합성을 억제할 필요가 있다. 이를 위해 할 수 있는 것은 식사와 운동을 통해 조절하는 것이다. 지방세포의 지방합성 재료가 되는 리포단백질에는 유미입자(chylomicron)와 초저밀도 지질단백질이 존재한다. 전자는 식사 유래의 지방을 함유하고 있고 후자는 간장에서 합성된 지질단백질이다. 따라서 식사로 조절할 수 있는 지질단백질이 유미입자이다.

50여년 전 한국인의 식사에서 지방이 차지하는 비율이 3~5%였던 것에 비해 현재는 30% 이상으로 증가했다. 이 지방 증가에 비례하여 비만이 증가한다는 사실도 식사에 들어있는 지방 유래의 유미입자가 비만의 원인이 되고 있다는 것을 방증한 것이다. 비만 예방을 위해서는 식사 중에 지방을 줄임과 동시에 그 흡수를 억제하여 유미입자의 급격한 상승을 저지할 필요가 있다.

콜라겐 펩타이드가 지방 대사에 영향을 주어 항비만 효과가 있다는 여러 연구 보고가 있다. 홍어 껍질 유래의 콜라겐 펩타이드가 고지방 사료를 먹인 쥐에서 지방 대사에 영향을 주어 지방 축적을 억제해 항비만 효과가 나타났고, 해파리 콜라겐 펩타이드도 지방세포에서 지질 및 에너지 관련 대사에 영향을 주어 지방 생성을 억제하는 것으로 밝혀졌다.

전미경제연구소(NBER)에 따르면 비만의 경제적 손실은 매년 2조 달러(한화 약 2,340조)에 이르고, 비만과 과체중인 인구가 21억명으로 세계 인구의 30%에 이른다고 한다. 미국은 이미 전체 인구의 65%가 과체중이며, 한국의 과체중 인구는 현재 30%이지만 해마다 증가 추세에 있다.

비만의 대표적인 질환은 당뇨병이다. 더군다나 한국인은 당뇨병에 더 취약하다. 아시아인들이 미국이나 유럽인보다 당뇨병에 더욱 취약하다. 칼로리 소모에 필수인 인슐린을 생산하는 베타-세포 수가 서양인보다 50% 정도 적기 때문이다. 일부에서는 쌀이 주식이라서 그렇다고 지적하지만, 아직 정확한 원인이 밝혀지지 않았다.

비만이 경제의 심각한 위협 요인으로 떠오르자 흥미로운 연구결과가 발표되고 있다. 미국 코넬대 존 콜리(경제학)교수는 최근 살찐 사람들이 채용과 승진 등에서 불이익을 받는다는 사실을 밝혔는데 이런 손해를 돈으로 환산해보니 미국에서만 한해 40억 달러 이상인 것으로 나타났다. 살찐 사람이 겪는 불이익은 미국만의 문제가 아니다. 평등 복지 등을 중시하는 스웨덴에서도 살찐 사람이 보수 등에서 불이익을 받고 있다는 연구결과도 있다.[135)]

어릴적 과체중이나 비만 때문에 자신감이나 도전정신이 제대로 발현되지 않아 성인이 되어 승진 등에서 손해를 보는 경우가 많아 호주 정부는 비만을 국민의 삶의 질을 떨어뜨리는 주요 요인으로 분류하고 있다.

비만이란 지방 조직에 정상보다 많은 지방이 축적된 상태를 말한다. 지방은 지방 조직 중 지방 세포에 모여 있다. 지방 세포 속의 지방 덩어리 표면은 레시틴(lecithin) 등의 인지질이나 단백질로 덮어진 기름방울 형태로 존재하고 있다. 기름방울 중 지방은 고정되어 있는 것이 아니라 항상 새로이 합성된 지방이 되거나 지방의 일부가 분해되기도 한다. 또한, 지방의 합성과 분해의 균형이 무너져 이상한 지방 축적이 일어나기도 한다.

비만은 몸 안에 지방이 필요 이상 쌓인 것으로 체질량 지수(BMI)가 25이상인 경우를 말한다. 반면 과체중은 체질량 지수가 23~24 사이이다. 단 운동을 해 근육이 많으면 과체중도 문제가 되지 않는다. 이 단점을 극복하기 위해 전문가들은 체질량 지수보다 체성분 검사로 전체 몸무게 가운데 지방이 차지하는 비중이 얼마인지를 따져 비만 여부를 판단한다.[102)]

비만인의 지방 세포에서는 지방의 합성과 분해가 모두 상승하지만 분해되는 양보다 합성되는 양이 더 많기에 결과적으로 지방이 증가하여 비만으로 이어진다. 이렇게 보면 비만을 예방하기 위해서는 먼저 지방 세포에서 지방 합성을 억제할 필요가 있다. 이를 위해 우리가 할 수 있는 것은 식사를 통해 조절하는 것이다.

어떻게 식사를 조절하는 것이 좋은지에 대한 유의 사항은 그림 65에 나타난 지방 세포에서 지방 합성의 구성에 이용되는 재료인 혈액의 글루코오스와 리포 단백질이다.

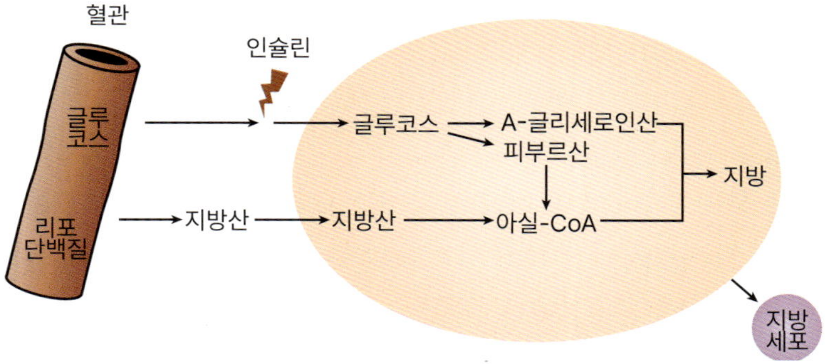

그림 65 지방 세포에서 지방 합성

*리포 단백질(Lipoprotein): 콜레스테롤, 인지질, 중성 지방, 유리 지방산으로 대표되는 지질과 단백질의 복합체

*유미 입자(Chyromicron): 혈액 및 임파선종 중의 콜로이드상의 지방립으로 소장에서 지방수송에 작용한다. 매우 낮은 밀도의 리포 단백질로 약 4%의 단백질, 8%의 인지질 및 88%의 중성지방을 가진다.

*해당과정(Glycolysis): 글루코오스가 피루브산을 거쳐 최종 생성물인 젖산으로 분해되는 무산소성 대사경로

먼저 글루코오스에 대하여 생각해보자. 글루코오스의 문제점은 인슐린의 도움이 없으면 지방 세포내로 들어갈 수 없고 지방 합성의 재료가 될 수 없다는 것이다. 인슐린 작용이 저하된 당뇨병에서 혈당이 높은데도 불구하고 살이 빠지는 것이 이것을 단적으로 보여주는 것이다. 즉 당질을 먹어도 인슐린이 상승하지 않으면 비만이 되지 않기에 글루코오스에 대하여 인슐린은 문제가 되지 않는다.

인슐린은 췌장의 베타 세포에서 혈당의 자극에 응하여 분비되지만, 혈당이 데시리터(1/10리터)당 100에서 200 mg으로 상승하면 인슐린 분비량이 100배가 된다고 한다. 결국, 같은 칼로리의 당질을 섭취해도 단시간에 흡수되어 혈당이 급상승하면 인슐린 분비가 증가하여 비만이 되지만 장기간에 걸쳐서 천천히 흡수되면 혈당 상승이 낮아 인슐린 분비 총량도 감소되어 비만으로 되지 않는다.

쌀을 가루로 만들지 않고 밥 형태로 먹으면 전분을 가수분해하는 효소인 아밀라아제(amylase)의 작용이 미미하여 전분의 소화가 느려지고 방광 흡수에도 시간이 걸리기에 비만을 예방할 수 있다.

한편, 백설탕이 들어있는 빵 등은 설탕을 가수분해하는 효소인 슈크리아제(suarase)의 작용을 받아 빠르게 흡수되기 때문에 혈당이 상승하여 비만이 되기 쉽다. 백설탕 대신에 흑설탕을 사용하면 그 흑색 부분에 들어있는 페닐글루코시드(phenylqlucoside)가 글루코오스의 장관 흡수를 저해하기 때문에 혈당의 급상승을 막아 비만을 예방할 수 있다.

다음은 리포단백질(lipoprotein)에 대하여 생각해보자. 지방 세포의 지방 합성 재료가 되는 리포단백질에는 소장에서 흡수된 가장 크고 가벼운 혈액 지질 성분으로 혈장 지질 단백질인 유미입자(chylomicron)와 초저밀도 지질 단백질이 존재한다. 전자는 식사 유래의 지방을 함유하고 있고, 후자는 간장에서 합성된 지질 단백질이다. 따라서 식사 때문에 조절할 수 있는 지질 단백질이 유미입자인 것이다.

유미입자는 혈관내벽 내피 세포막의 헤파란 황산(heparan sulfate)에 결합된 리포단백질 지방산가수분해효소에 접촉되면 그 표면의 인지질이 리포단백질 지방산가수분해효소가 갖고 있는 인산지방질가수분해

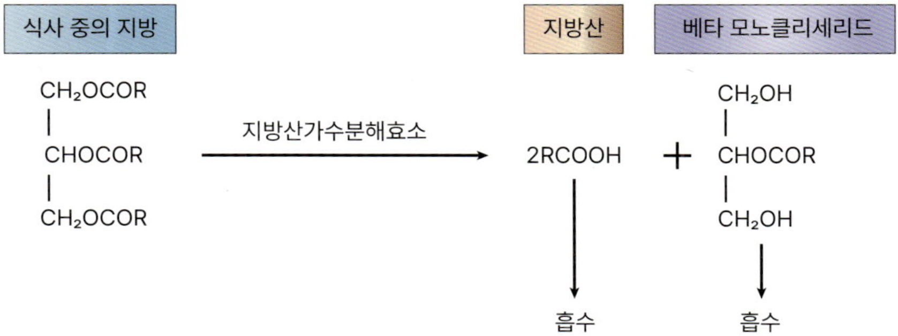

그림 66 식사 중의 지방분해와 흡수

효소 A (phospholipase A) 활성에 의해 분해되어 그 아래에 있는 지방과 리포단백질 지방산가수분해효소가 결합함으로써 분해가 시작된다(그림 66). 이로 인해 생긴 글리세롤과 지방산 중 글리세롤은 주로 간장에서 대사되지만, 지방산은 지방 세포로 들어가 지방합성의 재료가 된다. 그러나 유미입자 유래의 지방산에 지방합성의 재료가 되는 것 만은 아니다.

골격근의 혈관벽에서 생긴 지방산은 근육세포로 들어가 베타 위치의 탄소원자가 연속적으로 산화됨으로써 지방산이 아세틸-CoA로 분해시키는 베타 산화(β-oxidation)를 지나 탄산가스와 물로 분해되어 탄산가스는 호흡기를 통해 배출되고, 물은 소변으로 배설된다. 결국 식사 중의 지방이 골격근에서 대사되면 체외로 나가는 것이다. 그러나 골격근에서의 지방산 대사에는 개인차가 있다. 매일 운동하는 사람은 활발히 대사되지만, 운동 부족인 사람의 경우는 대사가 원활하지 않게 된다. 따라서 비만 예방을 위해서는 될 수 있는대로 골격근에서 유미입자를 대사시킨 쪽이 유리하게 된다. 유미입자가 골격근에서 주로 대사되어 지방 세포의 지방 재료로 되지 않도록 하기 위해서는 유미입자를 혈액 중에 급격히 상승시키도록 할 필요가 있다. 즉 식사 중 지방을 천천히 흡수시키는 것으로, 이점은 글루코오스의 경우와 아주 유사하다. 그러나 인슐린의 도움을 받아야지만 지방 세포로 들어가는 것이 가능한 글루코오스와는 달리 유미입자 유래의 지방산은 인슐린과 같은 호르몬 도움을 필요로 하지 않는다. 결국, 비만 예방에 있어서는 혈액 중의 글루코오스보다 지방산에 주목해야 한다.[103)]

50여년 전 한국인의 식사에서 지방이 차지하는 비율이 3~5%였던 것에 비해 현재는 32%로 증가했다. 이 지방 증가에 비례하여 비만이 증가한다는 사실도 식사에 들어있는 지방 유래의 유미입자가 비만의 원인이 되고 있다는 것을 반증한 것이다. 비만 예방을 위해서는 식사 중에 지방을 줄임과 동시에 그 흡수를 억제하여 유미입자의 급격한 상승을 저지할 필요가 있다.

콜라겐 펩타이드가 지방 대사에 영향을 주어 항비만 효과가 있다는 연구보고가 있어 소개한다.[136)] 이 연구는 홍어껍질 유래의 콜라겐 펩타이드가 고지방 사료를 먹인 쥐에서 지방 대사에 영향을 주어 항비만 효과가 있다는 결과를 얻은 것이다. 실험에 사용한 쥐(C57BL6/J)는 정상 사료를 먹인 그룹과 콜라겐 펩타이드를 먹인 그룹으로 나누어 실시하였으며, 콜라겐 펩타이드는 하루에 체중 kg당 100, 200, 300 mg을 달리하여 투여한 결과, 콜라겐 펩타이드 투여 그룹이 체중 증가 및 복강 지방 조직 무게가 대조구에 비해 낮았으며, 혈장 및 간장에서 지방량(level)은 지방산 및 콜레스테롤 함량을 위한 간장의 관련 단백질 발현이 현저하게 감소되었다.

조직 관찰에서도 콜라겐 펩타이드 투여군이 간장 지질의 축적이 억제되었고, 지방 조직에서 지방구가 감소되었다. 결국, 홍어 콜라겐 펩타이드가 지방 축적을 억제시키고 지방 대사의 조절을 통해 항비만 효과를 나타낸 것이다.[136)]

마(Ma) 등도 해파리 콜라겐 펩타이드가 지방 세포(3T3-LIcell)에서 항비만 효과에 미치는 영향을 검토한 결과(그림 67), 해파리 콜라겐을 파파인으로 가수분해하여 만든 펩타이드가 지방 세포에서 지방 축적을 감소시키는 것으로 나타났으며, 당지질 및 당인지질의 조절을 억제시켜 지질대사의 불균형을 가져왔고 반면에 스핑고 지질대사는 상승 조절하였다.

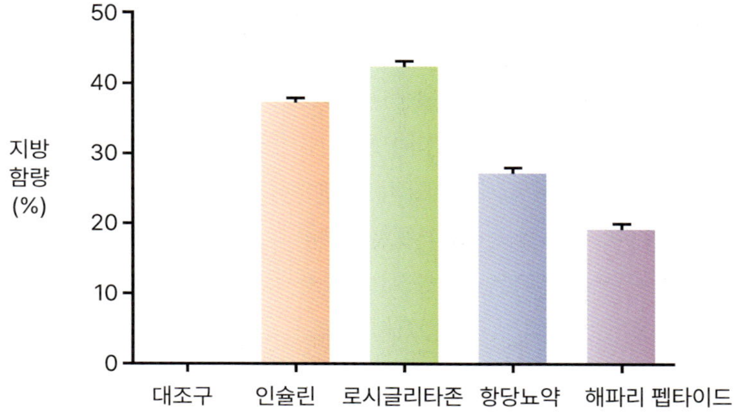

그림 67 지방 세포(3T3-LI Cell)내에서 해파리 콜라겐을 파파인으로 가수분해하여 얻은 펩타이드의 지방 축적 억제 효과

또한 모든 생물체에 존재하는 화학물질로 화학에너지의 운반체인 아데노신 3-인산(ATP, ATP에서 인산이 떨어져 나갈 때 7.3 kcal의 에너지가 생성됨)량은 글루카곤 신호경로 및 지방산 합성에 관여하는 생체내에서 탄소원자를 산화하여 이산화탄소를 생성하는 대사회로인 삼카르복시산 회로(tricaboxylic cycle) 및 아데노신삼인산(ATP)를 생성하는 인산화 경로를 현저하게 감소시켰다. 즉 해파리 콜라겐 펩타이드는 지방 세포에서 지질 및 에너지 관련 대사에 영향을 주어 지방생성을 억제한다는 것이다.[137)]

10 면역조절 강화작용

알 기 쉬 운 요 약

민어껍질 콜라겐 펩타이드의 면역조절 작용

면역이란 체내 이물질(항원)이 침입하였을 때 백혈구, 대식세포, 면역 담당 세포(T세포), 항체 생산 세포(B세포) 등의 이물질을 먹어 치워 제거하는 것을 말한다. 백혈구는 혈액에 존재하여 비교적 작은 세균 등의 이물질을 포착하여 먹어 치우는 역할을 한다. 대식세포는 백혈구에 비해 비교적 큰 이물질을 한꺼번에 먹어 치움으로써 얻어진 이름이다.

대식세포가 이물질을 먹어 치우면서 생긴 파편(찌꺼기)은 대식세포 몸 밖으로 배출되는 파편으로 인해 면역담당세포가 반응하여 이물질인지를 판단하고 공격이 필요할 때 항체 생산 세포에 명령하게 되고 명령을 하달받은 항체 생산 세포는 그 이물질에만 특이하게 반응하는 항체를 대량으로 증식시켜 이물질을 제거하게 된다.

면역세포는 수많이 알려져 있으나 그중에서도 중요한 것은 대식세포, T세포, B세포 등 세가지를 들 수 있다. 특히 T세포는 그 수가 제일 많고 다양한 기능을 가진 면역 기구의 중심적 존재이다. T세포에는 보조-T세포, 억제 T-세포, 킬러 T세포의 3종류가 있고, 그중에서 헬퍼 T세포와 억제 T세포는 한 조가 되어 정반대되는 활성을 나타낸다. 헬퍼 T세포는 B세포에 작용하여 B세포가 더욱 많은 항체를 만들도록 활성화시킨다.

인체의 면역시스템은 세포 및 호르몬 작용으로 감염이나 종양형성을 근본적으로 방지하도록 조절된다. 면역기능은 영양실조, 정신적 및 산화적 스트레스, 외인성 병원균 및 항원을 포함한 여러 인자에 의해 떨어질 수 있다. 현재 사용되고 있는 면역조절제는 가격이 비싸고 피할 수 없는 부작용으로 장기간에 걸쳐 치료하는데 적합하지 않다.

최근 들어 기능성 식품의 섭취가 면역조절에 긍정적 역할을 하는 경우가 있어 많은 관심을 끌고 있다. 일례로 민어껍질 콜라겐 유래 펩타이드가 면역시스템의 악화를 경감시켜 삶의 질을 향상시키고, 의료비를 감소시킬 수 있다는 연구 결과가 발표되었다.

이 연구에서는 민어껍질 콜라겐 펩타이드를 면역이 억제된 흰쥐에게 투여한 결과, 면역기관 지표의 조절을 향상시켰고, 면역기관의 기능이 향상되었으며 산화적 손상을 보호하는 기능도 있어 면역조절제로 활용 가능성을 제시한 것이다.

우리들의 신체는 약 60조 개 이상의 세포들이 모여 집합체를 이루고 있다. 보통 우리가 신체에 대하여 생각할 때 세포 수준에서 생각하지 않고 위장상태가 좋지 않다든가 심장박동이 나쁘다든가 하는 식으로 생각할 때가 많다. 그러나 신체 어딘가 상태가 좋지 않다는 것은 그 장기를 구성하는 세포의 상태가 좋지 않다는 것으로 생각해야 한다. 이를테면 위장의 소화력이 떨어졌다는 것은 염산이나 펩신 등 소화액을 분비하는 세포의 운동이 저하된 것이고, 심장이 고동친다는 것은 심근을 구성하는 세포에 충분한 영양이 공급되지 않거나 산소가 결핍되어 그 움직임이 둔해졌다는 이야기가 된다.

세포는 분화에 의해 여러 가지 역할을 하는 조직을 만들었으며, 그중에서 외부로부터 침입자를 처치하기 위한 소위 군대 조직을 만들었는데 이것이 바로 '면역세포'이고, 이들이 힘을 합쳐 산출해낸 조직이 '면역기구'인 것이다. 이 면역세포가 외부로부터 침입해오는 세균이나 바이러스, 곰팡이 등을 공격하여 다른 세포가 이들 침입자에게 당하는 것을 방어하고 있다. 그러나 그 중에도 이 면역기구의 방어진을 뚫고 세포나 조직에 기생하게 되는 침입자도 있는데 바로 헬퍼 바이러스, B형 간염 바이러스, 카리니원충(carimii protozoa) 등이 우리 몸속에 기생하고 있는 경우다.

면역이라 함은 체내 이물질(항원)이 침입하였을 때 백혈구, 대식세포(macrophage), 면역담당 세포(T세포), 항체생산 세포(B세포) 등이 이물질을 먹어치워 제거하는 것을 말한다. 백혈구는 혈액에 존재하는 것으로서 비교적 작은 세균 등의 이물질을 포착하여 먹어치우는 역할을 한다. 대식세포는 백혈구에 비해 비교적 큰 이물질을 한꺼번에 먹어 치움으로써 얻어진 이름이다. 대식세포가 이물질을 먹어치우면서 생성된 파편(찌꺼기)은 대식세포 몸 밖으로 배출하게 되는데 이때 파편으로 인해 면역 담당 세포가 반응하여 이물질인지를 판단하고, 공격이 필요할 때 항체 생산세포에 명령을 하게 되고 명령을 하달받은 항체 생산세포는 그 물질에만 특이적으로 반응하는 항체를 대량으로 증식시켜 이물질을 제거하게 된다.

면역세포는 수많이 알려져 있으나 그중에서도 주요한 것은 대식세포, T세포, B세포 등 세 가지를 들 수 있다. 특히 T세포는 그 수가 제일 많고 다양한 기능을 가진 면역기구의 중심적 존재이다. T세포에는 보조 T세포(helper T cell), 억제 T세포(suppressor T cell), 킬러 T 세포(killer T cell)의 3종류가 있고, 그중에서 헬퍼 T세포와 억제 T세포는 한 조가 되어 정반대되는 활성을 나타낸다. 헬퍼 T세포는 B세포에 작용하여 B세포가 더욱 많은 항체를 만들도록 활성화시킨다(그림 68).[138]

반대로 억제 T세포는 그것을 억누르는 성질을 갖고 있다. 이와 같은 면역세포는 매우 우수한 팀워크로 외부에서의 침입자를 공격하는데, 그 최선에 있는 것이 대식세포인 것이다.

대식세포는 아메바 형태의 세포로서 그 형태를 변형시키면서 혈액 속을 이동하고, 또한 신체의 모든 조직 속에서 생존하고 있다. 우선 세균이나 바이러스가 신체 안으로 침입해오면 그것을 헬퍼 T세포가 감지하여 그 침입부위에 대식세포를 보낸다. 대식세포는 침입자를 자기 자신

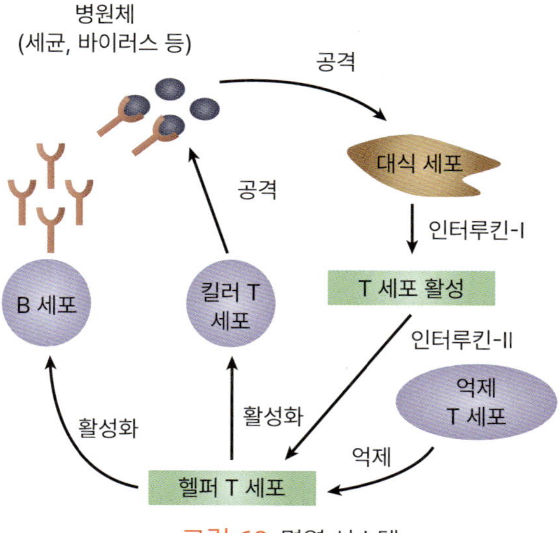

그림 68 면역 시스템

의 세포막으로 둘러싸면서 그것을 내부에 가두고 또한 화학물질로써 그것을 분해하여 사멸시켜 버린다. 대식세포는 인터루킨-I(interleukin-I)이라는 물질을 방출한다. 이것은 면역세포간에 전달역할을 하는 물질이다.

인터루킨 I은 T세포에 작용하여 그것을 활성화하고 그 수를 증가시키며, 활성화된 T세포는 인터루킨 II라는 물질을 방출하게 된다. 이것은 헬퍼 T세포에 작용하여 그것을 활성화시킨다. 그 영향으로 B세포도 활성화된다. 그러면 B세포는 항체를 만들기 시작하고 항체는 B세포로부터 튀어나와 항원을 향해 돌진해서 항원에 붙어 그것을 파괴시킨다. 그러나 영양상태가 좋지 않거나 피로가 겹쳐 있다든가 할 때에 세균이나 바이러스가 침입해오면 이들 면역세포가 제대로 활동하지 못해 항원을 퇴치할 수 없게 된다. 그러면 세균이나 바이러스 같은 항원은 신체에 깊숙이 침입하여 여러 가지 세포를 공격하여 파괴하게 되는데, 곧 이것이 병이라는 상태가 되는 것이다. 그러나 병에 걸려도 대부분 면역세포가 더욱 활발하게 움직이게 되면서 어느 정도 지나면 나아지는데 소위 감기가 걸려도 영양을 충분히 섭취하여 쉬고 있으면 3, 4일 지나면 회복되는 것은 면역세포가 필사적으로 감기 바이러스를 퇴치하기 때문이다. 그러나 에이즈 바이러스는 T세포 속에서도 특히 헬퍼 T세포 속으로 쳐들어가 더욱더 증식하면서 안에서 공격한다. 이로 인해 헬퍼 T세포는 계속 파괴되어 버린다.

대식세포, B세포, 킬러 T세포 모두 헬퍼 T세포의 지시가 없으면 자기 능력을 충분히 발휘할 수 없다. 이러한 이유로 포자를 형성하지 않고 분자에 의해 증식하여 집락을 형성하는 효모인 칸디다(*Candida*)균이나 소아의 폐렴에서 발견되는 원충인 뉴모시스티스 카리니(*Pneumocystis carinii*) 등이 계속 증식하면 얼마 안 가서 폐나 소화기 등의 내장과 피부에 침입하여 마침내 죽음에 이르게 되는 것이다.[138)]

바이러스는 중심에 유전자가 있고, 그 주위를 단백질이 둘러싸고 있다. 바이러스는 박테리아처럼 자력으로 증식할 수 없다. 동물의 세포속에 들어가서 거기서 증식할 수밖에 없다. 바이러스는 동물세포나 세균에 달라 붙으면 그 속에다 유전자를 주입시킨다. 그리하여 세포내의 물질이나 에너지를 사용하여 자기와 같은 유전자를 자꾸만 퍼뜨려서 단백질 막을 쓰고 바이러스 입자가 된다. 그리고 많이 퍼진 다음에는 세포를 뚫고 밖으로 쏟아져 나간다. 결과적으로 동물의 세포를 파괴하고 인간을 병으로 몰아넣게 되는 것이다.

인체의 면역시스템은 세포 및 호르몬 작용에 의해 감염이나 종양 형성을 근본적으로 방지하도록 조절된다. 면역기능은 영양 실조, 정신적 및 산화적 스트레스, 외인성 병원균 및 항원을 포함한 여러 인자에 의해 반대로 영향을 미칠 수 있다. 액티노마이신(actinomycin), 빈크리스틴(vincristine), 덱사메타손(dexamethasone), 레바미솔(levamisole) 및 티모신 알파-I(thymosinα-I)같은 여러 약품들이 면역반응조절을 위해 면역조절제로 사용되고 있다. 그러나 현재 사용되고 있는 대부분의 면역조절제는 가격이 비싸고 피할 수 없는 부작용으로 장기간에 걸쳐 치료하는데 적합하지 않다.

영양소 및 기능성 식품의 섭취가 면역조절에 긍정적 역할을 하는 경우가 있어 많은 관심을 끌고 있다. 더구나 고령인구가 점점 늘고 있어 노인의 면역시스템 기능이 떨어져 감염도 증가하고 있다. 이로 인해 감염자 수가 크게 증가함으로써 사망률도 높아지고 있다. 선천적 면역 반응은 여러 인자들에 의해 영향을 받는다. 노화가 진행되면 단핵구(monocyte, 무과립 백혈구) 및 대식세포에 의해 면역응답의 발현이나 조절 등의 세포간 상호작용에 관여하는 생물 활성인자인 사이토카인(cytokine)의 생성이 변화되고 식작용 능력도 감소하게 된다. 그러므로 면역력을 강화시킬 수 있는 천연 면역조절제의 개발이 요구되고 있다.[138)]

최근에 민어껍질 콜라겐 가수분해물에서 분리된 펩타이드가 면역시스템의 약화를 경감시켜 삶의 질을 향상시키고, 의료비를 감소시킬 수 있다는 연구 결과가 발표되었다.

이 연구에서는 민어(*Nibea japonica*)의 껍질 콜라겐 가수분해물을 한외여과막을 이용하여 저분자 펩타이드(3 kDa 이하)를 분리하여 면역조절작용에 미치는 인자에 대한 효과를 검토하였다(그림 69).[139)]

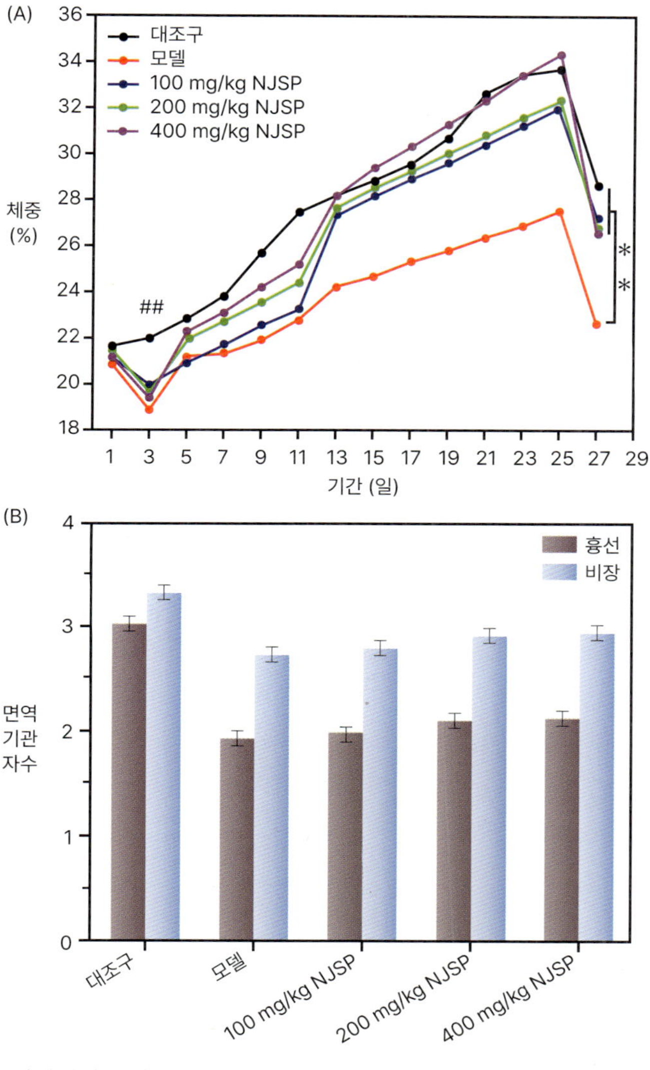

그림 69 민어껍질 콜라겐의 저분자 펩타이드(분자량 3 kDa 이하)를 마우스에 투여시 체중량과 면역기관의 지수에 미치는 영향

NJSP: 어피 단백질 가수분해물(Nibea japonica skin protein hydrolysate < 3 kDa)

민어껍질 콜라겐 펩타이드(몸무게 kg당 100, 200, 400 mg)를 면역이 억제된 흰 쥐에게 투여한 결과, 면역기관 지표의 조절을 향상시켰으며,

표 14 콜라겐 펩타이드의 항산화에 미치는 효과

그룹	총 산화력 (U/mL)	말론알데히드 (nmol/mL)	초과산화물불균등효소 (U/mL)	카탈라아제 (U/mL)
대조구	6.42 ± 0.47	48.85 ± 1.44	52.80 ± 1.65	34.19 ± 1.76
100 mg/kg 저분자 콜라겐 펩타이드	8.91 ± 0.55	40.58 ± 1.44	56.06 ± 2.82	36.41 ± 1.36
200 mg/kg 저분자 콜라겐 펩타이드	11.78 ± 0.42	31.61 ± 3.99	87.62 ± 2.31	53.16 ± 1.49
400 mg/kg 저분자 콜라겐 펩타이드	18.27 ± 0.60	27.00 ± 0.64	89.67 ± 1.15	55.11 ± 1.37

면역기관의 기능이 회복되었고, 체중도 농도 의존적으로 알맞게 향상되었다.

또한, 비장세포의 분화를 촉진시켰으며, 대식세포의 식작용을 강화시켰고, 지연성 과민증도 회복되었다. 게다가 펩타이드 처리로 혈청에서 적혈구막에 작용하여 용혈반응을 일으키는 생물학적 인자인 용혈소(haemolysin), 특정한 종양 중의 혈관 내피에 작용하여 종양을 현저히 퇴축시키는 인자인 종양 괴사 인자(tumor necrosis factor), 면역글로불린 A(immunoglobulin A), 수준을 현저히 개선시켰다. 뿐만 아니라 초과산화물 불균등화효소(superoxide dismutase), 카탈라아제(catalase, 과산화수소를 분해하는 반응을 촉매하는 효소) 활성을 현저하게 증가시켜 총 항산화력을 개선시켰으며, 혈청에서 말론알데히드(malonaldehyde)량도 감소되었다(**표 14**).

따라서 생선 콜라겐 펩타이드가 면역력을 향상시키고 또한 산화적 손상을 보호할 수 있는 기능도 있어 기능성 식품이나 식의약에 응용이 가능한 면역조절제로 활용될 수 있다고 시사한 바 있다.

11 자외선 차단효과

알기쉬운요약

최근 들어 전세계적으로 자외선 차단제 사용이 붐을 일으키고 있다. 이것은 '자외선이 피부에 안좋다'라는 사실이 그만큼 널리 알려져 있기 때문이다. 자외선은 주름이나 기미의 원인이 될 뿐만 아니라 최악의 경우는 피부암이나 백내장 같은 질병을 일으킬 수 있다. 따라서 햇빛이 강하게 내리쬐는 낮에 외출할 때는 반드시 선크림을 발라 자외선을 차단할 필요가 있다.

자외선에는 A파와 B파가 있는데 자외선 A파는 피부 깊숙히 침투하여 피부의 탄력이 소실되고 주름이나 늘어짐의 원인이 된다. 한편 자외선 B파는 짧은 파장의 고에너지 광선으로 단시간에 표피와 진피 상부에 침투하여 피부를 건조시키고, 피부 홍반, 일광 화상, 화끈거림, 발진 등을 일으키며 수일이 지나서는 멜라닌 색소를 증가시켜 피부에 색소 침착을 일으킨다.

이외에도 일반적으로 잘 알려지지 않은 자외선 C파가 존재하는데, 이 C파의 파장은 소위 X선과 아주 가깝고 피부뿐만 아니라 몸 기능에도 결정적인 손상을 입힌다. 다행히도 C파는 오존층이 모두 막아주기 때문에 지금까지는 실질적인 해를 두려워할 필요가 없었다. 그러나 요즘은 그렇게 안심할 수 없게 되었다. 최근에는 산업과 공업의 발달뿐만 아니라 기하급수적으로 늘어나는 자동차 배기가스 등 환경오염이 심각해지면서 오존층에 구멍이 뚫려 점점 파괴되고 있다. 이로 인해 유해한 자외선이 직접 우리에게 진격해 오고 있다. 따라서, 우리는 예전보다도 더욱 신경을 써서 자외선이 함유된 선크림을 바르거나 모자나 양산으로 자외선을 차단해야만 한다.

외출 시뿐만 아니라 실내에 있을 때도 자외선이 많이 투과되는 때에는 방심해서는 안된다. 자외선은 샷시나 자동차 유리 등도 통과한다. 따라서 자외선이 강한 햇빛이 쬐는 창가 쇼파에 앉아 TV를 보고 있을 때나 자동차를 운전하고 있을 때도 잊지 말고 선크림을 바르는 습관을 길러야 한다.

최근 들어 새로운 자외선 차단제의 개발이 활발히 이루어지고 있다. 기존의 자외선 차단제는 대부분이 화학적으로 합성된 것이며, 자외선만을 차단하기 위해 제조되어 일부 부작용이 발생하는 경우가 있다. 따라서 최근에는 피부에 친환경적으로 미백뿐만 아니라 피부의 노화방지 기능까지 다양한 기능을 갖는 천연 자외선 차단제의 개발이 시도되고 있다.

화장품은 인체에 온화한 작용이 있어 장기적으로 계속 사용하여 피부나 모발의 상태를 개선하는 것이 목적이며, 의약품같이 강한 효과가 있는 것은 아니다. 이와 같은 온화한 효과 이외에 소재가 화장품에 잘 어울려야 하며, 이미지가 좋아야 하는 점도 화장품 원료로 매력적인 요소이고, 중요한 포인트가 된다. 게다가 화장품은 직접 피부에 도포하는 것이므로 피부에 대한 안전성이 양호해야 한다.

화장품의 7대 기능으로 피부 보습, 항산화, 자외선 보호, 주름 개선, 미백, 여드름 방지, 발모 및 방향 효과를 들 수 있으며, 최근에는 먹는 화장품(nutracosmetics)이 등장하면서 식품과의 경계를 무너뜨리고 있는 실정이다. 이는 유전자 조작 및 바이오 공정기술의 발전, 천연 유용물질 자원의 탐색기술에 대한 생명공학의 진보로 바이오화장품이 제약 및 식품 영역까지 확장되고 있다는 의미이다.

최근에는 천연물 추출 또는 바이오 공정을 통해 얻은 피부 친화적 생체분자를 함유하여 피부 노화방지, 미백 등의 기능성을 강조시킨 화장품을 기능성 바이오 화장품이라고 하며, 미용위주의 화학 화장품과 달리 기능성이 추가되어 화장품(cosametic)과 의약품(pharmaceuticals)의 합성어로 약품화장품(cosmoceuticals)으로 불린다.[140)]

우리가 살고 있는 지구는 태양계에 속해 있고, 지구에 살고 있는 인간은 태양광선의 영향속에 살고 있다. 태양이 없으면 지구상의 모든 생명체는 살아갈 수 없다. 따라서 태양광선은 인류의 생존에 없어서는 안되는 중요한 인자(요인)이나 인간에게 많은 해를 가하는 것도 사실이다.

최근 들어 산업의 발달과 함께 환경오염이 심각해지면서 대기 중 오존층이 파괴됨에 따라 지표까지 도달하는 자외선량이 급속히 증가하고 있다. 태양광선의 인체 유해성은 자외선에 의한 영향으로 설명될 수 있다.

태양광선은 파장에 따라 감마선, 엑스선, 자외선, 가시광선, 적외선, 라디오파 등으로 구분한다. 가시광선은 눈으로 볼 수 있는 광선으로 색깔을 띠고 있다. 비가 갠 다음 7가지 색깔의 무지개를 볼 수 있는데, 이것은 물방울 입자에 가시광선이 산란되어 우리 눈에 보이는 현상이다.

자외선은 가시광선의 자색보다 짧은 광선이라는 의미에서 약어로 UV(ultra violet)라 하며, 파장이 긴 자외선 UV-A(320~400 nm), 파장이 중간인 자외선 UV-B(280~320 nm), 파장이 짧은 자외선 UV-C(200~280 nm)로 나뉜다.

UV-A는 긴 파장의 광선으로 에너지는 약하지만, 유리를 통과하며, 피부의 진피 망상층까지 침투하여 표피에 있는 엷은 색의 멜라닌 색소를 진한 색의 멜라닌 색소로 변화시켜 흑화시킨다. 또한, 콜라겐과 엘라스틴을 변형시켜 탄력을 감소시킴으로서 피부노화를 유발하고, 광과민성 피부병의 발병에도 관여한다. UV-A는 UV-B와 달리 대부분이 안개나 구름 낀 흐린 날에도 지상에 도달하며, 창문유리도 통과한다.

자외선이 피부에 도달하는 경우, UV-B의 대부분이 표피에서 흡수되는데 비해 UV-A는 진피 깊숙이 침입하므로 장시간 노출 시 피부의 탄력이 소실되는 원인이 될 수 있다. UV-B는 짧은 파장의 고에너지 광선으로 단시간에 표피와 진피 상부에 침투하여 피부 홍반, 일광 화상(sunburn), 화끈거림, 물집, 발진 등을 일으키며, 그로부터 수 일후에 멜라닌 색소를 증가시켜 피부에 색소 침착(suntan)을 일으킨다(그림 70).[140)]

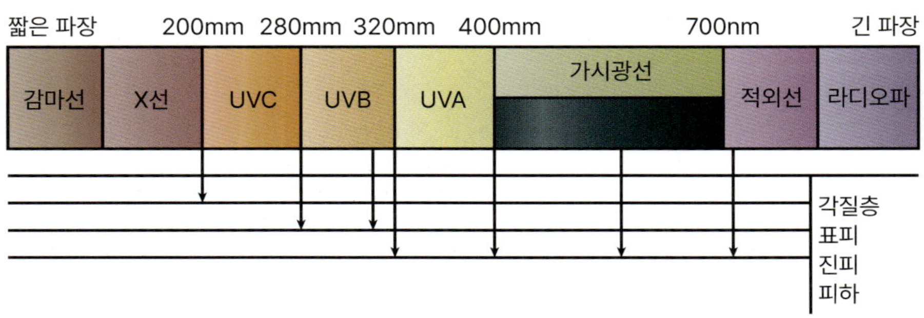

그림 70 태양광선의 구성과 피부침투

자외선(280 nm~400 nm)을 효율적으로 흡수하는 자외선 흡수제와 유효하게 반사, 산란시키는 자외선 산란제를 총칭하여 자외선 차단제라 한다. 자외선 차단 화장품은 자외선 흡수제나 산란제를 적당히 배합하여 만든다. 최근에는 자외선 차단제가 물, 땀, 마찰 등 외부의 영향에 의해 소실되는 것을 방지하기 위해 내수성(waterproof)이 높은 화장이 흩어지지 않는 도포막을 피부표면에 만드는 기술이 개발되어 자외선 차단 화장품의 피부 보호성이 향상되고 있다.

기존의 자외선 차단제는 대부분이 화학적으로 합성된 것이며, 자외선만을 차단하기 위해 제조되어 일부 부작용을 호소하는 경우가 있다. 따라서 최근에는 피부에 친환경적이고 미백이나 피부의 항노화까지 다양한 기능을 한번에 느낄 수 있는 신개념의 천연 자외선 차단제의 개발이 시도되고 있다.[141)]

첸(Chen) 등(2018)은 갯농어(*Chanos chans*) 비늘에서 추출한 콜라겐 펩타이드의 기질 금속단백질분해효소(matrix metalloproteinase, MMP) 활성, 항 멜라닌 생성 및 자외선 차단 지수(SPF)를 분석하여 보습, 경표피 수분 손실량(transepidermal water loss rate) 및 항 피부 노화와 관련된 특성을 평가한 결과, 생선 콜라겐 펩타이드는 상대습도 44% 및 65%에서 4시간 후 수분 흡수율이 20%까지 증가시키는 우수한 흡수력을 나타내었고, 콜라겐 펩타이드(1 mg/mg)처리로 MMP를 저해시켜 콜라겐 분해가 일어나지 않았다. 또한 티로신분해효소(tyrosinase)활성 저해를 비타민 C를 대조구로 하여 관찰한 결과, 생선 콜라겐 펩타이드 mL당 500 및 1,000 mg 처리에서 각각 44.8% 및 55.1%까지 티로신분해효소의 활성이 농도 의존적으로 저해되어 미백효과를 나타낼 수 있다고 시사하였다.

이 결과는 오징어 껍질 콜라겐 펩타이드(분자량 3~10 및 1~3 kDa)를 mL당 1 및 5 mg 처리했을 때 티로신분해효소 저해는 각각 39.65% 및 53.9%에 비해 다소 우수하였다.

갯농어 콜라겐에서 추출한 펩타이드의 멜라닌 생성저해는 펩타이드

mL당 500 mg 첨가하여 처리했을 때 멜라닌 함량이 20% 이상 저해되었다. 펩타이드를 mL당 1,000 mg로 첨가량을 증가시켰을 때 멜라닌 함량의 저해율은 51%로 높아져 농도 의존적으로 저해됨을 알 수 있다. 앞으로 생선껍질 콜라겐 펩타이드를 활용한 천연 자외선 차단제가 개발될 것으로 기대된다.

12 주름 개선 효과

알기쉬운요약

최근에 새로운 제품에 대한 연구개발이 이루어져 지금까지 없었던 획기적인 효능이 있는 화장품이 신문이나 잡지 등의 광고로 높은 인기를 끌고 있다. 그러나 화장품의 효능이 침투하는 것은 표피뿐이다. 핵심인 깊은 주름을 만들어내는 원인이 되는 진피에는 도달하지 못해 어떤 영향도 주지 못한다. 화장품은 주름이 생기기 전에 주름 생성 억제를 위해 사용하는 것뿐이다. 한번 생긴 주름은 어떤 식품이나 화장품을 사용해도 제거되지 않는다. 단지 주름이 더 생기는 속도를 늦춰주는 예방적인 차원으로 사용하는 것이 화장품이다.

콜라겐 배합 화장품은 피부 바깥쪽에서 주는 성분이 침투할 수 있는 곳은 표피 제일 바깥에 있는 각질층까지이다. 그 안쪽에 있는 진피에는 화장품 성분이 도달하지 못한다. 주름은 진피 안에 함유된 콜라겐 노화로 인해 일어나므로 피부 바깥에서 분자량이 큰 콜라겐 화장품을 발랐다고 주름제거 효과를 기대하기는 어렵다. 그러나 콜라겐은 수분을 끌어당기는 성질이 있어 피부의 보습력을 높이고 건조함을 완화하는데 기여할 수 있어 피부탄력에 도움을 줄 수 있다.

광에 노출된 피부에서 진피 기질의 대부분을 차지하는 콜라겐이 현저하게 감소하여, 그 섬유 다발도 흐트러진다. 이런 점에서 진피 기질의 콜라겐 함량을 증가시킬 수 있다면 주름 개선이나 방어에 유용한 효과를 발휘할 수 있다.

콜라겐을 분해하는 효소로서 섬유아세포 유래의 기질 금속단별질분해효소(MMP)가 있는데 이 효소의 작용을 저해시키는 것이 콜라젠 감소를 억제시킬 수 있는 방법이다. 콜라겐 펩타이드가 MMP를 저해하여 주름 개선 및 암 전이를 억제하는 것으로 밝혀졌으며, 피부 미백에 중요한 효소인 티로신분해효소의 활성을 저해시키면 멜라닌 생성이 억제되므로 티로신분해효소의 저해제가 미백소재로 활용되고 있다.

피부는 바깥쪽에서 순서대로 표피, 진피, 피하조직 등 3개의 층으로 구성되어 있다. 표피는 0.2 mm 정도의 얇은 층으로 피부 가장 바깥 층에 있고, 피부에서 이물질 침입을 막는 역할을 한다. 표피는 각질층, 투명층, 과립층, 유주세포층, 기저세포층의 5층으로 구성되어 있다.

진피는 표피 밑에 있고 피부의 대부분을 차지하는 층이다. 그 두께는 몸 부위에 따라 다르지만 대략 2 mm 정도이다. 여기에는 유두층, 유두하층, 망상층 등 3개의 충으로 구성되어 있고 대부분은 콜라겐과 엘라스틴 단백질로 구성되어 있다.

피부의 표피는 기저 세포층에서 올라온 오래된 세포가 약 2주에 걸쳐 각질층에 도달하고 또 2주가 지나면 때나 비듬이 되어 표피에서 떨어져 나가는데 이러한 과정을 재탄생(litc clycle)이라고 하며 이 과정을 거쳐 피부가 다시 생성되는데는 28일이 필요하다.

피부를 누르거나 꼬집더라도 원래 상태로 돌아간다. 피부가 가진 이 탄력의 비밀은 세포 밖에 존재하는 가늘고 긴 실과 같은 단백질로 이루어진 콜라겐 섬유에 기인한다. 어린이 피부는 탄력이 있고 살결이 곱고 포동포동하나 노인의 피부는 탄력이 떨어지고 주름이 생겨 늘어지고 살결이 거칠어진다. 이런 차이는 어디서 나올까? 첫째는 피지분비와 수분량의 차이다. 젊었을 때는 '싱싱한 피부'라고 하듯이 수분도 피지도 충분히 보충되고 있으나 노화가 진행된 피부는 수분량이 저하되고 피지 분비도 적어지게 된다. 노화가 진행된 피부에서는 피지, 수분 그리고 천연 보습 인자(natural moisturing factor, 수분을 흡수하거나 저장하는 물질)가 균형이 깨져 피부가 거칠어지고 탄력이 떨어지게 된다.

주름이 생기는 이유는 2가지가 있다. 하나는 피부 자체의 특성으로서 미리 정해진 요인, 즉 선천적 요인이다. 피부의 탄력성을 유지하는 역할을 하는 것이 진피 안에 있는 콜라겐이다. 노화가 시작되면 콜라겐 섬유가 가늘어지고 비틀어지며 엘라스틴의 탄력도 떨어진다 이로 인해 주름이나 늘어진 피부가 된다. 유감스럽게도 한번 손실된 모양은 다시 재생되지 않으므로 '선천적'이라고 하는 것이다.

또 하나의 요인은 자외선이나 스트레스 같은 후천적 요인이다. 특히 '광노화'가 후천적 요인이다. 최근에는 나이가 많은 여성 중에도 얼굴에 주름이 없어 나이를 느끼지 못하는 분들이 많아졌다. 그러나 옛날에는 오랜 세월 농사로 자외선을 많이 받아 까맣게 탄 피부에 깊은 주름이나 기미가 새겨진 사람들이 많았다. 광노화란 얼굴이나 목, 손 등에 햇빛을 많이 받은 부분에 깊은 주름이나 기미가 생겨 피부가 노화되는 현상을 말한다. 자외선을 받은 부분의 피부 노화가 약 80%가 광노화에 해당된다.

주름은 일반적으로 잔주름과 큰 주름으로 분류되는데, 잔주름은 표피성 주름이라고도 하며, 표피의 건조에 의해 생긴다. 따라서 이 주름은 보습이나 장벽 개선과 깊은 관계가 있다. 큰 주름은 눈가, 입 주위, 얼굴에 나타나는데 이것을 표피 기질(matrix) 및 기저막의 양적·질적 변화 때문에 생성된다. 진피 세포막 기질에는 주로 콜라겐, 엘라스틴, 글리코사민글리칸 등이 존재한다(그림 71).[140]

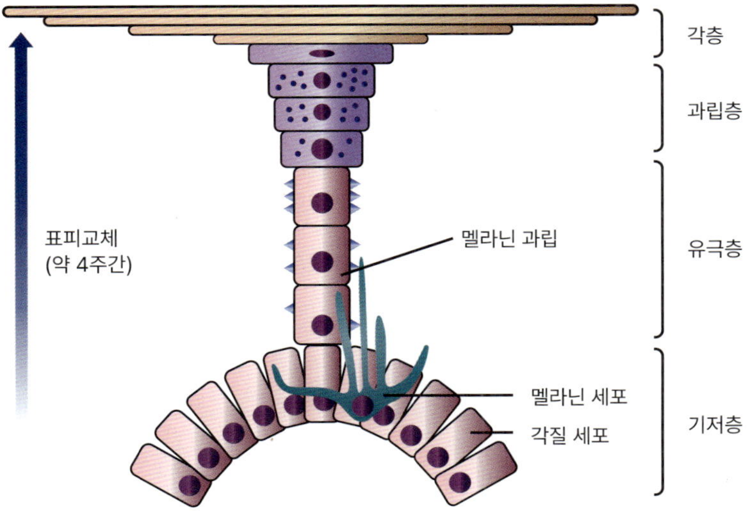

그림 71 사람의 표피 단면도

광에 노출된 피부에서는 진피 기질의 대부분을 차지하는 콜라겐이 현저하게 감소하며 그 섬유 다발도 흐트러진다. 이 점에서 진피 기질의 콜라겐 함량을 증가시키는 것이 주름 개선이나 방어에 유용한 것이다. 콜라겐은 진피 섬유아세포에서 생산되지만 저에너지 양의 자외선(UV-B) 조사에 의해 섬유아세포의 콜라겐 합성이 크게 저하되는 것으로 알려져 있다.[140)]

한편 콜라겐을 분해하는 효소로서 섬유아세포 유래의 기질 금속단백질분해효소(matrix metalloproteinase, MMP)와 호중구 유래의 세린계 단백질가수분해효소(serine proteinase)가 있다. 이와 같이 항진하는 콜라겐가수분해효소의 작용을 저해시키는 것도 진피 콜라겐의 감소를 억제하기 위한 유일한 방법이 될 수 있다.

주름의 원인이 되는 조직변화는 자외선에 의한 산화 스트레스에 기인하는 것으로 알려져 있다. 사람의 진피 섬유아세포에 자외선(UV-B)을 조사하면 콜라겐 합성이 저하한다. 또한, 생체에서 생성된 활성산소종도 자외선과 마찬가지로 콜라겐 합성을 억제한다. 그 이유는 자외선이나 활성산소종이 주름 형성에 관여하는 기질 금속단백질분해효소 유전자의 발현을 일으키기 때문이다.

MMP는 피부 노화과정에서 표피 및 진피층에 있는 세포외 기질 중 콜라겐을 분해시킴으로써 주름 생성에 관여하게 된다. 콜라겐 분해는 기질 금속단백질분해효소(MMP-1, -8, -13, -18), 젤라틴분해효소인 MMP-2 및 MMP-9을 포함한 여러 효소에 의해 조절된다. 콜라겐 펩타이드가 농도 의존적으로 MMP-2 및 MMP-9을 저하하며, 이들 효소는 또한 암세포의 전이 및 성장에 관여하는 것으로 알려져 있다.[140)]

김 등은 저분자 콜라겐펩타이드(Gly-Pro-Hyp 15%이상 함유)를 12주 동안 사람에게 매일 10 g을 섭취시킨 후, 주름 및 탄력에 대한 개선효과를 측정한 결과, 주름 및 탄력이 개선되었다고 하였고,[142)] 성(Seong) 등도 건강한 성인을 대상으로 12주 동안 콜라겐펩타이드를 섭취시킨 결과, 탄력뿐만 아니라 주름이 개선되었다고 시사하였다.[143)]

또한, 프로크쉬(Proksch) 등은 114명의 45~65세 연령의 여성을 대상으로 콜라겐 펩타이드를 8주간 매일 2.5 g을 섭취시킨 결과, 8주 후에 눈가 주름이 현저히 감소되었으며, I형 콜라겐 전구체가 65%, 그리고 엘라스틴은 18% 정도 함량이 증가하여 콜라겐 펩타이드 섭취가 피부 주름을 억제시킬 뿐만 아니라 피부 기질(matrix) 합성에도 긍정적인 효과를 나타냈다고 보고한 바 있다.[144)]

13 미백효과

알 기 쉬 운 요 약

흰 피부(미백)는 예로부터 아시아인의 꿈이 아닌가 싶다. 우리 피부가 검게 보이는 이유는 각질세포의 멜라닌 때문이다. 멜라닌은 인종의 차이를 결정하는 피부 색깔을 나타내는 과립으로 표피 기저층에 존재하는 멜라닌세포(melanocyte)에서 생성되는데 이 멜라닌세포의 수가 인종마다 다른 것이 아니고, 이 세포가 생성하는 멜라닌 양이 차이가 나 인종의 색깔이 결정되는 것이다. 또한 멜라닌 세포는 단지 멜라닌을 생성하며 각질세포로 전달해주는 역할을 한다.

미백 화장품을 개발하기 위해서는 멜라닌 생성기전(mechanism)에 있어 중요한 역할을 하는 티로신분해효소(tyrosinase)의 활성저해, 티로신분해효소의 전령 RNA 발현 저해, 또는 세포의 멜라닌 생성저해 정도를 시험함으로써 미백성분의 효과 발현에 대한 작용기전을 알아낼 수 있다.

티로신분해효소는 인체내 멜라닌 생합성 경로에서 가장 중요한 초기속도 결정단계에 관여하는 효소로서 이 효소의 활성 저해는 멜라닌 생성을 저해하는 결과를 가져온다. 따라서 미백에 중요한 효소인 티로신분해효소의 활성을 저해시키면 멜라닌 생성이 억제되므로 티로신분해효소의 저해제가 미백소재로 활용되고 있다.

초어비늘의 콜라겐 가수분해물에서 분리한 펩타이드가 티로신분해효소의 합성 및 멜라닌 생성을 현저하게 저해하며 미백 소재로 활용 가능하다는 연구보고가 있다.

최근 들어 평균 수명이 길어짐에 따라 항노화(anti-aging) 관련 상품들이 시장에서 점점 확대되고 있다. 화장품도 예외는 아니다. 화장품 중에서 미백 화장품은 항상 얼굴을 아름답게 유지하는 화장품으로서 인기가 높다. 이들 미백 화장품은 기미, 주근깨 등의 색소 침착이나 햇빛에 검게 타는 원인이 되는 멜라닌 생성이나 축적하는 메커니즘을 확인하는 연구를 통해 개발되고 있다.[140)]

미백 화장품은 미백효과를 나타내는 화장품으로써 햇볕에 타서 검게 되거나 노화로 인해 발생되는 기미나 주근깨 같은 색소침착 발생을 방지하거나 발생된 것을 없애버려 피부 본래의 상태로 되돌리는 것이다. 따라서 미백 화장품에 배합되는 미백제를 개발하기 위해서는 색소 침착의 발생기전을 이해할 필요가 있다.

여름휴가 후 생기는 고민 중 하나가 까맣게 타버린 피부일 것이다. 피부는 햇빛을 받으면 왜 검게 변하는 것일까? 여름철에 피부색을 검게 만드는 주범은 바로 강한 자외선이다. 자외선이 표피층의 가장 안쪽의 피부 기저층을 자극하면 티로신(tyrosine)이라는 아미노산이 산화된다. 산화된 티로신은 멜라닌 색소를 만들어 내는 멜라닌 세포의 연료로 쓰인다. 연료가 많아지기 때문에 멜라닌 색소도 많이 생성되어 피부색이 검게 된다. 인종별로 피부색이 다른 이유는 멜라닌 세포의 크기와 멜라닌 세포에서 만들어 내는 멜라닌 색소의 양이 다르기 때문이다.

기저층에 있는 멜라닌 색소는 시간이 지날수록 점점 각질층 쪽으로 올라온다. 각질층으로 완전히 올라오기까지는 시간이 좀 걸린다. 그래서 처음 햇빛에 노출되었을 때보다 시간이 어느 정도 지났을 때 피부가 더 검게 보이는 것이다. 사실 멜라닌 색소는 인체에 해가 없으며, 오히려 암이나 주름을 유발하는 자외선이 진피층까지 깊게 침투하는 것을 막아주는 역할을 한다.

멜라닌 색소가 자외선을 차단하는데는 한계가 있기 때문에 일정 시간이 지나면 피부암이나 기미, 주름 같은 문제를 일으키므로 미리 예방할 필요가 있다. 한번 짙어진 피부색이 원래대로 돌아오려면 자외선 자극을 받지 않은 기저층 세포가 각질층까지 새로 올라와야 한다. 하지만 지속적으로 강한 자외선을 받으면 멜라닌 색소가 피부 표피층 전체에 퍼져서 피부색이 반영구적으로 짙어질 수 있다(그림 72).[140)]

피부 미백에 중요한 효소인 티로신분해효소(tyrosinase)의 활성을 저해시키면 멜라닌 생성이 억제되므로 티로신분해효소의 저해제가 미백 소재로 활용되고 있는 것이다.

후(Hu) 등은 초어(*Ctenopharyngodon idella*) 비늘의 콜라겐 가수분해물로 티로신분해효소(tyrosinase)의 저해 펩타이드를 분리하여 마우스(B16F10)세포에서 티로신분해효소의 활성과 멜라닌 함량을 측정한 결과, 티로신분해효소의 활성 및 멜라닌 생성이 현저하게 저해되어 색소 관련 질환의 치료를 위한 미백제로 활용 가능함을 시사하였다.[145)]

갯농어 껍질 콜라겐 펩타이드를 mL당 500 mg 처리로 멜라닌 함량이 20% 저하되었으며, mL당 1,000 mg로 증가시켜 처리했을 때 멜라닌 함량 저해율은 51%로 높아져 농도 의존적으로 저해되었다.

따라서 앞으로 생선 껍질 콜라겐 펩타이드를 활용하여 천연 미백제의 개발이 이루어질 것으로 기대된다.

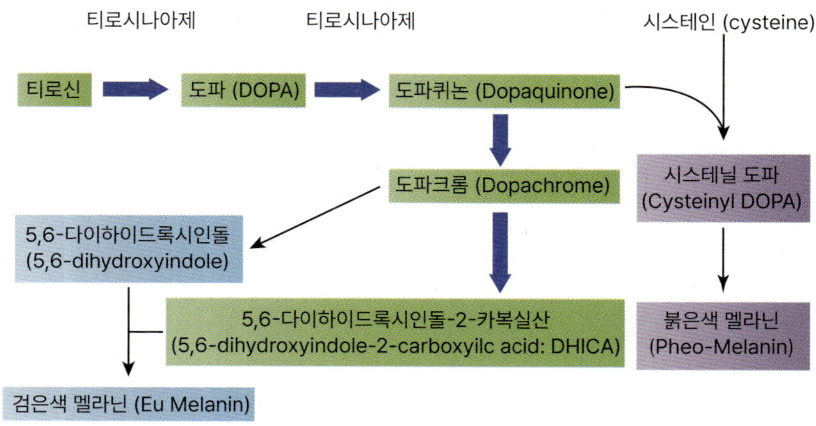

그림 72 멜라닌 생합성 경로

14 기타 생리활성

알 기 쉬 운 요 약

콜라겐 펩타이드가 어떻게 다양한 생리기능성을 나타내는지 의문을 가진 독자들이 많으리라 생각된다. 그것은 콜라겐을 한가지 효소로 분해시키면 저분자 펩타이드를 만들기 어려워 보통 여러 효소를 사용하여 분해시켜야 저분자 펩타이드를 만들 수 있다. 효소마다 기질 특이성이 있어 절단하는 펩타이드 결합부위가 서로 달라 분자량 크기가 서로 다른 여러 종류의 펩타이드가 생성되기 때문이다.

효소는 기질특이성이 강해 정해진 기질(효소작용을 받는 물질) 외에는 작용하지 않는다. 예를 들면, 요소를 암모니아와 탄산가스로 분해시키는 반응을 촉매하는 요소가수분해효소(urease)만이 요소를 분해시킬 수 있다. 소장에서 단백질을 분해하는 작용을 가진 트립신은 펩타이드 사슬에 존재하는 염기성 아미노산인 리신과 알라닌의 카르복실쪽을 절단하고, 키모트립신은 방향족 아미노산인 트립토판, 류신, 페닐알라닌의 카르복실쪽을 절단한다. 펩타이드는 분자 크기가 다르고 펩타이드를 구성하는 아미노산 배열순서가 서로 다르면 보통 나타내는 기능성도 다르게 나타난다.

이미 앞에서 언급한 여러가지 기능성 외에도 홍어껍질 콜라겐 펩타이드가 지방합성에 관여하는 지방산 합성효소 및 콜레스테롤 합성 관련 효소 단백질의 발현을 억제하여 지방축적 및 지질대사에 영향을 주어 나타나는 항비만 효과, 어류 껍질 콜라겐 분해물에서 분리한 저분자 펩타이드(분자량 3달톤 이하)가 비장 세포의 증식, 대식세포의 식작용 강화, 지연성 과민증 회복 등을 증진시킴으로써 나타나는 면역조절 작용, 콜라겐 펩타이드가 신경 퇴행성 발증 및 인지기능 감소를 억제시켜주는 작용 등 많은 콜라겐 펩타이드의 생리기능성에 대한 연구가 이루어지고 있다.

그런데 대부분의 연구가 시험관내에서 또는 동물실험을 통해 얻어진 결과이므로 실제로 사람에게 적용했을 때 같은 결과를 나타낼지는 의문이 생길 수 있다. 무엇보다도 기능을 타나내는 작용 메카니즘이 밝혀지지 않은 연구결과들을 그대로 인정하는데는 문제가 있을 수 있다고 생각된다.

이미 언급한 것 이외에도 콜라겐 펩타이드는 여러 가지 생리기능성이 나타나는 것으로 알려져있다. 예를 들면, 장(Zhang) 등은 쥐의 조직을 절개 및 일부 제거시킨 상처를 낸 모델을 사용하여 연어 껍질로부터 만든 콜라겐 펩타이드를 경구 투여하여 상처치유 가능성을 조사하였다. 96마리 동물을 2가지 상처 모델로 동등하게 나누어 각 모델 동물을 두 그룹으로 무작위적으로 나누어 실시하였다.[146)]

이들에게 부형약(excipient)을 먹인 그룹과 콜라겐 펩타이드를 체중 kg당 2 g을 먹인 그룹으로 나누어 상처봉합 및 강력강도(항장력)를 측정한 결과, 콜라겐 펩타이드를 먹인 쥐는 상처가 빨리 아물었으며, 상처부위에서 조직재생이 개선되었다. 콜라겐 처리 그룹이 부형약 처리 그룹보다 콜라겐 섬유가 잘 조직화되어 두꺼운 형태를 이루었으며, 신생혈관 증식도 개선되었다(그림 73). 이 결과는 연어껍질 유래 콜라겐 펩타이드가 상처를 치유하는데 효과가 있어 활용 가능성을 시사한 것이다.[146)]

손톱이 부서지는 증후군은 손톱 끝부분의 표면이 거칠어지고 찢어져 부서지는 질환이다. 손톱이 건조해지고 약해져 쉽게 부서져 길게 자라지 못한다. 이러한 환자가 인구의 약 20%를 차지하고 있다. 보통 여자가 남자에 비해 두 배 많다. 부서지는 손톱의 발병은 보통 보수력이 약해지

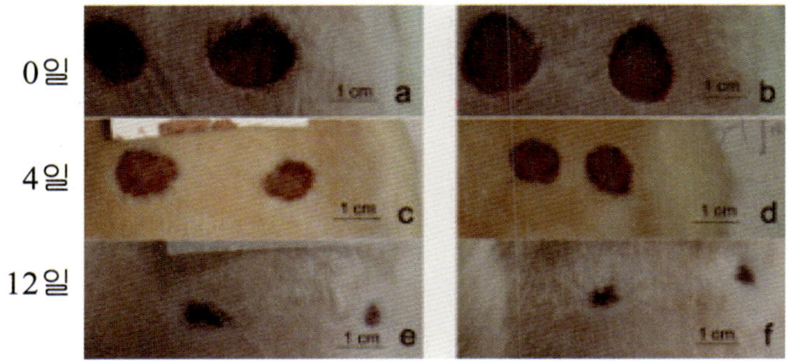

그림 73 콜라겐 펩타이드 섭취 후, 쥐의 상처 치유 효과

는 것과 관계가 있다. 이것은 케라틴, 케라틴 결합단백질 및 지방 함량에 이상이 있어 영향을 받는 것으로 알려져 있다.

피부과 의사들에게는 부서지는 손톱의 치료가 큰 도전이 되고 있다. 지금까지 건강식품, 손톱 보습제, 손톱 강화제 등이 사용되었지만 아직 그들의 효과가 입증된 결과는 없다.

헥셀(Hexsel) 등은 25명의 환자에게 콜라겐 펩타이드 2.5 g을 하루에 한번 24주 동안 섭취시킨 결과, 손톱 성장률은 12%, 부서지는 손톱 발생 빈도는 42%가 감소되었다. 또한 4주 처리 후에도 참가자 88%가 개선된 것으로 나타났다(그림 74).[147]

이 결과는 콜라겐 펩타이드를 매일 섭취함으로써 부서지는 손톱의 발생빈도가 현저히 감소되어 손톱의 성장과 부서지는 손톱을 치료하는데 효과가 있다는 사실을 밝힌 것이다(그림 75).

또한, 콜라겐 펩타이드는 칼슘, 구리, 철을 포함한 무기질(mineral)에 대하여 우수한 금속 킬레이트 작용이 있어 무기질 이온의 생체 흡수를 개선시켰으며,[148] 대구껍질 유래의 콜라겐 펩타이드가 쥐의 초산으

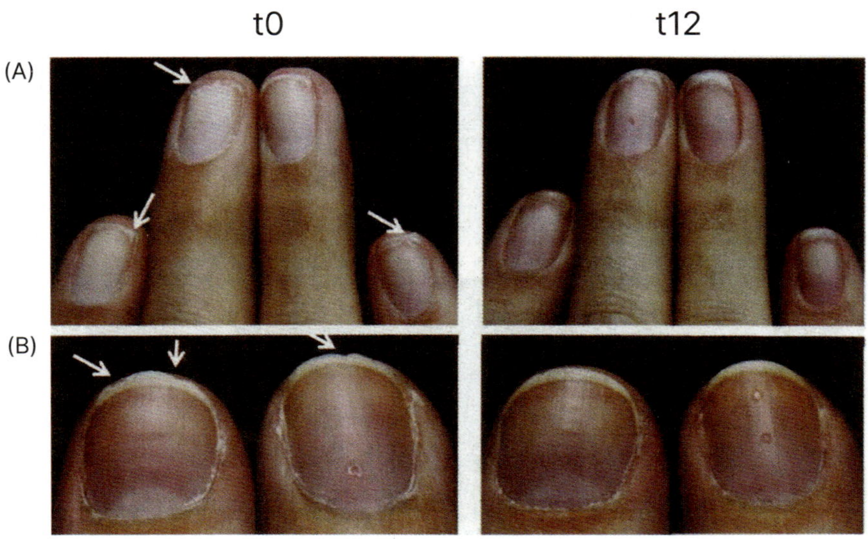

그림 74 콜라겐 펩타이드의 12주 섭취 후 치료 효과
콜라겐 펩타이드를 12주 섭취한 후 손톱 겉부분이 정교한 수평층으로 개선되는 효과를 나타냄

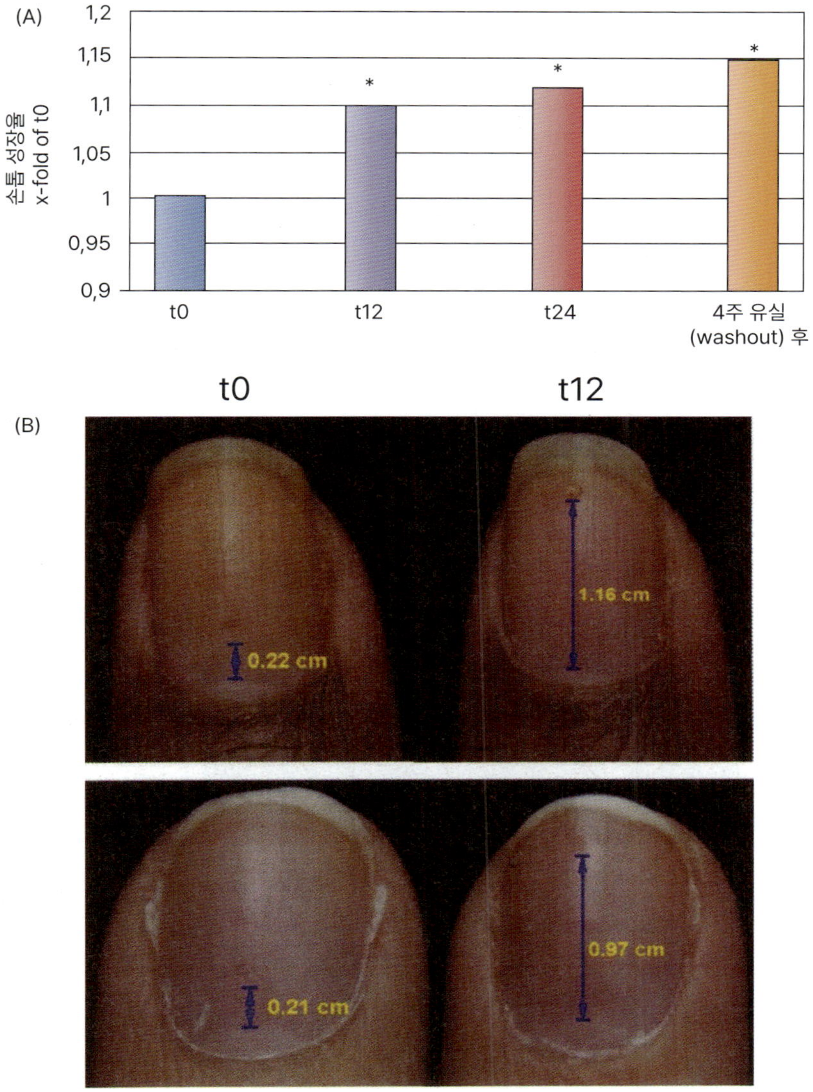

그림 75 콜라겐 펩타이드 섭취 후 손톱 성장 효과

로 유도된 위궤양(gastric ulcer)을 보호하는 작용이 나타났고,[149] 쥐에게 콜라겐 가수분해물을 구강 투여한 결과, 혈장의 총 지질 및 중성지질(triglyceride)이 현저히 떨어졌다는 연구결과도 있다.[150]

15 관절과 뼈에 대한 효과

알 기 쉬 운 요 약

관절은 뼈와 뼈가 서로 맞닿은 가동성의 연결부를 말하며, 두 뼈가 마주하는 면에 유리 연골(hyaline cartilage)의 얇은 층이 있어서 관절 연골이라 한다. 관절 주위는 뼈를 덮고 있는 섬유성 결합조직인 골막(periosteum)으로 둘러싸여져 있는데 이것을 관절낭(관절포)이라고 하며, 그 내강을 관절강이라 한다. 관절낭 내면에는 활막(synovial membrane)이라는 얇은 막이 있으며 끊임없이 소량의 활액을 관절강내로 분비하여 관절운동을 부드럽게 할 수 있도록 도와준다. 관절운동 양식은 관절을 구성하는 골단(apophysis)의 형상에 의해 결정되고, 동시에 그 관절에 따르는 인대와 근육의 위치, 부착부위 등에 의해서도 제한되어 정해진다.

연골 기질(matrix)에는 콜라겐 섬유가 형성하는 골격구조에 프로테오글리칸이 존재하여 수분을 유지하고 탄력성을 제공하여 가해지는 무거운 힘에 견디는 역할을 한다. 관절 연골은 II형 콜라겐이 80~95%를 차지하고 있으며, 여기에 IX, X, XI 콜라겐도 소량 존재한다.

최근 노령화로 근골격계 질환의 발생이 증가하고 있는데 그 중 유병률이 높은 질환이 관절염이다. 관절염은 생명을 위협하는 질환은 아니지만 관절의 통증과 활동 제한으로 삶의 질을 저하시키며, 소득면에서 손실을 초래할 수 있다. 하지만 일상생활에서 올바른 질환 인식과 건강 생활 실천을 통해 예방이 가능하여 중증 질환으로 이환되는 것을 막을 수 있다.

관절염은 관절에 발생하는 염증 증상인데, 관절에 종창(swelling), 동통(pain), 국소염(localized intection), 발적(flare)과 함께 운동제한을 일으키는 상태로서 급성, 아급성, 만성으로 구분한다. 병리학적으로는 활막으로의 세포 침윤, 부종, 결합세포의 증식 등이 나타난다. 원인은 만성 관절류마티스

(RA)를 시작으로 하는 원인불명의 다발성 관절염이나 변형성 관절염 외에 감염성, 외상성, 알레르기성, 대사 이상 등의 증상이 나타난다.

변형성 무릎 관절증 환자 250명을 대상으로 6개월 간에 걸쳐 하루에 10 g의 콜라겐 펩타이드를 섭취시킨 결과, 무릎 관절의 통증과 쾌적함이 유의적으로 개선되었고, 또한 관절통이 있는 운동선수에게 콜라겐 펩타이드가 관절의 불쾌감이나 통증이 감소되었다.

뼈의 구조변화와 골다공증은 관절 질환 발증에 영향을 주기 때문에 뼈의 건강 유지는 건강 수명을 연장하는데 있어서 중요하다. 콜라겐 펩타이드는 관절에 유익한 작용을 할 뿐 만 아니라 뼈 관련 질환에도 작용하는 것으로 밝혀졌다.

최근 몇몇 국가에서 기능성 식품소재로서 생산된 콜라겐 펩타이드가 관절 질환의 개선을 위해 활용되고 있다.

콜라겐은 골아세포, 연골세포, 섬유아세포 등 결합 조직을 구성하는 세포에서 생산되어 세포 주위나 세포와 세포 사이를 채워 줌으로써 세포를 지지시켜 주는 세포외 기질의 주성분이다. 생체 내에 존재하는 단백질 중 약 30%가 콜라겐이며,[151] 체중 50 kg인 사람은 약 3 kg이 콜라겐을 몸속에 가지고 있는 것이다.

콜라겐을 효소로 분해시킨 펩타이드 중 디펩타이드나 트리펩타이드가 섭취되었을 때 흡수되어 혈중으로 이행되어 그 생리 작용을 나타내는 것으로 밝혀졌다.

1) 관절에서의 콜라겐 역할

관절은 뼈와 뼈를 연결하여 신체의 정확한 운동을 가능하게 하는 중요한 역할을 한다. 일반적으로 관절이란 활막성 관절을 가리키며, 관절에는 관절 연골(articular cartilage), 관절포(joint capsule) 그리고 관절강이 포함된다.

관절에는 두 관절 연골 사이를 관절 원판이나 관절 반원 등의 섬유 연골이 개재하는 경우도 있다.[152] 관절 연골은 매끄럽고 강인하며, 탄력성이 있는 조직으로 세포외 기질인 연골기질에 풍부하며, 그 속에 연골세포가 묻혀있다. 연골 기질에는 콜라겐 섬유가 형성하는 골격구조에 프로테오글리칸이 존재하여 수분을 유지하고, 탄력성을 제공하며 무거운 힘이 가해져도 견디는 역할을 한다.[153] 관절 연골의 주성분은 II형 콜라겐이며, 이는 우리 몸속 관절 전체 콜라겐의 80~90%를 차지한다. 다른 유형으로는 IX, X, XI 등의 콜라겐이 약간 존재한다.[151]

관절을 덮고 있는 관절포는 활막과 섬유막으로 구성되어 있으며, 활막 세포는 히알루론산(hyaluronic acid)을 주성분으로 한 활액(synovial fluid)을 생산하여 연골에 공급하여 마찰을 경감시켜, 관절의 움직임을 원활하게 이루어지도록 도와준다. 활막 세포의 세포외 기질로는 히알루론산 이외에도 콘드로이틴 황산, 헤파란 황산, IV, V, VI형 콜라겐 등이 함유되어 있다. 섬유막은 콜라겐 섬유로 구성되어 있으며, 관절 강도와 안정성을 유지하는 역할을 한다. 이처럼 콜라겐은 관절의 구조와 기능에 관여하는 중요한 구성요소이다.[151]

관절연골은 혈관이나 신경조직이 부족하기 때문에 손상을 받으면 자기 수복이 어려운 특성이 있다. 외상과 같은 과잉의 물리적인 압박 또는 가령이나 대사 이상에 의한 예비능력의 저하가 관절에 영향을 미치면 관절연골의 항상성이 무너져 연골 기질내에서 단백질분해효소나 염증성 사이토카인(cytokine)의 발현이 증가한다. 이로 인해 관절 연골의 변성이나 파괴가 진행되며,[154] 활막에 염증이 동시에 생기면서 관절의 변성이 가속화된다. 또한 관절 주변에 뼈에서도 연골 형성 같은 증식성 변화와 작은 뾰족한 뼈가 발생하는 골종근(osteophyte) 형성으로 관절을 순조롭게 움직이거나 충격을 흡수하는데도 어려움이 생긴다. 조직 손상으로 관절에 부하가 증가하면 변형성 관절증(Osteoarthritis, OA)과 같은 관절 질환으로 인한 통증이 나타난다.

2) 콜라겐 펩타이드가 관절에 미치는 작용

최근 인구의 노령화로 근골격계 질환의 발생이 증가하고 있는데, 그 중 유병률이 높은 질환 중 하나가 관절염이다. 2010년 국민건강영양조사 통계에 의하면 골관절염 유병률은 만 50세 이상 대상자 중 남성 5.5%, 여성 22.7%로 여성이 남성의 4배 이상이었다. 또 연령별 골관절염 유병률은 남성의 경우 50대에서 1.8%, 60대에서 8.1%, 70대에서 10.9%였고, 여성은 50대 9.5%, 60대에 25.3% 70대 41.5%로 연령이 높아질수록 여성의 유병률은 급격히 증가하였다.[155]

관절염은 생명을 위협하는 질환은 아니지만 관절의 통증으로 인한 활동제한으로 삶의 질이 저하되고, 소득에 손실을 초래할 수 있다. 하지만 일상생활 속에서 올바른 질환인식과 건강한 생활습관 실천을 통해 예방이 가능하며, 중증질환으로의 이환을 막을 수 있다.

관절 질환은 예방이 가능하다는 인식과 함께 관절에 대해 포괄절으로 기여하는 식품소재가 각광받고 있다. 그중에서 기능성 식품 소재로서 생산된 콜라겐 펩타이드가 관절 질환을 개선시키는 효능이 있어 지금까지 보고된 관절 질환이나 통증에 대한 콜라겐 펩타이드의 작용과 그 메카니즘을 소개한다.

변형성 무릎 관절증 환자 250명을 대상으로 6개월에 걸쳐 하루에 10 g의 콜라겐 펩타이드를 섭취시킨 결과, 무릎 관절의 통증과 쾌적성이 유의적으로 개선되었으며[156], 무릎통증이 있는 환자를 대상으로 한 위약(placebo)을 대조구로 하여 대상자에게 콜라겐 가수분해물 및 위약 투여로 자택에서 운동 프로그램을 실시한 결과, 콜라겐 가수분해물 투여한 대상자에게 연골마모나 외측 반월판의 돌출이 감소되었을 뿐만 아니라 관절 구조도 유의적으로 개선되었다. 또한 운동 프로그램에 참가하지 않은 대상자도 콜라겐 가수분해물의 투여만으로도 진통이 감소된 것으로 나타났다.[156]

클라크(Clark) 등은 관절통이 있는 147인의 건강한 운동선수를 대상으로 24주간 임상 검사를 실시한 결과, 콜라겐 펩타이드 투여군에서 관절의 불쾌감과 통증이 유의적으로 감소되었고, 무릎 관절통이 있는 선수들도 12주간 콜라겐 펩타이드를 투여하자 통증의 강도가 개선되었다고 시사하였다.[157]

콜라겐 펩타이드가 관절에 미치는 효과와 메카니즘에 대해 동물시험을 비롯한 여러 연구가 실시되었다. 경조직 변성모델 마우스를 사용하여 콜라겐 펩타이드를 3주간 경구투여하여 관절 연골의 변성이 억제됨을 확인하였으며, 콜라겐 펩타이드의 활성 본체로 생각되는 콜라겐 유래 디펩타이드인 프롤린-하이드록시프롤린(Pro-Hyp)를 단독으로 투여한 경우에도 동일한 개선효과를 얻었다.[158]

외상 후 변형성 관절증 모델 마우스에 콜라겐 펩타이드를 투여한 결과, 연골 보호 작용을 나타내었고, 활막에서 염증성 사이토카인의 발현량을 저하시키는 항염증 반응이 나타났다.[159] 시험관 실험에서 Pro-Hyp는 배양 활막세포에 의한 히알루론산 합성을 촉진시켰고, 배양 연골 세포의 석회화를 억제시켜 글리코사미노글리칸의 합성을 촉진함으로써 성숙한 연골세포를 유지시키는 작용이 나타났다.[160)]

연골세포는 혈관이 발달된 다른 조직과는 달리 저산소 환경에 둘러싸여 있다. 연골 최심층의 생리적 산소농도는 약 1%정도이다.[161)] 지금까지 콜라겐 펩타이드가 연골의 분화에 영향을 준다고 알려져 있었으나 저산소 조건하에서 연골세포의 분화에 대한 Pro-Hyp의 영향을 검토함으로써 콜라겐 펩타이드가 연골세포 분화에 미치는 작용을 상세히 해명하는데 도움이 되었다.

저산소 조건하에서 Pro-Hyp의 첨가는 배양 연골 세포(ATDC5)의 증식을 촉진하지 않았지만 글리코사미노글리칸의 생산을 증가시키고, 연골세포 분화에 필수적인 역할을 하는 유전자(Sox9)의 발현을 유도함으로써 연골세포 분화를 촉진하였다. 또 II형 콜라겐의 전령 RNA 발현량도 크게 상승시켰다.[18)] 연골세포 분화 촉진작용에 대해서는 보통 산소조건하에서 배양한 연골세포(ATDC5)에 대한 Pro-Hyp 첨가로 연골세포 분화에 강한 작용을 나타내었다. II형 콜라겐 가수분해물은 젤라틴분해효소(gelatinase)의 활성과 기질(matrix)분해를 증가시킴으로써 연골의 항상성 제어에 직접 관여하였다는 사실이 밝혀졌다.[162)]

이상의 결과로부터 혈중으로 들어간 활성형 콜라겐 펩타이드(Pro-Hyp)가 연골세포나 활막세포(synovial cell)의 유전자 발현을 제어하여 관절의 연골세포 분화에 영향을 미치는 것을 알 수 있다.

3) 콜라겐 펩타이드가 뼈에 미치는 작용

뼈 구조의 변화와 골다공증은 관절 질환의 발증에 영향을 주는 것으로 알려져 있어 뼈 건강을 유지하는 것은 우리의 건강을 지키는데 중요하다. 콜라겐 펩타이드는 관절뿐만 아니라 뼈 관련 질환에도 작용한다는 여러 연구결과가 있다.

엘람(Elam) 등은 폐경 후 골밀도 감소에 따른 골다공증을 겪는 환자를 대상으로 하루에 콜라겐 펩타이드를 5 g, 칼슘 500 mg, 그리고 활성형 비타민 D_3(200 IU/일)를 6~12개월 동안 투여한 결과, 칼슘과 활성형 비타민 D_3만을 투여한 위약군에 비해 콜라겐 펩타이드 투여군에서 전신 및 요추골 밀도의 저하가 억제됨을 확인하였다.[163)]

코니그(Konig) 등은 폐경 후의 여성 131명을 대상으로 한 실험에서 1일당 5 g의 콜라겐 펩타이드를 칼슘(0.5~0.8 g)과 비타민D(400~800 IU)와 함께 투여한 결과, 골밀도(BMD)가 증가했다고 밝혔다.[164)] 상기한 연구결과를 바탕으로 보면, 콜라겐 펩타이드를 단독으로 투여하는 것보다 다른 영양소와 함께 섭취시킨 경우가 높은 효과가 있었음을 알 수 있다. 뼈에 대한 콜라겐 펩타이드 섭취 작용 메카니즘에 관련하여 저칼슘 섭취 조건하에서 고령쥐에게 콜라겐 펩타이드를 체중 kg당 1.66 g을 경구 투여한 결과, 쥐의 골밀도가 정상 칼슘식을 섭취한 쥐와 동일하게 개선되었으며,[165)] 콜라겐 펩타이드를 경구 섭취시킨 성장기 쥐의 장관뼈 성장이 촉진되었다.[166)] 또한 폐경 후 골다공증의 병태를 표현하는 난소적출술(OVX)을 실시한 모델 동물을 이용한 연구에서는 콜라겐 펩타이드와 구연산 칼슘을 병용하여 투여한 것이 골밀도 감소를 억제시키는 것으로 드러났다.[167)]

시험관 실험에서도 콜라겐 펩타이드가 골아세포 같은 세포주의 증식을 촉진하여 골아세포 분화 마스터 조절 유전자(master regulatory gene)의 발현제어로 세포분화를 촉진한다는 것이 입증되었다.[168)]

이러한 여러 연구 결과를 살펴보면, 콜라겐 펩타이드는 특히 연골과 뼈를 구성하는 세포에 직접적으로 영향을 미치므로 건강에 기여할 수 있는 중요한 기능성 식품소재의 하나로 볼 수 있다.

16 콜라겐 펩타이드의 섭취 후 구조변화와 체내 흡수효율

알 기 쉬 운 요 약

아미노산은 생체내에서 단백질의 구성성분이지만 그 기능을 이용한 다양한 용도의 상품개발도 이루어지고 있다. 아미노산이 나타내는 정미성분, 영양성분, 약리기능, 반응성의 이용 등을 활용한 이용가치가 높은 제품들이 개발되고 있다. 아미노산이 연결된 상태의 물질인 펩타이드는 기능성을 나타낸다고 할지라도 그 기능성 펩타이드 부분이 단백질 내에 내재되어 있는 경우에는 활성을 나타내지 않지만 소화과정에서 생성된 펩타이드는 독자적인 생리활성기능을 발휘하는 경우가 있다. 이러한 기능을 나타내는 펩타이드를 기능성 펩타이드라고 한다. 펩타이드가 나타내는 기능은 혈압조절, 미네랄 흡수 촉진, 콜레스테롤 조절, 면역조절 등 매우 다양하다.

일본의 경우, 특정보건용식품 품목 중 펩타이드를 기능성 관련 성분으로 포함된 품목이 18%를 차지한다. 그런데 이들 펩타이드가 함유된 제품을 섭취하였을 때 제대로 생체 내에 흡수되어 제 기능을 발휘하는지에 대해서는 의문을 갖게 된다. 아무리 기능성이 우수한 펩타이드라 할지라도 섭취하였을 때 소화효소에 의해 분해되거나 소화관에서 흡수가 되지 않는다면 아무 소용이 없기 때문이다.

콜라겐 펩타이드는 보통 단백질에서 유도된 펩타이드에 비해 소화효소에 의해 쉽게 분해되지 않고 비교적 안정한 것으로 알려져 있어 흡수만 제대로 된다면 다양한 생리기능을 발휘할 것으로 기대된다.

콜라겐 펩타이드의 생체 내 흡수에 관한 여러 연구 결과를 볼 때 디펩타이드에서 테트라펩타이드까지는 흡수가 잘 이루어지는 것으로 밝혀졌다. 그리고 펩타이드와 함께 병용하는 식품에 따라 흡수효율이 다르고, 혈중으로 흡수된 펩타이드의 구조가 사슬상에서 환상으로 변화되는 경우도 있어 이들이 생리활성에 어떤 영향을 미칠지 관심의 대상이 되고 있다.

콜라겐 펩타이드를 섭취하면 사람의 무릎관절의 통증이 경감되고, 피부의 보습과 탄력이 개선된다고 알려져 있다. 이에 콜라겐 펩타이드는 콜라겐이라는 제품명으로 여러 나라에서 기능성 식품으로 판매되고 있다.

최근에는 콜라겐이 혈압상승이나 우울증 억제 작용도 있는 것으로 드러나 콜라겐 펩타이드 원료인 소, 돼지, 생선 껍질의 유효 이용은 물론 그 원료의 부가가치를 상승시키고 있다.

콜라겐 펩타이드가 체내에서 건강기능을 발현하는 것은 그것의 유효성분이 체내에 흡수됨으로써 관절이나 피부에 유익한 효과를 발휘하는 것을 의미한다. 그러나 콜라겐 펩타이드는 고분자 펩타이드로 구성되어 있기 때문에 섭취 후에 그대로 체내에 흡수되지 않는다. 때문에 일부 전문가는 콜라겐 펩타이드의 건강 기여를 부정하는 경향이 있다.

이와이(Iwai) 등은 콜라겐 펩타이드를 섭취한 사람의 혈액 속에 프로릴하이드록시프롤린(Pro-Hyp)을 주성분으로 한 여러 종의 짧은 사슬의 펩타이드가 증가한 것을 확인하였다.[169)] 이 보고에 따르면, 소화 흡수과정을 통해 저분자 펩타이드는 고농도로 혈중으로 이행하여 이들이 각 조직에서 유효성분으로 작용한다는 것이다. 이 논문이 발표된 이후 Pro-Hyp를 이용한 세포시험을 통해 기능성 메커니즘을 알아내는 연구가 활발히 진행되면서 콜라겐 펩타이드의 섭취로 인한 건강기능의 작용기구가 부분적으로 해명되기 시작하였다. 시게무라(Shigemura) 등은 Pro-Hyp에 의해 피부 섬유아세포가 증식된다는 사실을 밝혔으며[170)], 이데(Ide) 등은 Pro-Hyp에 의한 힘줄 세포 증식이 촉진되었다고 보고한 바 있다.[171)]

콜라겐 펩타이드의 생체 내 효과는 섭취한 펩타이드 흡수로 인한 것이지만, 지금까지의 연구에서는 피험자 간에 펩타이드 흡수 정도는 개인차가 상당히 큰 것으로 밝혀졌다. 시게무라(Shigemura)의 연구에서는 혈중에 흡수된 콜라겐 펩타이드가 섭취량에 비례하여 변화하며, 장기간

동안 연속적으로 섭취하면 혈중에 흡수된 펩타이드종의 구성비율이 변화하는 경향이 있다고 하였다.[172] 이 같은 펩타이드의 혈중 흡수량은 피험자의 섭취 방법이나 섭취량, 소화효소 활성, 식생활 등이 영향을 미치는 것으로 생각된다.

최근 연구에서 콜라겐 펩타이드 섭취 후 혈액에 흡수된 펩타이드의 구조가 변화되고 또 콜라겐 펩타이드 흡수량이 함께 먹은 식품에 따라 변화되는 것으로 밝혀졌다.

1) 콜라겐 펩타이드 섭취 후 환상펩타이드의 생성

콜라겐 펩타이드를 섭취하면 하이드록시프롤린(Hyp)을 함유한 여러 종의 디펩타이드와 트리펩타이드가 고농도로 혈액 속으로 흡수된다. 지금까지 혈액 속에 증가가 확인된 펩타이드는 **표 15**에 나타낸 가장 고농도의 Pro-Hyp를 포함한 디펩타이드와 트리펩타이드이다. 아미노산 4잔기 이상으로 구성된 펩타이드는 검출 가능한 농도에서는 확인되지 않았다.[173]

이 같은 결과로 보아 트리펩타이드까지는 소장 상피에 존재하는 펩타이드 수송관(peptide transporter 1, PEPT 1)을 통과할 수 있지만, 그 이상의 크기는 통과가 어려울 것으로 추측된다. 한편, 프롤린(Pro)을 함유한 펩타이드는 체내에서 환상화 되는 것이 밝혀졌으며, 김치, 맥주, 빵 등의 발효 식품이나 가공식품에서도 환상화 프롤린 펩타이드가 존재하는 것으로 확인되었다. 또 수산화된 하이드록시프롤린(Hyp)을 함유한 환상의 하이드록시프롤린-세린(Hyp-Ser)도 태반 가수분해물에서 검출되었으며, 이 환상 펩타이드는 간염 억제와 안구건조 개선을 목적으로 제조되어 의약품으로 유통되고 있다.[173]

콜라겐 펩타이드 섭취 후 혈액 속에서 Pro-Hyp가 검출되었기 때문에 그 양 끝의 아미노기(N-말단)와 카르복실기(C-말단)가 결합된 환상의 Pro-Hyp이 소화관에 흡수될 수 있다. 만약 환상의 하이드록시프롤린 펩타이드가 기능성을 갖고 있다면 새로운 기능성 메커니즘도 밝혀질 수

표 15. 콜라겐 펩타이드 섭취 후 혈액에서 확인된 펩타이드의 종류

하이드록시프롤린(Hyp) 함유 펩타이드		하이드록시프롤린(Hyp) 비 함유 펩타이드
트리펩타이드	디펩타이드	디펩타이드
Ala-Hyp-Gly	Ala-Hyp	Pro-Gly
Glu-Hyp-Gly	Glu-Hyp	GlyPro
Gly-Pro-Hyp	Ile-Hyp	
Leu-Hyp-Gly	Leu-Hyp	
Phe-Hyp-Gly	Phe-Hyp	
Pro-Hyp-Gly	Pro-Hyp	
Ser-Hyp-Gly	Ser-Hyp	
	Hyp-Gly	

있을 것이다. 콜라겐 펩타이드는 섭취 후 소화효소에 의해 저분자화 되어 소장의 상피세포에서 혈액으로 이동하는 과정을 거쳐 흡수되기 때문에 소화효소, 소장 상피세포로 통과되면서 혈액 속에서 성분이 환상화에가 이루어질 수 있다.

2) 요구르트와 함께 섭취 시 혈중 펩타이드의 흡수변화

지금까지 콜라겐 펩타이드 섭취에 관한 시험은 펩타이드를 단독으로 섭취시킨 시험이 많았고, 실제로 소비자 대부분이 물 이외의 음료나 식품과 함께 섭취시킨 경우는 적었다.

따라서 시게무라(Shigemura) 등은 동일 피험자에 대해 콜라겐 펩타이드를 단독 섭취와 요구르트와 병행섭취 시 흡수된 펩타이드 농도 변화를 조사한 결과, 요구르트와 병용 섭취하였을 때 8종류의 펩타이드들이 혈중에서의 흡수가 유의적으로 촉진된다는 사실을 밝혔으며, 특히 트리펩타이드인 Pro-Hyp-Gly은 단독 섭취에 비해 약 2배 정도 흡수율이 높았다.[173)] 월랜드(Walrand) 등도 발효유와 콜라겐 펩타이드를 함께 섭취

하였을 때 혈액에서 콜라겐 특유의 아미노산 농도를 증가시켰다고 보고 하였다.[174]

메이셀(Meisel) 등은 우유 유래 베타-가소모르핀(β-casomorphin)이 오피오이드(opioid) 수용체를 개입시켜 창자 상피에서 영양성분의 흡수를 촉진한다고 주장하였는데[175], 마찬가지로 베타-가소모르핀과 같은 요구르트 유래 성분도 콜라겐 펩타이드의 흡수를 촉진시킬 수 있다.

요구르트 이외에도 함께 섭취된 식품 성분에 의해 펩타이드 흡수가 제어될 가능성이 고려되기 때문에 병식 또는 일상 식생활에서 펩타이드 섭취에 의한 건강 유지 증진 효과에도 영향을 미칠 수 있다.

참고 문헌

1) 김세권 (1991), 생화학, pp.7~14, 청문각
2) 김세권 (1991), 생화학, pp.26~31, 청문각
3) 김세권 (1991), 생화학, pp.36~39, 청문각
4) 藤本大三郎 (1994), コラーゲン, pp.3~8, 共立出版
5) 김세권 (1991), 생화학, pp.29~32, 청문각
6) 김세권 (1991), 생화학, pp.49~51. 청문각
7) Burjanadze (2000), Biopolymers, 53. 523~528
8) Jenkins, C.L., et al. (2003), J. Amer. Chem. Soc. 125(21), 6422~6427
9) Miller, E. J. (1976), Mol. Cell. Biochem. 13, 65~92.
10) 藤本大三郎 (1991), コラーゲン, pp.36~45, 共立出版
11) 김세권 (1991), 생화학, pp.238~242, 청문각
12) Statten, M.R. and Schoenheimen, R. (1944), J. Biol. Chem. 153, 113~132
13) 藤本大三郎 (1991), コラーゲン, pp.76~97, 共立出版
14) Undenfriend, S. (1966), Science 152, 1335~1340
15) 藤本大三郎·氷井裕 (1989), コラーゲン代謝と疾患, pp.50~56, 講談社
16) 藤本大三郎 (1991), コラーゲン, pp.47~56, 共立出版
17) Asai, T.T. (2023), Functional and applications of collagens and collagen peptide, 13~17, CMC
18) 藤本大三郎 (1991), コラーゲン, pp.57~62, 共立出版
19) Gross, J. (2004), Matrix Biol. 23(1), 3~13
20) Amar, S. et al. (2017), Biochimica et Biophysica Acta(BBA)-Molecular cell research 1864(11), 1940~1951
21) Jobin et al. (2017), Biochimica et Biophysica Acta-Molecular cell research 1864, 2043~2655
22) Dupuy, A. G. and Caron, E. (2003), J. Cell Science 121, 1773~1783
23) Spranger, S. and Everts, V. (2019), Matrix Biology 75-76, 190~200
24) Aguda, A.H. et al. (2014), Proceedings of the National Academy of Science of the United States 111, 17474~17479
25) Madsen, D. H. et al. (2011), J. Biological Chemistry 286, 26996~27010
26) 藤本大三郎 (1991), コラーゲン, pp.63~75, 共立出版
27) 박인국 (2006) 생화학, pp.21~46, 라이프사이언스
28) Alipour, H. et al. (2016), Asian Pac. J. Trop. Biomed. 6(11), 975~981
29) 김세권 (1992), 한국식품산업, 기술정보, pp.31~50
30) Takagi, Y. (2011), Bio Industry 28(11), pp.10~15, CMC

31) 김세권, 변희국, (2018), 식품과학과 산업, 51(4), 278~301
32) Saito, M. et al. (2001), Eur. J. Biochem. 268. 2817~2827
33) Ikoma et al. (2003), Int. J. Biol. Macromol. 32, 199~204
34) 令腺由美江, 植村 公 (2010), Materials Integration 23(2), pp.27~31
35) Barczyk et al. (2010), Cell Tissue Res. 339, 269~280
36) 藤本大三郎 (1991), コラーゲン, pp.76~97, 共立出版
37) Monnier, V.M. et al. (1993), In: Poli, G., Albano, E., Dianzani, M.U.(eds) Free Radicals: from Basic Science to Medicine. pp.157~168. https://doi.org/10.1007/978-3-0348-9116-5_13
38) Miller, E. J. (1976), Mol. Cell. Biochem. 13, 65~92
39) Ikoma, T.(2011), Bio Industry, 28(11), 16~21
40) Gelse, K. et al. (2003), Ad. Drug Del. Rev. 55, 1531~1538
41) Lee, C. H. et al. (2001), Int. J. Pharm. 221, 1~7
42) Ooshima, A. (1982), コラーゲン代謝と疾患, pp.171~177, 講談社
43) Ooshima, A., Faller, G. (1975), Science 190, 898~900
44) Leung, D. Y. M. et al. (1976), Science 191, 475~477
45) Ooshima, A., Yamori, Y. (1979), In Aging Phenomena : Relationships Among Different Levels of Oganizations (Oota, K. et al. eds), pp.99~110, Plenum Press
46) Sens, S., Bumpus, F. M. (1979), Am. J. Cardiol. 44. 954~958
47) Foidart, J. M. et al. (1979), In Perceptive in Cardio-vascular Diseases, Vol. 4, pp. 241~248
48) Sagai, T. H. (1982), コラーゲン代謝と疾患, pp.192~199
49) Rudolph, R. et al. (1979), Gastroenterology 76, 704~709
50) Dunn, M. A. et al. (1979), Gastroenterology 76, 978~982
51) Hahn, E. et al. (1980), Gut 21, 63~71
52) Feinman, L. et al.(1979), Exp. Mol. Pathol. 30, 271~278
53) Igarashi, M. (1982), コラーゲン代謝と疾患, pp.213~222
54) Steinberg, I. (1966), Am. J. Roentgen 97, 118~124
55) Igarashi, M. (1982), コラーゲン代謝と疾患, pp.216~218.
56) Harris, E. D., Sjoerdsma, A. (1966), Lancet 2. 707~711
57) Mckusick, V. A. (1975), Disorders of Connective Tissue, pp.1~9, Stratton Intercontinental Medica Book Corp
58) Sasaki, S. (1982), コラーゲン代謝と疾患, pp.222~233
59) Bonucci, E. (1971), Clin. Orthopaed 78, 108~139
60) Glimcher, M. J. (1976), In Handbook of Physiology and Endo-crinology Ⅶ, pp.25~116, Am. Physiol. Soc.
61) 小泥英浩 et al. (1978), 硬組織の石灰化, pp.9-57, 社會保険出版社

62) Scott, P. G. and Leaver, A. G. (1974), Connect. Tiss. Res. 2. 299~302
63) Bailey, A. J. et al. (1975), Biochem. Biophys. Acta. 405, 412~421
64) 高木亭 (1975), 口腔病誌 42, 42~51
65) 中川秀夫 (1982), コラーゲン代謝と疾患, pp.199~206
66) Nakagawa, H. et al. (1976), Biochem. Pharmac. 25, 1129~1132
67) Nakagawa, H., Ohkoshi, k. (1979), Biochem. Pharmac. 28, 1771~1775
68) Bazin, S. et al. (1976), Agents and Actions 6, 272~276
69) Fukuhara, M., Tsurufuji, S. (1969), Biochem. Pharmac. 18, 475~484
70) Nakagawa, H., Tsurufuji, S. (1972), Biochem. Pharmac. 21, 1884~1886
71) Ohno, T. et al. (1972), Biochem. Pharmac. 21, 1057~1062
72) Nakagawa, H. et al. (1979), Biochem. Pharmac. 28, 1771~1775
73) 福井三郎 (1986), バイオテクノロジー辭典, pp 952~954 CMC
74) Bonta, I. L., Parnham, M. J. (1978), Biochem. Pharmac. 27, 1611~1623
75) Kulonen, E., Potila, M. (1975), Biochem. Pharmac. 24, 219~225
76) Kulonen, E., Polita, M. (1975), Biochem. Pharmac. 24, 1671~1678
77) Ohuchi, K. et al. (1977), Biochem. Pharmac. 26, 2049~2053
78) Trentham, D. E. et al. (1977), J. Exp. Med. 146, 857~868
79) Trentham, D. E. et al. (1978), J. Clin. Invest. 61, 89~96
80) Storer, E. H. et al. (1964), in The Science of Surgery, pp.9~21, McGraw-Hill Book Co.
81) Adamsons, R. J. et al. (1964), Surg. Gym. Obst. 119, 323~329
82) Peacock, E. E. Jr. (1962). Surg. Gyn. Obst. 115, 408~414
83) 高間弘道 등 (1976), 熱傷, 1, 11~13
84) Epstein, E. H. Jr., Munderloh, M. H. (1975), J. Biol. Chem. 250, 9304~9312
85) Bailey, A. J. et al. (1975), Biochem. Biophys. Acta. 405, 412~421.
86) Seyer, T. M. et al. (1976), Clin. Res. 24, 267A
87) Hayakawa, T. et al. (1979), Clin. Chim. Acta. 93, 119~125
88) Asai, T.T. (2023), Functions and applications of collagens and collagen peptides. pp.21~23, CMC
89) Asai, T.T. (2023), Functionals and Applications of collagens and collagens peptides p.21
90) Depaepe, A. and Malfait, F. (2012), Clinical Genetics 82, 1~11
91) Langer, R., Vacanti, J, P. Science. (1993). 260(5110). 920-926.
92) 田畑泰彦 (2006), 再生医療のためのバイオマテリアル, 第7章 P.105. ユロナ社
93) Kawazoe, N., Chen, G., Yoshitomi, T. (2023), Functions and Applications of collagen, P.169. CMC.
94) Sutrisno, L., et al. (2021), Biomaterials 275, 120923

95) Manson, P, N. (1986), Plast. Reconstra. Surg. 77, 888~893
96) 挎塚康治 (2006), バイオマテリアル 24, 100~104
97) 網塚憲 (2003), 日本骨形態計測学会誌 13, 5~9
98) 松野智宣 (2022), 日口腔インプラント誌, 35(4), 255~261
99) Schropp, L. (2003), Int. J. Periodontica. Restorative. Dent. 23, 313~319
100) Kamakura, S. (2006), J. Biomed. Mater.Ros. B. Appl. Biomater. 79. 210~218
101) Kawai, T. et al. (2014), Tissue. Eng. Part A. 20, 1336~1341
102) 松井桂子 (2022), 日口蓋誌 47, 45~49
103) Yasuda, K., et al. (2011), Bioindustry 28, 27
104) Ikama., et al. (2003), Int. J. Biol. Macromol. 32, 199~213
105) Sugiura, N., et al. (2009), J. Biomater. Sci. Polimer. Ed. 20, 1352~1360
106) Kawaguchi, Y., et al. (2011), J. Mater. Sci. Mater. Med. 22(2), 397-404
107) Toyota., et al. (2021), Cell Transplant 30, 963689720975391
108) 藤本大三郎 (1991), コラーゲン, pp.98~101, 共立出版
109) 藤本大三郎 (1991), コラーゲン, pp.102~104, 共立出版
110) 藤本大三郎 (1991), コラーゲン, pp.106~108, 共立出版
111) 박인국 (2006), 생화학, pp.77~114, 라이프사이언스
112) Arihara, K., Ohata, M. (2012), Functional peptide, pp.60~71, In Functional Amino Acid & Functional Peptides, CMC press.
113) 김세권 등 (1994), 공업화학, 5(3), 547~559
114) Kearney, P. M. et al. (2005), Global Burden of Hypertensin 365, 217~223
115) Byun, H. K. et al. (2002), Korean Biochem. Mol. Bio. 35(2), 239~243
116) 김세권 (2015), 해양생물을 이용한 헬스케어, pp.51~59, 자유아카데미
117) Mendis, E. et al. (2005), J. Agric. Food Chem. 53, 581~587
118) Kim, S. K. et al. (1996), J. Korean Fish. Soc. 29, 246~255.
119) 김세권 (2015), 해양생물을 이용한 헬스케어, pp.327~330, 자유아카데미
120) 김세권 (2015), 해양생물을 이용한 헬스케어, pp.144~148, 자유아카데미
121) Kim G. H. et al. (1988), Korean Fish. Soc. 31(2), 149~159
122) Jung W. K. et al. (2006), Process Biochem. 41, 2097~2100
123) 김세권 (2015), 해양생물을 이용한 헬스케어, pp.38~48, 자유아카데미
124) Aleman, A. et al. (2011), Food Research International 44, 1044~1051
125) Raja K, et al. (2020), Int. J. Life Sci. Pharma Res. 10(2), 38~45
126) 김세권 (2015), 해양생물을 이용한 헬스케어, pp.107~116, 자유아카데미
127) Lee, T. K. (2021), Int. J. Peptide Research and Therapeutics 27, 1419~1428
128) Rathnayake, A. U. et al. (2019), Carrent Alzheimer Research 16, 895~906
129) Pei, X. et al. (2010), Food Chemistry 118, 333~340
130) Kiss, G., Michl, H. (1962), Toxicon 1, 33~39

131) Huang, H. W. (2000), Biochemistry 39, 8347~8352
132) Hwang, B. M. et al. (2010), Kor. J. Microbial. Biotechnol. 38, 19~23
133) Kouhdasht, A. M. et al. (2021), Food Chemistry 342, 128339
134) Seo, J. K. et al. (2014), Fish Shellfish Immunol. 36, 571~581
135) 김세권 (2015), 해양생물을 이용한 헬스케어, pp.117~125, 자유아카데미
136) Woo M. et al. (2018), Marine Drugs 16(9), 306~317
137) Ma Y. (2023), J. Functional Foods 101, 105421~105429
138) Playfair, J. H. L., Chain, B. M. C. (2012), Immunology at a Glance, pp.10~42
139) Yu, F. et al. (2020), J. Functional Foods 68, 1~10
140) 김세권 (2015), 해양생물을 이용한 헬스케어, pp.298~330, 자유아카데미
141) Chen, Y. P. et al. (2018), Materials Science and Engineering 382, 022067
142) Kim, D.U., Chung, H.E., Choi, J. and Lee, B.Y. (2018), Nutrients 10(7), 826~839
143) Seong, S.H., Lee, Y.I., Baey, C., Oh, D.C. (2023), https://doi.org/10,1111/jocd.16026
144) Proksch, P., Schunck, M., Zague, V., Segger, D., Degwert, J., Oesser, S. (2014), Skin Phamarcol. Physiol. 27(3), 113~119
145) Hu, Z. Z. (2022), Front Nutr. 9, 853442
146) Zhang, Z. et al. (2011), J. Sci. Food Agric. 91, 2173~2179
147) Doris Hexsel 등 (2017). J. Cosmet. Dermatol. 16. 520~526
148) Luo, J. et al. (2020), LWT- Food Science and Technology 134, 110209
149) Niu, H. et al. (2016), J. Food Sci. 81, 1807~1815
150) Astre, G. et al. (2018), J. Physiology and Biochemistry 74, 647~654
151) 渡辺明治, 岡崎 勲 編集, 細胞外 (1994), マトリックス— 臨床医学への応用, メディカル レピュ-社
152) 井上一 (1974), リハビリテーション 医学 11. 121~126
153) Matsumoto, K. (2010), Trends in Glycoscience and Glycotechnology 22(124), 57~67
154) Toshikazu, K, Masazumi, S. (2015), Jpn. J. Rehabil. Med. 52(4-5) 256~264
155) 박혜경, 장주현 (2012), 보건복지부 질병관리본부 보도자료
156) Benito-Ruiz, P. (2009), Int. J. Food Sci. Nutr. 60(2), 99~113
157) Clark K.L. (2008), Curr. med. Res. Opin. 24(5), 1485~1496
158) Nakatani, S. (2009), Osteoarthritis Cartilage 17(12), 1620~1627
159) Dar, Q.A. (2017), PLoS One. 12(4) e0174705.
160) Ohara, H. (2010), Biosci, Biotechnol. Biochem. 74(10) 2096~2099
161) Grimshaw, M.J. (2000), Osterarthr. cartil. 8(5) 386~392
162) Jennings, L. (2001), Connect. Tissue Res. 42(1), 71~86
163) Elam, M.L. (2015), J. med. Food. 18(3), 324~331

164) König, D. (2018), Nutrients 10(1) 97
165) Wu, J. (2004), J. Bone. Miner. Metab. 22(6), 547~553
166) Leem, K.H. (2013), J. Med. Food. 16(5), 447~453
167) Liu, J. (2015), PLoS One. 10(8), e0135019
168) Taga, Y. (2018), J. Funct. Foods. 46, 456~462
169) Iwai, K., Hasegawa, T., Ohtsuki, K. (2005). J. Agric. Food chem, 53(16) 6531~6536
170) Shigemura, Y., Iwai, K., Sato, k. (2009). J. Agric. Food chem, 57(12) 444~449
171) Ide, K., Takahashi, S., Ueno, T. & Sakai, T. (2021). J. Biol. chem, 297(1) 100819
172) Shigemura, Y., Suzuki, A., Sato, Y. & Sato, K. (2018). J. Sci. Food agric, 98(5) 1944~1950
173) Shigemura, Y. & Iwasaki, Y. (2023). Functionals and Applications and collagen peptides, CMC, 96~103
174) Walrand, S.,Chiotelli, O., Noirt, F. & Lassel, T. (2008). J. Agric. Food chem, 56(17) 7790~7795
175) Meisel, H. & FitzGerald, R.J. (2000). Br. J. Nutr, 84 S27-S31

색 인

ㅁ

ㅂ

ㅅ

ㅇ

ㅊ

ㅋ

번호

◆ 이 책의 저작권은 도서출판 신일북스에 있습니다.
◆ 불법복사는 지적재산을 훔치는 범죄행위입니다. 저작권법 제97조의 5(권리의 침해죄)에 따라 위반자는 5년 이하의 징역 또는 5천만원 이하의 벌금에 처하거나 이를 병과할 수 있습니다.
◆ 간단한 서평을 제외하고는 신일서적(주)의 서면 허락없이 이 책의 내용을 인용·촬영·녹음·스캔·재편집하거나 전자문서 등으로 변환할 수 없습니다.

콜라겐 제대로 알고 먹자

초 판 2025년 4월 20일

저 자 김세권

발행인 오상환
편집인 이은숙

발행처 도서출판 신일북스
서울시 영등포구 도림로 310-1 신일빌딩 5층
등록일 1992년 5월 14일. 제13-355호
연락처 전화 02-843-3281 | 팩스 02-841-8119
이메일 shinil@shinilbooks.com
홈페이지 www.shinilbooks.com

정 가 25,000원

ISBN 978-89-5702-543-7 93510

◆ 저자와의 협약 하에 인지는 생략합니다.
◆ 잘못 만들어진 책은 구입하신 서점이나 본사로 연락주시면 교환해 드립니다.